理性狂

解釈妄想病と復権妄想病

ポール・セリュー　ジョゼフ・カプグラ

濱田秀伯 監訳・解説　　千葉 洋 訳

弘文堂

目次 ｜ I

目 次

序説：体系化妄想病と妄想解釈の全体像、解釈妄想病の定義 ················ 3

第1章　解釈妄想病の症状 ·· 9

[症例1] ——————————— 9

I.　**陽性症状**　22

　A.　**妄想**　22

　　• 類型　• 本当らしさと体系化の程度　• 疾患隠蔽

　B.　**妄想解釈**　24

　　1.　外界に起因する解釈　25

　　2.　内界に起因する解釈　31

　　　a) 身体状態からの解釈　31

[症例2] ——————————— 32

　　　b) 心的状態からの解釈　34

　　　－ 想い出の解釈：妄想追想　36

　　　－ 外界の変造：誤認　36

[症例3] ——————————— 37

II.　**陰性症状**　39

　A.　**心的状態**　40

　　• 知的能力と感情の保全

　　　－ 言語、書字、行動

　B.　**感覚障害の欠如**　48

　　　－ 幻覚エピソード：付随的かつ一過性の症状　48

[症例4] ——————————— 49

[症例5] ——————————— 51

II | 目次

第2章　妄想の特性・類型・反応 ……………………………… 70

[症例6] ——————— 72

I.　**被害妄想**　77

[症例7] ——————— 81

II.　**誇大妄想**　84

[症例8] ——————— 89

III.　**嫉妬妄想**　92

[症例9] ——————— 94

IV.　**恋愛妄想**　95

[症例10] ——————— 98

V.　**神秘妄想**　100

[症例11] ——————— 103

VI.　**心気妄想**　106
VII.　**自責妄想**　107

第3章　経過 ……………………………………………………… 109

I.　**自然経過**　110

1)　**潜伏期**：徐々に進行　110

[症例12] ——————— 112

2)　**最盛・体系化期**　113
　　●主導観念の出現　●妄想追想　●時に不完全な体系化　●規則
　　的経過の欠如　●進展拡大

3)　**終末期**　116
　　●知的衰退の欠如　●解釈と反応の減弱　●老年退行

II.　**異常経過**　118

[症例13] ——————— 118

[症例14] ——————— 122

　●寛解　●一過性の解釈　●躁的発揚　●抑うつメランコリー
　●知的ないし幻覚性の急性錯乱　●夢幻状態　●合併精神病：ア
　ルコール中毒、てんかん

第4章　類型 ··· 125

I. **早発型**　126

[症例 15] ———————— 127

II. **遅発型**　130

III. **軽愚者の解釈妄想病**　130

IV. **虚言妄想**　131

[症例 16] ———————— 133

V. **憶測妄想**　138

[症例 17] ———————— 139

VI. **軽症あるいは不全型の解釈妄想病**　143

VII. **加害型**　144

[症例 18] ———————— 145

VIII. **諦念型**　149

ジャン-ジャック・ルソーの解釈妄想病　150

IX. **一過性の幻覚型**　176

解釈妄想病の伝播　177

　・伝達狂　・同時狂

[症例 19] ———————— 178

第5章　形成と原因 ··· 182

I. **病因に関する諸見解**　182

1）知性因説　183

　・ヒツッヒ、ベルツェ

2）感情因説　184

　・サンドベルグ、スペヒト、グリマルディ、ティリング、リンケ、マルグリーズ

3）知性・感情因説　186

　・ジエルリック、ブロイラー

＊解釈妄想病発生の概要

II. **解釈妄想病のメカニズム**　188

＊症候性の解釈精神病

＊生理学から見た解釈状態

IV | 目次

　　　　情念、知的分野への特化

　　　＊解釈妄想病と錯誤の類似性

　　　＊解釈の加工過程における心的機能の役割

Ⅲ. **解釈妄想病の原因**　194

　　　＊根本原因：変質、遺伝、教育、パラノイア体質

　　　＊知的・感情性の異常

　　　＊主導観念の起源と役割

　　　＊決定因：情動ショック、社会的軋轢

Ⅳ. **解釈妄想病の発症頻度**　201

第6章　診断 …………………………………………………… 204

○積極的診断　—　疾患隠蔽

○鑑別診断

Ⅰ. **復権妄想病**　205

　　・概要　—　基本特性：強迫観念、躁的発揚

　　　　　　　—　解釈妄想病との区別

Ⅱ. **症候性の解釈妄想病**　218

　　1) 解釈エピソードを伴う精神病：精神錯乱、神経症、精神衰弱

　　2) 活発な解釈を伴う精神病　220

　　　1. 間欠狂　2. 変質者の周期狂　3. 退行期精神病　4. アルコール性の解釈妄想

　　　5. 早発痴呆　1）破瓜病　2）緊張病　3）パラノイド認知症

Ⅲ. **幻覚性体系化精神病**　227

　　・概要：各時期の診断

第7章　歴史 …………………………………………………… 232

Ⅰ. **フランスの流れ**　233

　　1) 妄想解釈と理性狂　233

　　　— エスキロール（知的モノマニー、錯覚）

　　　— ルーレ（編集者型）

　　　— バイヤルジェ　　— ファルレ・ペール（心的錯覚）

　　　— ラゼーグ（被害妄想病）

- ファルレ・フィス（理性型被害者）
- マルセ、リナス ……

2) 解釈に基づく精神病に関する最初の素描　239
- マニャン：変質者の知的妄想　 - ルグレン
- セリュー：解釈に基づく変質者の妄想　 - セグラ
- バレ：軽愚者の慢性体系化妄想

3) 解釈妄想病の成立　243
- セリューとカプグラ　 - ヴュルパ　 - ドゥニとカミュ
- 近年発表された論文

II. 国外の動向　246

1) ドイツ
- 慢性単純パラノイア
- クラフト-エビング、シューレ、メンデル、ウェルナー
- クレペリンのパラノイア

2) スイス：ブロイラー
3) イタリア：タンジ
4) イギリス
5) ロシア
6) スウェーデン
7) アメリカ：モレイラとペイショート

第8章　疾患分類学の試み ……………………………………254

I. 解釈妄想病の独立性　255
- 解釈妄想病は加害的被害狂と同列に扱うべきか？
- ファルレ・ペールとその後継者たちの見解
- 今日における加害的被害者概念の曖昧さ
- 復権妄想病：
  - 独立性の根拠
  - 強迫観念の役割
  - 専門家たちの見解：マニャン、バレ、アルノー、レジス、フォレル、ナイサー、ティリング、レップマン、ウェルニッケ、ヒツッヒ、クレペリン、ヘイルブロナー

VI │ 目次

II. 疾患分類学的観点から見た解釈妄想病の位置 262
- 体質性精神病と偶発性精神病
- マニャンの慢性妄想病の病理（幻覚性体系化精神病の一型）
- クレペリンのパラノイア概念
- パラノイアを早発痴呆に含める考え：
  ブロイラー、ウェルニッケ、シュナイダー、レヴィ・ビアンキーニ、
  マクドナルド、ダーカム
- タンジ、ドゥニとカミュ、レジスによる分類
- 結論
- 非定型の病態
- 体系化妄想病の疾患分類学

第9章　治療と司法精神医学 ……………………………………271
I. 治療：モラル療法、作業療法　271
　　反応から見た入院治療の適応と禁忌：自由な入院療法、家族的集団治療施設、集団施療院、一般施療院、警察付属施療院
II. 司法精神医学　274

　　　　　　　　　　　　　　　　[症例 20] ─────── 275

　　解釈妄想病患者の犯罪と違法行為、衝動的暴力と計画的暴力、責任能力の欠如、精神鑑定の困難、民事行為能力、被後見、相続排除

補　遺　文学作品に見られる解釈妄想病 ……………………279
I. ストリンドベリの作品に描かれた解釈妄想病　279
II. 解釈妄想をもつ著述家の回想録　293

解説 ………………………………………………………………311

用語対照表　319
人名索引　332

理性狂
LES FOLIES RAISONNANTES
解釈妄想病と復権妄想病

セーヌ県精神病施療院医師

ポール・セリュー　　ジョゼフ・カプグラ
P. SÉRIEUX　ET　J. CAPGRAS

濱田秀伯 監訳・解説　　千葉 洋 訳

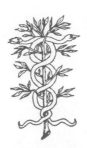

パリ

書肆　フェリックス・アルカン
FÉLIX ALCAN, ÉDITEUR
（旧 ジェルメール・バイエール書店）
サンジェルマン大通り　108番地

1909年

無断複製転載厳禁

序 説

　長い間人々は、ある精神病質状態を、フランスでは「体系化妄想病」、外国では「パラノイア」の名で一括してきた。そのおおまかな特徴は、急性か慢性か、一次性か二次性か、知的衰退を伴うか否かはともかく、全体として多少ともまとまりのある一連の妄想が形成されるところにある。それらは荒唐無稽であたかも馬鹿げた小説のごときものではあるが、当の患者にしてみれば疑う余地のない現実を表現しているにすぎない。私たちはこれまで妄想主題に応じて、被害妄想、誇大妄想、嫉妬妄想、神秘妄想、恋愛妄想、心気妄想などに区分するだけでことを済ませてきた。こうしたものごとのうわべを基準とするごく単純な分類の試みは、多種多様な事象を十把一絡げにまとめてしまいがちである。今日、ある特異な精神病を確立するためには、妄想の表面に見られる色調に依拠するだけでは不十分であろう。必要なのは、こうした病的障害の症状をグループ化してまとめ、全体の経過を調査すること、すなわちいま手にできる精神医学的知見をもとに、何が原因でどのように発病したのかを検討することである。このように考えると、「体系化妄想病」とは、非常に多岐にわたる精神病の初期ないし経過中に出現する病的徴候の1つにほかならない。

　急性デリールないし二次性デリールは、疾患分類上の単位にはなりえない。これらの特徴は、妄想が多形性で脈絡がないこと、興奮、抑うつ、錯乱の症状が共存すること、さらには、突然発症して突然終息すること、時として感染症や中毒が引き金となりいくつかの段階を経て認知症へ向かうことなどである。このことから、これらのデリールの多くは心的変質、間欠狂および早発痴呆に属するものである。

　慢性体系化妄想病に関しては、混同してはならない病態を同じ呼称で一括しないために、これを2つに区分する必要がある。1つは後天性精神病で、患者の心性を深く毀損し、かなり早期から認知症に達するものである。もう1つは体質性精神病で、こちらは患者の心性を変えずに一層増長するだけで、知的衰退を招くことがない。そこで後者から1つの疾患分類上の類型を採り上げて考察を加えたい。私たちはそのもっとも際立つ特徴から「**妄想解釈に基づく慢性精神病**」あるいはより簡略に「**解釈妄想病**」と名づけたが、それ

4 | 序説

以外にも一連の重要な特徴があるので、この類型をほかと区別することは妥当に思われる。後に認知症に至る体系化精神病のほとんどは、感覚障害がほぼ恒常的に病像の前景を占める。これに対して上に挙げた名称で包括されるすべてのケースは、ほぼ例外なく妄想解釈に基づいており、幻覚が認められる場合でも付随的に過ぎず、大きな役割を担うことがない。

　解釈妄想病の諸特徴を述べる前に、まず**妄想解釈**とは何かを明らかにしておきたい。それは、実際の感覚や事実から出発して推論を誤ることである。出来事は患者の傾向や感受性と結びついて次々に連想を生み、帰納的ないし演繹的な誤った推論から、やがて患者個人に特別な意味を帯びてくる。患者はすべてを頑なに自分と結びつけてしまう。

　妄想解釈は、幻覚や錯覚のような感覚障害ではない。幻覚は対象のない知覚、錯覚は対象を誤って知覚することである。聖母マリアが暗闇のなかで自分に向いて出現したという神秘主義者は幻覚を見たのであり、ドン・キホーテが風車を巨人と見違えたのは錯覚である。私たちは錯覚という用語を、感覚の錯誤という意味に限って用いるが、かつては解釈が「心的錯覚」（訳注1）と呼ばれたことがあった。同様に、かなり頻繁に見られる間違い、解釈を幻覚と混同するケースを指摘しておこう。例えば患者が何らかの言葉、何らかの悪口を聞いたと言い張る場合、これらの言葉はないものが聞こえたのではなく現実に発せられたものを誤って受け取ったのである。

　妄想解釈は妄想観念とも異なる。後者は想像から造り出されたものであり、すべてでたらめか、少なくとも実際に起きた出来事に基づくものではない。前者の出発点がはっきりしているのに対し、後者はその根拠自体に誤りがある。レジスは「妄想解釈と妄想観念の関係は、言わば錯覚と幻覚の関係に等しい」と述べている。

　妄想解釈を誤った解釈と区別するのはさらに難しい。多くの精神科医によってこれら2つの違いを示す特徴が指摘されており、どれもそれなりに重要なものではあるが、すべてのケースに該当するものではない。よく言われるように、思い違いは修正し得るが、妄想解釈は訂正不能である。思い違いはいつまでも単独かつ限定されたままであるが、妄想解釈は拡散、拡大しがち

訳注1　幻覚との境界が不明瞭な錯覚。ファルレ・ペール［1854］は、デリール（慢性妄想）では末梢感覚器の障害ではなく判断の誤りから、実際の感覚に付随して荒唐無稽なイメージが創りあげられると述べた。

で、似かよった考えと結びついて体系を形成する。思い違いの対象は自分とは限らないのに対し、妄想解釈は必ず自分が対象になり、自己中心的な特徴がよく表れている。思い違いの多くは理論上のもので、主体の行動に必ずしも影響を及ぼさないが、妄想解釈はそれ自体が現実感をまとおうとするために、行動を方向づけ支配する。思い違いは正常な頭脳でも生じるが、解釈が出現するのは病的領域である。前者で人格は毀損されていないが、後者には起こりうる。それなら妄想解釈は、健常者から見てまったく馬鹿げており、とうてい受け入れ難いものかと言うと、必ずしもそうではない。思い違いよりはるかにもっともらしい妄想解釈を聞いて、道理をわきまえた知識人までもがすっかり信じ込んでしまった例はいくらもある。

　多種多様な他の精神病も同じであるが、このように判断が感情によって左右されるのは熱情状態にも見られる。この状態では感情が高ぶり、優格観念と相俟って判断が動かされやすいからである。したがって、妄想解釈の有無を根拠に、ある病的単位を独立したものと考えることはできない。

　解釈妄想病は、次のような特徴をもつ慢性体系化精神病である。1）多様な妄想解釈が形成され、2）幻覚をまったく、あるいはほとんど欠き、あっても偶発的に過ぎず、3）心的活動と知的明晰が保たれ、4）解釈が拡大、進行する経過をたどり、5）治癒することはないが、終末の認知症に至らない。これは機能精神病であり、中毒物質の作用ではなく精神病質的な素因に原因を求めるべきであり、判断の錯誤、批判力の欠如、感情障害をもたらす脳連合中枢の発達異常である。解釈妄想病は本質的に形態異常、要するに変質に由来する。

　解釈妄想病は、便宜上「理性狂」という名で包括される精神病質状態として位置づけるべきである。この種の患者は、「部分デリール」の状態にある時期を除くと、潑剌とした精神活動を完全に保持し、時には驚くほどの雄弁さで自らの思い込みを語り、その正しさを主張する。解釈妄想病の患者を、「異邦人 alienus」を語源とする「狂人 aliéné」と呼ぶのは適切ではない。彼らは周囲との関係を保ち、外見はまったく正常である。なかには人から気づかれないか、せいぜい変わったところのある人だと思われるだけで、何ら制限を受けずに生涯をまっとうする患者もいる。患者のほとんどは入院するが、それは妄想のせいではなく、性格が乱暴、衝動的で危険なためである。彼らと話し、書簡や「回想録」なるものを読んでみるとすぐに分かるが、そこに

は不合理な言説をまったく見出すことができず、目につくのは的を射た表現、正常な連想、正確な記憶、旺盛な好奇心、時として繊細かつ鋭敏な、損なわれないままの知性である。活発な幻覚も、興奮も、抑うつも確認できない。錯乱も見られず、喜怒哀楽の感情も失われていないので、何かしらの特異性を発見するためには長時間、繰り返し面接する必要がある。

　ある患者は、まことにもっともな、しかも正当な同情すべき悩みを訴える。ある婦人は、夫が浮気し彼女を毒殺して財産を横領しようと企て横暴にも監禁した、と夫の不実を責める。ある男性が矛先を向けるのは、上司の不正、周囲の敵意、悪意のこもった当てこすり、ほのめかしである。ある私生児は滔々と、自分がとある名家と血の繋がりがあることを証明してみせる。解釈妄想病の患者のなかには、誤った判断のみを語る、誤った精神をもつ推論家とでも呼ぶべき者がいる。彼らには、あらゆる出来事を特定の方向から1つにまとめようとする偏見があるが、もとになるのは疑い深い先入観と、誤った解釈を導く固定観念である。彼らの妄想——単なる思い違いではなく紛れもないデリール——は、まことしやかで三段論法を操る能力を損なっているようには見えない。

　上述した患者と本質的に異なるものではないが、話を聞いていると独特な印象を抱かせる患者がいる。彼らは周囲の事物を、みかけ上は論理的に評価しているが、異様さは度を越えており、病的想像の産物であると思わざるを得ない。こうした患者の1例を挙げてみよう。彼は、別の患者が任務を巧みに遂行しているスパイ、看護人は変装した警官だと思い込んでおり、敵に買収された挑発者が変装して自分を取り巻いているのに気づかないほどうぶではないと自負している。彼はずいぶん前から侮辱の言葉を浴びせかけられていると言う。つけ狙われ、あざけりの口笛が吹かれ、広げた新聞の端が顔をかすめるほどわざと近くをすり抜ける者がいる。歩いていると唾を吐きかけられる。そうかと思うと、見ている前で頭を掻く者、もみ手をする者がいる。女がスカートをたくし上げる。夜には安眠妨害のために、わざとドアや窓をがたつかせる者がいる。体型矯正器具のカタログが届く。自分をかたわにしようという魂胆が見え見えではないか。新聞売り場の前に人だかりができ一向に動こうとしないのは、彼に関わる記事や写真を隠すためだ。だがそんなことをしても遅い！　当てこすりを満載した新聞は、仮名を使ってはいるものの、彼の経歴や待ち受ける運命を暴露している。絵入り新聞はこぞって彼

の顔写真を掲載し、彼の広告まで載せているありさまだ！　かつて彼は人々の賞賛を浴びた。軍隊は栄誉の礼を捧げ、大臣が頭を下げた。とある貴婦人がわが子を慈しむ眼差しで彼を眺めたという。自分はこの貴婦人の子どもかもしれない。いかに出自を隠そうとしても、いつかは現実を認めねばならないというのに。

　解釈妄想病に該当する臨床例は、フランスで複数の精神科医により観察されてきたが、前景を占める症状によって多様な疾患分類のなかに脈絡なく位置づけられるにとどまった。感覚障害が存在すれば、あるいは存在が疑わしければ幻覚性体系化妄想病に分類され、反応が攻撃的で執拗な復権行為が見られる場合は「加害的被害狂」と診断される。そして、どこか奇矯なところがあると心的変質の範疇に入れられる。

　ところで、解釈妄想病の患者を精神不均衡者とみなすのは正当なことではあるが、それ以上に彼らが均質なグループを構成しており、変質者たちの多様の群れのなかでほかとは明確に異なる位置づけをすべきである。これらの患者は、幻覚性の妄想患者とは根本的に区別されねばならない。加害的被害狂との関連で言えば、反応が似かよっているという理由だけで、実際には似て非なるケースが恣意的にひとまとめにされている。加害的被害狂にはいくつか異なる類型があり、そのなかに解釈妄想病の患者が含まれている場合がある。それは攻撃的態度に走りがちで、敵とみなす人間に執拗につきまとう患者である。一方、諦めて攻撃的な反応を示さない解釈妄想病の患者もいる。さらに加害的被害狂の範疇には、強迫観念にとりつかれて、その知性や異常な活動性を妄想的な物語を構築するためにではなく、自らの病的な熱情を満たすことのために総動員する精神不均衡者がいる。私たちは、これらの患者を「復権妄想病の患者」あるいは**復権妄想病**（原注1）と名づけよう。

　本書にまとめた研究は解釈妄想病の患者のみを対象としている。この患者には、ほかのどの患者より理性と狂気が奇妙に交錯し前景を占めているので「理性狂」の名がふさわしい。私たちは以下に順を追って、解釈妄想病の症

原注1　「パラノイア」という用語は、解釈妄想病と復権妄想病という２つの臨床種に限って用いるべきである。こうすることで互いの類似性が明らかになるばかりでなく、パラノイアはもともと精神活動の消滅ないし減退ではなく、知的能力の逸脱すなわち倒錯を意味していたのであるから、より語源にも近い。倒錯と正常とは、言ってみればパラドクスと真実との関係にある。

状、病像形成、経過、類型を見てゆくことにする。次に発症について言及するとともに、復権妄想病、症候性の解釈精神病、幻覚性体系化妄想病との相違を示したい。そして最後に、解釈妄想病が前世紀にどのように扱われていたかを述べ、この病種が固有のものであることの根拠を明らかにし、疾患分類上どこに位置づけるべきかを提示しよう。本書の最終章は、治療ならびに法医学の観点からの考察に当てられている（**原注2**）。

原注2 本書が根拠としたのは、多くの場合10年、時には20年もの長期にわたって観察された60名に近い症例である。うち約40例は著者二人のものである。レジス教授からは6症例に関する未発表記録の提供を受けた。この機会を借りて厚くお礼申し上げる。これらのうち本書に収録したのは20例のみであり、その多くはレジュメである。詳細に引用したものは数例しかない。冗長を避けるために、各症例に感覚障害が欠如しているといちいち明記しなかったことをあらかじめお断りしておきたい。この点に明確な言及がない場合も、私たちは幻覚症状の有無には常に細心の注意を払ったことを付記しておく。参考文献のほとんどは第7章「歴史」にまとめて掲載した。

第1章

解釈妄想病の症状

I. **陽性症状**
  A. 妄想
    • 類型　• 本当らしさと体系化の程度　• 疾患隠蔽
  B. 妄想解釈
    1. 外界に起因する解釈
    2. 内界に起因する解釈
      a) 身体状態からの解釈
      b) 心的状態からの解釈
        ─ 想い出の解釈：妄想追想
        ─ 外界の変造：誤認

II. **陰性症状**
  A. 心的状態
    • 知的能力と感情の保全
        ─ 言語、書字、行動
  B. 感覚障害の欠如
        ─ 幻覚エピソード：付随的かつ一過性の症状

　解釈妄想病の特徴は、一見したところ相矛盾する2種類の現象が存在することにある。一方では明らかな妄想がありながら、他方では精神活動が驚くほど維持されている。第1に妄想および妄想解釈からもたらされる陽性症状があり、第2に知的能力が保たれ、幻覚を欠くか稀にしか生じないという陰性症状がある。

　これらの症状を分析する前に、私たちの解説に寄与する1症例を挙げてみよう。

　症例1　X夫人。1870年生まれ、遺伝歴は不詳。家族から甘やかされて育ち、自尊心、周囲への警戒感ともにずば抜けて強い。1889年、数え年で

20歳のときに公務員と結婚したが、家柄重視の見合い結婚で、夫婦が打ち解けることはなかった。結婚後まもなく、X夫人の不信感がつのり始めた。見知らぬ女性に会うたびに夫の愛人だと考える。そして1890年、ついに激しい夫婦喧嘩が始まった。1891年、義理の母親に向かって「お義父さまが私に毒を盛ろうとなさいました」と言ったらしいが、彼女は否定している。1896年および1897年、いくつかの誤った解釈に基づいて夫を罵倒するまでになった。夫と家政婦に土下座して謝れと詰め寄り、なにげなく自分のコーヒーカップを手にとったかと思うと、夫や家政婦がそれを飲んだと言い張る。夜は、夫と7歳になる娘と同じベッドに寝るが、夫が娘にふしだらなことをしたと責める。

　1900年4月から12月にかけて、X夫人は直腸膣瘻を伴う会陰部の重い結合織炎を患った。当時30歳だったX夫人は、あれこれ治療に専念したあげく疲労困憊して衰弱し、なんでもない会話を曲解するようになった。例えば「それこそまさに誤解だよ」とか「誰々さんは元気かい」という言葉を耳にしただけで、夫がかつて親しくしていた青年と口にするのも憚られる関係をもったに違いないと決めてかかる。夫が病気になると、どこを病んでいるか、どんな薬を飲んでいるかを見ただけで、X氏がずっと以前から同性愛者であり、梅毒に罹っていることは明らかだと思いこむ。夫から迫害されていると訴えるようになったのは、とりわけこのころからである。いったん病気が治っても、今度は夫が「いかがわしい真似や脅かし」をするようになったと言う。夫が戸棚や引き出しを開けて彼女の下着や手紙類を引っかきまわす。アパルトマンから自分が出てゆくよう仕向けているに違いない。関係を完全に断つためだ。彼女の乗った馬車が猛烈なスピードで走り出すことがいく度もあった。私を事故死させるためだ。道を歩いていると誰かがつけてきて、こちらに向かって合図する。家族が私を見張らせているからだ。義理の母親は私の行動を探らせるために探偵事務所に2千フラン支払った。離婚させるための動かぬ証拠を摑むためだ。夫は夫で、事実を明るみに出させないために私を消そうとしている。物音を耳にしただけで、X夫人は自分が呼び止められたのだと思う。暖炉のレンガが剝がれ落ちようものなら、誰かが侵入したと疑う…。

　1901年4月、X夫人は1週間ほど妄想性の感冒を患い、夫から梅毒をうつされたと訴える。病に伏せっている間は面会謝絶にしていたはずなのに、

見舞いに訪れた友人たちが故意にぞろぞろ病室へ通されたせいで疲れ切ってしまう。この年のあいだ中、解釈が止むことはなかった。X 氏はまるで謎かけでもするようにものを隠し、壁に穴を開け、彼女だけを狙った新聞の特別版を印刷させる。奇妙な内容の記事だけでなく広告まであるのだから明らかだ。こうして夫は私を追い詰め、絶望させ、途方にくれさせ、正気を失ったと信じこませようとしている。挙げ句の果てに、揶揄したり脅かしたり、あの手この手を使って私が自殺するように仕向ける。絶望した彼女は、頭に銃弾を撃ちこむことを考えたが、結局はファン・スウィーテン博士が考案したリキュール（訳注 1）をコップ 1 杯飲みこんだ。快復してもすぐにまた陰謀が企てられた。部屋に置かれた紙片に、彼女の状況を皮肉った格言「善人はしばしば悪人の犠牲になる」が書かれている。夫の友人たちが夫の異常性向を揶揄し続ける。実際に書かれているのは取るに足らない文章ではあるが、それを曲げて解釈する。同様に、新聞を広げると、彼女への当てこすりが目に飛び込んでくる。ついに彼女は井戸へ身を投げようと考える。そして臭化物を 1 瓶まるごと飲んでしまった。

　1901 年 8 月、夫妻はイタリアを訪れた。X 夫人は、大災難が起こるに違いないと信じ迫りくる死を感じる。夫が私を消そうとしている、毒を盛ろうとしている。旅行のあいだ気がつくのはそれを証拠づける徴候ばかりだ。そして夫婦喧嘩が起こる。ベスビオ火山では、夫が自分を噴火口へ突き落とそうとしているのではと疑い、リドでは海に放りこまれないかと心配になる。ソレントの絶壁に立つと、その直前に起きた事故（ある父親が息子を海に突き落とした）を思い出し、用心して夫より海側を歩かないようにする。ホテルに着くと、天井にいくつもの穴が開けられているのに気づく。私を徹底的に怒らせ、パニックに陥れるために違いない。ニースに着いたときには、自分たちの閨房を見張らせるために、夫がわざわざ家族の一人を呼び寄せたと信じて疑わなかった。

　旅行から戻って彼女は「旅行中しばしば死が身近に潜んでいる気持ちがしました。帰ってからも夫は猿芝居をやめようとはしません。冬のさなかに、郊外の、それも私の親戚もお友達もいないところに住まわせようと無理強いするのです」と述べた。こうして脅迫は続き、自分の命が危険に曝されてい

訳注 1　水銀塩化物を添加したリキュール。18 世紀オーストリアで活躍した高名な医師ファン・スウィーテンが考案。

ること、夫が別の女と再婚するために自分を厄介払いしたがっていることを確信した彼女は、ふさぎ込み、食事もとろうとせず、泣き暮れるばかりだった。夫が黒人の男をからかうのを耳にした彼女は、それを曲げて解釈し、夫は「自分を黒人とやらせたい」のだと想像する。彼女は怒り心頭に発して、とうとうある晩、夫に飛びかかり絞め殺してやると脅かした。1902年3月、彼女は家を出てある親戚の家に身を寄せ、離婚を要請するつもりであることを打ち明けた。彼女が高揚して、自殺する、大通りで騒いでやる、誰かに跡をつけられている、催眠術にかけられるのが怖いなどと口走るので、これを見た親戚の人は部屋に鍵をかけて彼女を閉じこめ家族に連絡した。するとX夫人は窓から身を投げた。幸い中2階ではあったが。

その後、彼女は1902年3月から9月まで入院させられた。これが**最初の入院**である。入院するとすぐ彼女は、最近採用された女性看護師（それも夫の差し金で）が、夜間に呼び鈴のコードで自分の首を絞めようとしたと言い張った。翌日には、ことを仕損じた当の看護師は姿をくらましたと言う。それでも隔離による効果で、病状は改善に向かうように見えた。X夫人は退院し、ふたたび夫婦一緒に暮らすことに同意した。しかしまもなく解釈が頻発するようになった。夫の仕草や言葉のすべてが、彼女に対する当てこすり、脅かし、企みに思えた。X氏が彼女の写真を撮ろうとすると、いく度も続けて失敗する。これは彼女を追い詰めるために違いない。1枚を現像液から引き上げると、彼女の顔が黒人のようにまっ黒に写っている。夫がまた例の黒人男性をからかう。夫は自分をパニックに陥れたいのだ！　挙げ句の果てに彼女は、寝ているあいだに黒人の男に強姦されたのではないかと疑うまでになった。皆が「正真正銘の演出」を凝らし、毒薬がしまってある引き出しに自分の注意を向けさせようとしている。義理の母親がわざとらしく「あそこにはね、猛毒がしまってあるのよ」と繰り返し、ハーブティーのカップを彼女の前に置いてから、彼女を一人残して部屋を出てゆく。自殺を勧めているとしか考えられない。もしくは、自殺する気がないなら病院に送り返そうという魂胆だ。夫が暖炉用の薪の入った籠にマッチを投げ入れる。これは、彼女が住居に火をつけかねない危険な存在であることを、皆に認めさせるためにほかならない。彼女が母親にこうしたことを訴えても、世間体を気にする母親は「それは考え過ぎよ」と答えるばかりだった。X氏の方は、すべてを幻覚に過ぎないとか、狂気のせいにする。時として彼は、中毒にさせる

ほど大量の薬を無理やり飲ませようとした。彼女に注射されるカコジル酸ナトリウムのアンプルにはモルヒネが含まれている。体内に入った感じでそれと分かる。夫の行動はいつも不自然で敵意に満ちている。帰宅した夫の服には、怪しい脂粉の香が漂い、夜になると寝室の真上の部屋から夫の足音が聞こえる。女中と密会しているに違いない。それとも同性愛者だろうか。医者は自分に催眠術をかけようとしている。

　結局こうした疑心暗鬼にかられた X 夫人は、判事に離婚を要請した。彼女は、審理を開始させるためにはスキャンダルを引き起こすにかぎると考えて、夫に向けて 5 発の銃弾を発射したのである。本人は天井に向けて発砲したと言っているが、1 発は X 氏の額をかすめていた。かくして彼女は、2 か月前に退院したばかりの癲狂院にふたたび入院させられた。これが 1902 年 11 月から 1903 年 9 月までの 2 回目の入院である。11 か月後、彼女は夫からの強い要請により、監察医の反対意見を押し切って退院した。彼女は感謝するどころか、夫はあらゆる手を使って自分を癲狂院に留め置こうとしていると信じこんでいた。その一方で、彼女は「自分のほうは『夫を許してあげて』離婚せず二人の生活をうらおもてなくやり直したいのだけれど、あんなふうに『脅かしたり、猿芝居を演じたり』するのをやめてくれないことには」とも言うのだった。彼女は、妄想が消えることは決してなかったものの、18 か月のあいだ自由の身で暮らした。夫は日ごとに攻撃性を強めているように見え、自分がその陰謀に曝されていると思いこんだ。夫は人から見るとごくまともで愛情深いと思われているが、実は偽善者の仮面をかぶった毒殺者にほかならず、軽蔑、憎しみを隠そうとしなくなったのである。彼女はこう書いている。「夫は私をますます挑発するようになりました。私が気管支炎を患った折に、冷やしたパップ剤を貼るよう女中に言いつけたくらいです。私を聴診したお医者さまが病状は悪化しているとおっしゃったので、真実を告げたのです（夫人から見ると、これが犯罪的意図になるのである）。また別の折に夫は、ガス栓を開きっぱなしにしました。幸運にも私がそれに気づいて栓を閉めたので、大事に至らずに済みました。さらに私が便秘薬として使うはずだった硫酸ナトリウムを食塩と置き換えたりもしました。私はそれを包みごとお母さまに渡しました。私は耐えしのんでいたのに、夫は娘をさいなみ始めたのです。娘にこっそり手紙を送り寄宿女学校から連れ出し、街で一緒に食事をしたのです。娘を脅かしたうえ、絶対に私には黙っていろと命令

14 | 第1章 解釈妄想病の症状

までしたのです」。これらに正確な事実は1つとしてなかった。患者の母親がそれは事実とは違うと言うと、X夫人は母親の方こそ周囲の人と同様に嘘をついているのだと言い張った。1904年8月、片脚に斑点（結節性紅斑）が現れ、医師はヒ素を含む薬剤が原因だと判断した。ところが該当する薬剤の服用は10か月も前にやめていたのだ。ということは、誰かがこっそりヒ素を彼女に飲ませ続けていたということになる。それに彼女の嘔吐は自然なものではなかった。ある日ついに医師は彼女に中毒症状が認められると伝えた。この診断を聞いて彼女は心底から動揺し、それ以来卵しか口にしなくなった。

　彼女は引き続き脅かされ、挑発され、催眠術をかけられたかもしれない。寝室に「お前の幸福も評判も台無しにしてやる」と書かれた紙きれが置いてあった。夫が女中とねんごろなそぶりを見せる。「示し合わせて」いるのだ。狙いはただ1つ、自分を苦悩の縁に追い込み自殺させるためだ。煮えたぎる湯で満たされた浴槽に浸けようとした、ガス灯のガスで窒息させようとした、などと夫を人前で公然と非難する。夫は役所勤めを放り出し、いく人もの愛人とうつつを抜かしていると言う。母親に探偵事務所に頼んで夫を監視するよう依頼するが、同時に母親も悪者に加担していると非難する。是が非でも判事に訴えてやると、猛烈な剣幕で夫を罵倒し、恥を曝さないためには夫こそ自殺すべきだと迫る。彼女はもはや外出しなくなり、身体の健康が蝕まれる。彼女の精神がさまざまに変化し安定しないのは、彼女を傷つけている要因が多岐にわたるためである。いちばん苛立たせる要因は、夫が娘をそそのかして自分に嘘をつかせていることである。それは娘の表情を見れば一目瞭然で、父親がいるところでは娘はじっと押し黙り顔を赤らめる。この件について話し合いがなされたが、X夫人の言い分によると、それは厚顔無恥も甚だしい嘘の上塗りにすぎず、彼女を愚弄し、嘲弄し、激怒させるものでしかなかった。話し合いが終わると彼女は席を立って台所に向かい、斧を手にして戻ってくると夫の頭に激しく5回も打ち下ろした。X夫人は逮捕されサン・ラザール刑務所に収監されたが、免訴となり癲狂院に収容された。これが1905年3月、3回目の入院である。

　X夫人は社交的で、教育があり、聡明で、極めてうぬぼれの強い女性である。フェミニストであることを吹聴しているが、その理由は、女は男より聡明であるというものである。さらに彼女は弁も筆も立つうえに、言葉遣い

が上品である。喜怒哀楽の情に敏感であるとともにかなりの議論好きであると自分から述べている。自分の正しさを相手に証明することに限りない喜びを覚えるが、不誠実さには我慢ならないとも言う。彼女は、まるで自分こそが夫の被害者であるかのように振る舞う。夫は重傷だったにもかかわらず、彼女に言わせるとあんなものはかすり傷に過ぎないことになる。X夫人は職員を警戒し、食事に何か怪しげな薬を混ぜられないか恐れている。後に打ち明けてくれたのだが、ある日異様な眠気を感じた彼女は、医師がかの「完全嗜眠法」を仕組んだのではないかと疑ったらしい。X夫人は進んで自分について話すが、ときどき、ある特定の事柄については推測に過ぎないというそぶりを見せる。彼女は説明を求め、それが納得できるなら自分の意見を変えるにやぶさかではないと言うものの、これはたてまえで、実際にはどんなに彼女の解釈を変えさせようとしても頑として聞き入れない。とはいえ、彼女の物腰はいたって正常である。非難の矛先を向けるのは夫のみで、夫は自分に毒を盛ろうとし、娘を凌辱した。そして故意に嘘をつき、猿芝居を演じてみせ、卑劣な行動に走って、暴力に訴えねばならないほどに私を追いつめた。すべてこの私を我慢の限界まで怒らせるのが目的なのだ。それなのに私は病院に捨て置かれ、「本当の罪人」である夫の方は自由の身のままである。不公平ではないか、と言うのである。

　8月、X夫人は検事の訪問を受け、疑心暗鬼に襲われた。自分が被後見人にされるのではないかと心配（杞憂だったが）したのである。彼女は、夫が自分と別れて従妹と結婚し、財産を従妹に譲る魂胆であると確信していた。また、娘はもう寄宿女学校にはいないと断言したが、彼女が娘から受け取る手紙は、これとは反対の事実を示していたのである。

　1905年9月、X夫人は、自分が検事宛てに書く手紙に誰かが手を加え、内容をまったく覆す文章もしくは単語がつけ足されているのではないかと疑った。以前、母親や夫宛てに書いた手紙でも同じことが起こったと言う。また彼女は、伝染病をうつされたと夫を責める。「夫は私から健康も、名誉も、財産も、娘さえも奪い取りました。残されたのは、どうでもよい人生だけです」。彼女には誰にも打ち明けられないX氏に関する恐ろしい秘密があり、ことが明るみになれば彼は投獄されるかもしれない、それを思うと息もできない、とのことである。X夫人は、自分が「衝動的」だと思われることを何より恐れている。衝動的な狂気などに突き動かされて夫を殴りつけたこと

はない、冷静沈着に「熟慮のうえ」行動に及んだのだと断言する。

　X夫人は家族に対しても不満である。自分を放ったらかし、資産を横取りできるように喜んで自分を入院させておく積りだと言うのだ。ある日、司法官の訪問を受けた後に彼女は、離婚と被後見は前の入院中に判決がなされたもので、皆が自分は分別を失った病人だと説明したために、司法官たちはこうした理論のすり替えに騙されたのだと述べた。彼女が留置所に収容された際、P.ガルニエ博士という医師がいた。彼はとても好意的に思われたのだが、翌日、唐突に死んでしまった。夫が彼を消したのだ。もし癲狂院の医師が彼女を退院させたら、夫は同じことをするに違いない。X夫人は検察官から提出された書類の信憑性を疑っている。

　10月、夫人は看護師たちの名前を解釈するようになる。彼女はそこに「奇妙な偶然の一致」を見るのだ（20頁参照）。彼女は、自分が検事宛てに投函し戻ってきた手紙をもう一度読みたいと要望する。文章が改竄されていないか確かめるためだ。頻繁に眠気に襲われるのは、誰かが食事に何か混ぜたからに違いない。診察を依頼した外科医が、梅毒の痕跡を発見しなかったことを悔しがる。もし見つかったら、自分の訴えの正しさが証明されるからだ。さらには、シーツに卵の黄身のような染みを見つけて心配になる。「私のことを、ベッドで失禁するほどもうろくしていると思わせたいのだろうか？」

　内勤研修医は、彼女が分別を失っていると思わせようと画策している。おそらく彼は夫に買収されており、病院職員も司法官連中もみんな同類なのだ。彼女はときどき薬物ないしは催眠術によって自分が眠らされると信じている。内勤研修医は診察時に顔を赤らめ気まずそうにするが、良心にやましいことがあるらしい。自分に投与されている麻酔薬や毒物をあげつらい、医師は病棟で行われていることを何も分かっていないと非難する。彼女は大声で「あなたは病棟の出来事に、昼も夜も（ここを強調した）責任があるのですよ。ここでは忌まわしいことが行われています。夜になると、私を使って実験が行われるのです。これは推測なんかじゃございません。真実なのです！」と叫んだ。

　この数日後、X夫人は夫に対する糾弾を蒸し返し、夫はガルニエ博士、某癲狂院の患者、さらにもう一人を殺したうえに、主治医までも厄介払いを画策していると述べた。X氏は何をしでかすか分からない。邪魔者を消すためには、特殊エージェントに依頼することすら厭わないのだ。

11月、X夫人は、人が自分のことを幻覚にとらわれている、衝動的だ、麻痺している、レスビアンだ、ぽけている（ブラウスに靴墨を塗りたくられる等々）と、思わせようとしていると言う。彼女に好意的な手続きをとろうとすると、それにしめし合わせるかのように、彼女を狙った嫌がらせがぶり返すのである。二人の看護師が自分に催眠術をかけようとしている。夫の手先だ。医師は自分を追い詰めて暴力行為に手を出させようとしており、看護師二人がその命令を実行しているに違いない。夜間誰かが自分の寝室に忍びこんだ気配がある。ものの置き場所が変わっているので明らかである。自分が出血するのも、睡魔や吐き気に襲われるのも、内勤研修医たちの計略のせいなのだ。

1905年11月22日、夫人は退院し、家族が地方に所有していた別荘で11か月間過ごした。そこから後述する手紙（44頁）を医師に送りつけた。1906年10月、彼女は癲狂院に再入院した。4度目の入院である。

X夫人は退院後、家族によって完全な監禁状態に置かれたと訴えた。彼女はこの上ない侮辱に耐え、挑発にも乗らず、終始穏やかで諦めた態度を貫いたが、暴露すべきより重大な事実を握っていた。母親の付き添いとして置かれたシスターが、彼女を激しく苛立たせるような行為、目の前でドアをばたんと閉める、わざと足を踏みつける、まるで子どもや間抜け扱いする、などを絶えず仕掛けてきたのだ。彼女を追い詰めて暴力をふるわせ、再入院の口実に使おうとしている。そのうえ母親および彼女にそそのかされた付き添い婦は、毒を盛ることすらまったく躊躇しなかった。3日3晩眠り続けた後、夫人はヒ素によるらしい嘔気に襲われた。彼女は寝たきりとなり、生卵以外はすべて拒食したが、卵にも毒が盛られていたので、自分で吐き出さねばならなかった。準備された食事を、料理番の女と飼い犬に食べさせてみると案の定中毒症状が現れた。毒を盛る理由は、自分を殺さないまでも心身を病気にして入院を正当化するためなのだ。往診に訪れるはずの医師さえ、嘔吐に襲われてしまった。夫人はいまも、自分と自分を慮ってくれる者たちを消す使命を帯びた探偵事務所につけ狙われていると信じている。

夫人は母親を強く非難し続けている。兄と親類たち（公証人、弁護士）が1902年に財産を横領した、彼らは重罪裁判所にかけられてしかるべきだ、それを告発させないために私を入院させたいのだ、と断言する。

彼女は自分に近寄ってくる、あるいはそうしたそぶりを見せる人にはすべ

て、敵から金が渡っていると非難する。内勤研修医、医師、病院職員もそうで、自分が被害的で、幻覚に惑わされ、麻痺していると虚偽の報告書を作成するために買収されている。面会に訪れ、自分に向かってあなたは間違っていると言う検察官も一味である。検察官は家族とつるんで虚偽の書類を作成している。彼が自分につらく当たるのは、彼自身この面倒からどう抜け出たらよいか分からないことに苛立っているからだ。

　誰かが自分をナルコチンで殺そうとしている。「薬をすり替え」て、13時間も眠らせようとしている。彼女は舌が重くなっているのに気づいた。食事のせいだろうか？　クロラールのせいで舌が焼けたのだろうか？　彼女によると「ベロナールを使って私を眠らせているのは確かです。台所にある食品を自分で選んで食べるときに眠くはなりません。ある日、監視役の女性が配膳室にいるところを見ました。手にしていたのはピペットとアヘンチンキです。お茶碗を間違えたふりをするなんて簡単ですからね。私のミルクを猫に少し飲ませたところ吐いてしまい、その後、行方が分からなくなりました。私の枕にはシロップの痕跡がついていました」とのことである。

　彼女が断言するところでは、1902年以来、被後見状態に置かれ離婚されていた。夫は再婚し複数の子どもが生まれた。自分の離婚を知ったのは新聞による。いくつかの証拠を手に入れたが、家族がそれをどこかにやってしまった。X氏は1902年から1年以上も自分と暮らしていたから重婚していたことになる。この件に関しては検察官宛てに書かれた書簡があるので、その一部を紹介する。

　「私はたいそう憤慨しております。以前公判を避けようとしたまさにそのX氏が、私の知らぬ間に、そして私の意に反して、セーヌ地裁から離婚、娘の親権、私の被後見処分の判決を得ていたという確かな証拠を手にしたからです。そのために偽造書類、人物のすり替えという手口が使われました。同じく明らかなのは、知らぬ間に離婚させられた私が数か月のあいだ内縁関係にあったこと、別のアパルトマンでほかの妻子と暮らしていたX氏は重婚者であったことです。精神病患者の財産を保護する法律があるにもかかわらず、20万フランあまりの私の財産はもとより個人使用の手回り品まで奪われてしまいました。ヴィル・エヴラール病院（訳注2）を退院後、私は模

───────────────────

訳注2　パリ西部郊外にある精神科病院。1868年開院。カミーユ・クローデル、アントナン・アルトーが入院。

範的生活を送っております。しかしながら私は死人と同じように扱われ、完全な監禁状態に置かれています。私は検事殿の公明正大さを信じております。そして裁判所が私の娘、自由、そして財産を私に返してくださるよう願っております。ここに謹んで X 氏およびその共犯者に対する訴状を提出いたします」。

　X 夫人は書簡を受け取ると念入りに吟味する。句読点の打ち方、綴りの間違いがそのままさまざまな解釈の対象となる。兄からの手紙には「私たちはお前の回復を願っている」と書かれていた。最後の句点 point が異様に大きいのを示しながら、彼女はこれを「私たちはお前の回復など**まるで**望んでいない ne point」と読むべきだと言うのである。「病状 état」という単語が1 行おきに繰り返されている。これは患者が「国 Etat」の運営する病院に入院したいと口にしていることを当てこすったものだ。「異なった différent」という単語も繰り返されている。これは「もめごと différends」と言いたいのだ。化粧品を送ると書いてよこした兄の手紙には「es」という余計な 2 文字のついた単語があった（これは事実である）。これは送品がたまたま余分にあったことを示しているのだ。彼女は品物を送り返した。母親からの手紙で気になったのは、「変化した changé…お前のためではない pas pour toi」という部分である。これは、内勤研修医はもはやお前に対して好意的ではない、という意味である。彼女の建物には、いつも「計算」ばかりしている弁護士夫人がいたが、その親類には彼女を脅迫している弁護士がついている。これは、親類の弁護士は彼女をこの病院に留め置くために必要な金額を「計算」などしないだろう、という意味になるのである。兄まで偽の電報をでっちあげる。夫人は、自分が書いた手紙を誰かが改竄しないだろうか、酸を使って単語を抹消しないだろうか、自分のことをてんかんだ、ヒステリーだと言いふらさないだろうかと恐怖に怯えている。

　1906 年 11 月、X 夫人は新聞紙上で毎日紹介される著名人の顔写真を解釈する。それらは彼女に絡む出来事に関連した人物なのである。彼女が見ると、ある大臣の写真は彼女が支援を期待している若い士官の顔になる。ある大公の写真は夫と微妙に似ている。彼女が隣の欄を見ると、そこには「排除する」という単語、自分と同じイニシアルが記されていた。これは、夫が自分を排除したがっている、という意味になるのだ。

　彼女の手紙は監視人の女性が代筆しているとの噂が流れている。彼女は部

屋に閉じこもって一人で書きたいと申し出た。「調査委員会」なるものによる調査を要求し、彼女は「私はか弱き孤独な女でございますが、**私の権利**および理性のおかげで強き女でもございます。今でも私は、真の科学、真の正義が、略奪、陰謀、そして犯罪に打ち勝つことを願っております」と記した。

X夫人は、誰かが自分を眠らせるために口にする食品に粉を混ぜている、と主張し続ける。ある朝、彼女は消化不良でガスが出ると訴えた。同じ朝、彼女は大砲の音を聞いた（これは事実である）が、不思議な偶然の一致に思えたという。

12月、X夫人は私たちに奇妙な類似関係を指摘した。看護師の一人はヴィスト Viste 夫人という名前だったが、カードゲームのホイスト whist には「死に神」のカードがある。すると看護師は「死に神」なのだろうか？　医師の一人は夫に買収され、自分について虚偽の証明書を作成していると言う。「私はここに生きたまま埋葬されているのです。みんなが私を騙しています。だから私はすべてを疑っています。私だけが真実を語っているのです。私はどんなことにも嘘をつきたくありません。だってそうしたら、みんなはそれを口実に、私が幻覚にとり憑かれていると吹聴することでしょう。家族も別れた夫も、犯罪的行為によって私の財産を巻きあげたうえに嘘を塗り重ねたのです。だからあの人たちは、私が自由の身になるのを恐れているのです。あの人たちは、私をここに監禁しておくためにならどんなことでもするでしょう」。

X夫人は、自分の手紙が横取りされているのではないかと疑っている（これは事実ではない）。家族は私が梅毒患者であるという噂を流している。私が再婚して新しい夫という擁護者を見つけるのを妨害するためだ。もし神のご加護がなかったなら、自分はとうの昔に殺されていただろう。

ある新聞は——夫人は新聞に丹念に目を通して感想を述べるのが常であった——彼女にまつわる事件を知り、毎日彼女の敵を威嚇する短評を掲載してくれている。例えば、とある欄には「スキャンダルが発覚した」という文章がある。隣の欄の別の記事には「私たちはそれを知っている。それを知らしめるだろう」とあった。これは彼女の事件をほのめかしているのだ。そもそも彼女は、自分にまつわる事件とやらをドレフュス事件に匹敵するものと考えていたのである。「Dなるごろつきは…」とある文章は、彼女の家族の一員を指しているのだ。その隣の囲み記事には「神学博士ドクターであり、ト

ゥールの司教座聖堂参事会員にしてシャラントンの主任司祭である Z 神父は、謹んでルメートル Lemaître 氏に以下を進呈する…」とある（原注 1）。この文章を彼女は、下線で強調した語句を用いて次のように組み替える。「トゥールのドクター（彼女の治療に当たった医師の一人）をシャラントンに**据える le mettre**（配属すべきだという意味）」。彼女の目に入った「**罷免された destitué** 大尉」というタイトルを、「当てにしていた大尉が**殺された tué**」と理解するのである。

1907 年 1 月、X 夫人は新聞で目にとまった文章や単語のあれこれを解釈し続ける。「**ドクター X は…F 氏に言わせる…どれだけ彼が…**」という文章は、医師の名前が似ていることを理由に「**ドクターは、人がどれだけ払ってくれるのかと質問する**」という意味になる。その先にある広告欄には、2 万フランという金額が出ている。これは単なる偶然だろうか？　兄が**ヴァイオレット violettes** のイラストのついたカードを送ってよこしたが、これは娘の**強姦 viol** をほのめかしている。**破られた**新聞が手渡されたのは、またもや**強姦**の当てこすりだ。彼女は長椅子にしばらく横になることがあるが、これは監察医に対して進行麻痺に陥っていると説明する口実になる。母親から届いた手紙の最後は「今のところ pour le moment」に続いて「**私はお前にキスします Je t'embrasse**」と結ばれているが、「**私は嘘をついている Je mens**」ということであり、要するに、手紙の初めから終わりまで、母親が書いたことは嘘だったのだ。

1907 年を通して、X 夫人は多様な解釈を繰り返した。母親からの手紙に「**排除された supprimée**」という単語があった。誰かが彼女を排除するだろう、という意味だ。内勤研修医は彼女を消すために 2 万 5 千フラン受け取った。広告に出ていた金額がその証拠だ。彼女は内勤研修医に 10 万フランの損害賠償金を要求するつもりである。それは、彼女が梅毒だと言いふらしているからだ。ある新聞によると、1 匹のカメが 400 フランで売られたという。度が過ぎやしないだろうか？　これも自分の事件への何かしら当てこすりなのだ…同じ新聞のいろいろな欄に次の単語が並んでいる。「売ります…価格…3 万フラン」これもまた意味深長な偶然だ。

X 夫人は私たちにリスボン駅の門の写真を示した。**蹄鉄 fer à cheval** の形

原注 1　以下、患者がその妄想体系に準じて文章を構築するために用いる単語、シラブル、字句を強調して表記する。

をしている。これが意味するのは、ヴィル・エヴラール病院で誰かが「彼女にとどめを刺すだろう l'achèvera」ということなのだ。ある新聞に「西風 vent d'ouest」とある。これは（ある医師が）「金で買われている vendu」と言っているのだ。彼女の解釈は広告にも及ぶ。「固定給4千フラン」は、医師の報酬が半減されたことを物語っている。いくつかの広告は彼女に性倒錯をそそのかすのが目的だ。彼女はいくつかの図形記号に目をとめる。かつて兄が書いたもののなかにはなかったものだ。これらの記号は何かを意味している。同様に、母親からの手紙にも「興味深いヒエログリフ」と並んで彼女にも解釈できる文章が見出される。例えば次のようなものだ。「お前 Tu が私に向かって非難するあらゆる tous ことがらを、お前 Tu はお前 toi 自身の責任であるとは思っていない。わたしはお前 toi に対して、やるべきこと devais le faire を常にしてきました」これが「自殺しなさい Tue-toi…それがお前のやるべきこと devais le faire です…お前のところにいるあらゆる tous 人」（あらゆる敵がお前のところに居座っている、だからお前に残された道はもはや自殺しかない）となるのだ。

　現在（1908年）X夫人は、母親を消すことを企んでいるとして兄を非難している。治癒もせず、知的衰退へ向かう兆候もなしに、発病してからほぼ9年が経過している。常に解釈に基づいている妄想は、一段と勢いを強めながら拡散している。幻覚はまったく出現していない（原注2）。

I. 陽性症状

　解釈妄想病の前景を占める陽性症状は、妄想と妄想解釈である（訳注3）。

A. 妄想

　簡単に診察しただけだと、まるで小説のような話の展開に注意を奪われて、妄想が主症状のように見えてしまう。

　通常私たちは、被害念慮と誇大念慮がそれぞれ独立に、あるいは組み合わされて、あるいは相前後して現れるのに遭遇する。頻度が高いのは嫉妬念慮、

原注2　患者の書簡2通（18、44頁）を参照。
訳注3　陽性症状とは病像の前景を占める症状、陰性症状はまったく見られないか一過性に出現する症状のことで、どちらも階層的な意味はない。

神秘念慮、恋愛念慮である。ときとして観察されるのは心気念慮で、自責念慮は例外的である。さらに稀なものに憑依念慮があるが、これは軽愚に特有あるいは軽愚へ移行する経過に認められる念慮である。否定念慮は決して生じない。

　実際には、こうした妄想の表現型は副次的な意味しかもたない。詳細は次章に記載するので、ここではその諸特性を簡単に述べるにとどめたい。

　妄想に共通する特徴は、解釈妄想病の患者に特有な心的状態と関連がある。それは患者が、現実から採取してきた論拠を用いて物語を捏造する術を心得ているからである。したがってこれらの作り話は、まるで夢物語の様相を呈することもないわけではないが、たいていの場合はいかにもありそうな、本当らしい範囲（からかい、損失、盗み、服毒など）を逸脱することはなく、超自然的な力が入りこむこともない。

　これらの妄想が1つの体系にまとまってゆく経緯は実に多様である。妄想の体系化は、ある場合には急速に、ある場合にはとても緩慢に進み、緻密で強固なことも、不完全で戸惑いがちのことも、貧しく単純なことも、複雑に入り組んでいることもある。体系化しない場合の原因は、解釈が豊富すぎて患者は方向を見失うか、患者の性格が疑い深いかのどちらかである。症例によって問題となるのは、あり得ない出来事を確かにそうだと思いこむ狭義の妄想確信ではなく、いかにもありそうなことだと半信半疑に揺れるタンジの提唱した妄想疑惑である。こうした表面的な相違については、後の章で解釈妄想病の**類型**および**経過**を検討する際に再びふれることにしたい。

　これらの妄想は、たいてい患者の内面に秘められたままに置かれる。患者はあまりに頻繁に妄想を隠蔽するので、それ自体がひとつの症状とも言える。これは院外患者にはときどき認められるに過ぎないが、入院患者においてはいわば一般的である。解釈妄想病患者は近親者や医師を多かれ少なかれ警戒しているために、自分の考えをほのめかし、もしくは暗示の形でしか明かすことがない。普通入院の際には、ある種の饒舌を伴う興奮期がある。しかしまもなく患者は、振る舞いはあくまでもきちんとしていながら、半ば緘黙のなかに閉じこもる。妄想は長期間にわたり隠蔽されていることがあるので、医療上の大きな困難になる。ある婦人は、彼女が記した文章によってついに誇大妄想が明るみに出るまで、1年間も沈黙を貫き通した。セグラとバルベが報告している解釈性の被害妄想患者は、活発な解釈にもかかわらず、5年

24 | 第1章 解釈妄想病の症状

近く妄想を語ることがなかった（**原注3**）。誇大妄想はとくに隠蔽されやすい。隠しているのではなく、まさか自分がという自覚があるために、口にするのをはばかっている場合もある。ある誇大妄想の女性患者は、実は自分は英国王の義妹なのだと打ち明けた後、こう付け加えた。「このことをお話しなかったのは、話せば気がふれたと思われかねないからです。自分でも信じられませんわ！」

B. 妄想解釈

解釈妄想病の患者は、絵空事を作り上げているわけではない。何ら根拠のないフィクションもしくは病的空想による夢物語ではなく、彼らは事実を改変し、変装させ、誇張しているのである。妄想のほぼすべては、五感と内部感覚からもたらされた正しいデータに基づいている。眼差し、微笑み、仕草、子どもたちの叫び声や歌声、隣人の咳ばらいや唾を吐く音、通行人のつぶやき、道ばたで目にした紙きれ、ドアの開け閉めといった何でもないことが解釈のきっかけになる。

出来事が一般人の目にとるに足らないものであるほど、患者は目ざとく見つけ、より強い印象を受けるらしい。ほかの人には単なる偶然に過ぎないことに患者は解釈を研ぎ澄ませ、ものごとの真実と背後関係を読み解くのである。患者は、隠された暗示を見抜き、言葉の裏に秘められた二重の意味を探り出し、何が象徴されているのか解読できる。そのことが自分は鋭敏だという思いを一層確たるものにして「私はほかの人には決して分からないことまで分かる」などと言い始めるのである。

レジスの報告した二人の女性患者はこうした特徴をよく表している。一人はこう述べている。「よく分かっているのです。私は不幸にもこのように敏感な感受性をもって生まれてしまいました。それはたえず私に、皮を削ぎ落してその下にあるものを見るよう迫るのです。ですから本当は人里離れて静かに暮らすのがよいのです」。もう一人は、なにげない事実から物語を紡ぎ出す。会話のなかで彼女はしきりに「どうしてもそう思えてくるのです、私が理解した限りでは、私がそう推測したように」という表現を繰り返し、「私はひとこと聞いただけで、あなたがこの先どう考えるのか分かってしま

原注3　Séglas et Barbé: Un aliéné réticent. Encéphale, juin, 1907.

うのです」と言うのである。彼女は聞き手に向かってあれこれ説明し、さらにああだこうだと解釈しないと気がすまない。たとえ相手がそれに興味を示さなくても、まったく意に介さない。

患者の説明がうまくゆかないと、それ自体が新しい解釈を引き起こす。誰かが自分の頭を混乱させようとしている、姑息な手段に訴えている、などである。もし「頑なな頭」をもっていなかったら、患者は立ちゆかなくなってしまうだろう。こうした象徴化傾向はしだいに顕著になって言語や行動に表れる。こうなると患者は、二重の意味をもった言い回しを用い、自分の考えを表現するのに語呂あわせや掛け詞を使うようになる。ある被害妄想病患者は、ある人物に拳銃の弾を撃ちこみ怪我をさせた後、思ったようには死ななかった相手の家に行き、戸口に「一片 morceau の樽のたが cerceau」を置いた。意味するところは「死んだ奴は間抜け sot だった。俺はこうして間抜け連中に尽くしている sers のさ」という語呂あわせなのである（パクテ）。

解釈の領域は際限なく拡がる。解釈を引き起こし、確固たるものとして膨らませるような主要因を総ざらいしない限り、妄想の分析は不完全になってしまうだろう。私たちは次のような順に検討したい。**1. 外界に起因する解釈**：感覚によってもたらされたデータ、すなわち外界から解釈が生じるもの。**2. 内界に起因する解釈**：内部感覚、体感さらには心的諸変化、脳機能障害、意識状態から解釈が生じるもの。

1. 外界に起因する解釈

解釈妄想病患者の関心をひくのは毎日のごく些細な出来事である。道で人にぶつかるのは待伏せ、衣服に染みがついているのは侮辱の動かぬ証拠になる。ズボン、靴、ネクタイがほころんでいるのは、「巧妙な手口」でやられたのだ。たまたま握手しそこねて、手つきが冷淡そうに見えると、「当てこすりの脱帽」となる。道でばったりゴミ収集車に出くわすのは侮辱している暗示である。患者の想像力は何も見逃さない。毎朝、近隣の窓に掛かっているシーツや赤い毛布は何を意味しているのか？　写真をルーペで丹念に調べて見つけたこのかすり傷は、自分の皺をからかっているのではないか？　誰かが白内障手術のことを話している、ということは自分を何も気づいていない夫だと思っているのだ。あなたの国の川には魚がいるかと訊かれたのは、自分のことを暗に「サバ（女衒）」だと言いたいのだ。健康上の理由から休

学を願いでた役人の息子に、なぜわざとらしく寓話の**仮病**を教えるのだろう？　なぜ同僚は地面をステッキで叩いたり、ときどきそれを肩に担いだりするのだろう？　ツィーヘンによると、ある婦人は夫が手紙に10サンチーム切手を1枚貼る代わりに5サンチーム切手を2枚貼るのを見て、自分と別れたい意味を伝えているのだと確信した。タンジの報告した患者は、靴屋の棚に並べられたワックス塗りの舞踏靴が凝った悪趣味であることから、「お前は女役のオカマだ」という意味に受け取った。また別の女性患者は、各色にそれぞれ対応する象徴を見出す。バラ色は彼女が殺したと言う「かわいい赤ちゃん」、白は彼女の情人ブラン Blan（blanc 白）氏を暗示している。隣人のまとうスリッパや三角形のスカーフは明白な揶揄だ！　ぼろ切れ、糸は「確かな証拠」である。

　他人ないし自分自身の態度、仕草、そぶりは極めて大きな役割を担っている。ある患者は「なぜみんなは目の上を叩くのだろう？　私が盲目だと言っているに違いない。なぜ妻と兄、私までもが空を見上げていたのだろう？　きっと私がことの真相を見抜いていなかったことを証明するためだ」と言う。なぜ彼はときどき目をひきつらせるのだろう？　私に催眠術をかけようとしているのだ。女性患者（**症例6**）はこう書いている。「A 夫人の表情を見ていると、とくに栓抜きをビンにねじこむように、彼女が指を鼻の穴に突っこむ仕草を見ていて、私は疑ってしまいました。誰に頼まれてあんなことをしたのだろうと。ご自分ではそんな意識はなかったのかも知れませんけれど、でも、わざと念入りにやっていらしたわ。計画的だったのでしょうか？　私には分かりません…B 夫人はテーブルで私をじっと見つめるの。サロンで私の顔をしげしげと眺めます。庭では私のそばから離れません。そして不可解なことに、私がどこへ行こうと、彼女がふいに現れてこちらに視線を送ってよこし、それから、私に用はないといったそぶりでその場を立ち去るのです」。この患者にとって、誰かが腕を組んでいれば自分の子どもは生きている、額を掻けば X 氏をほのめかしていることになる。また誰かがうなじに手を当てるならば、それは Y 氏を暗示しているのだ。さらには、誰かがあくびをする、机や窓ガラスを指でコツコツ叩くのを見るたびに、それが挑発的行為であると思う。咳きこむと、それが1回、2回、3回かによって、それぞれ別のことがらが表されている。このように、自分の生活場面を「思わせぶり」が連続しているように再現するのである。ドゥニとカミュが報告し

た女性患者は、**夢を解き明かす鍵**とおぼしき小さな本をすべて暗記していたが、そこにはピンは侮辱、傘は庇護、箒は変化などと、あらゆる日用品に特定の意味が付与されている。こうして患者は象徴言語を鍛え上げるのである。

ごく些細なきっかけから驚くべき結論が引き出される。ある少女は某女優から何回も見つめられたと思い、自分がこの女優の娘であると確信した。ある種の体系的な恋愛妄想の大半は、表情の動きに患者が勝手に意味を付け加えることからもたらされる。歌手を贔屓にする人の多くも、同じように舞台上の歌手の仕草を自分の気に入るように解釈しているのである。

ここで示されているのが、まさに自分に結びつける関係妄想である。ホラチウスの格言「それは汝のことなり（tua res agitur）」は、まさに解釈妄想病患者の座右の銘と称してさしつかえない。

患者の探求心はときとして家庭内の不幸、近親者の死、事業の失敗などの重大事に及ぶことがある。例えば家族の死を毒殺もしくは犯罪と結びつける。もっぱら重大ニュースを採り上げる患者もいる。自分が大臣や国家元首に送った書簡が外交上の決定的影響を及ぼした、自分たちを支援するために英国王がいく度も旅をしている、自分たちの助言によってロシアと日本が和平した、自分たちが強く資金援助したおかげで借款の返済ができた、などである。この点から見て、ジョフロワが報告している誇大的な被害妄想の例は興味深い。この患者の妄想は何年も前から続いているが、戦争、政争、センセーショナルな裁判など、同時代の出来事に限られている。彼はドレフュス事件やユンベール事件（訳注4）に匿名で関わっており、イギリスとボーア人の戦争（訳注5）、日露戦争、宗教共同体に関する論争（訳注6）、教会と国家の分離のすべては、患者の個人的な諍いをパロディ化したものだと言うのだ（原注3）。

これらの患者たちにとって言葉以上に重要な象徴符号はない。発話と書字は、言わば「外観妄想」をもたらす尽きることのない源泉である。しばしば解釈妄想病患者は、「盛りがつきやがって！…」「この間抜け！…」「シャラ

訳注4　19世紀末のフランスで起きた遺産相続を騙った詐欺事件。
訳注5　1889年から1902年まで続いた南アフリカ植民地化をめぐるイギリスとオランダ系ボーア人の紛争。
訳注6　第三共和政下の1901年に宗教共同体の活動を厳しく制限する法律が制定。
原注3　ギアールとクレランボーによる症例記述を参照。

ントン・ヴァンセンヌ…」など、通りで耳にした声を自分に結びつける。ジョフロワは、この点を繰り返し強調した。質問されると患者たちはよく「人がそう言ったのです」と答えるが、まさにその通りなのだ。患者の前で、それはきっと幻聴だろう、などと言ってはならない。これ以上に患者を憤慨させ、医者に不信を抱かせるものはないからである。

　他愛ないフレーズが、極めて奔放な推測を生じさせる。誰かが女性患者に1枚の肖像画を指して「この男を知らないとね」と言おうものなら、彼女には当然それが父親のことで、絶対君主の意味になる。別の男性患者は、通りで女性が子どもに向かって「髪はすっきり刈られているね」と言うのを耳にする。店に入ると店員が「天井にクモはいないかい」と尋ねている。患者はこれを、自分のことを暗に気が狂っている、という意味に受け取るのである。婚約者と散歩していると、見知らぬ二人の男が会話している。「君は彼女をものにしないだろうな」という意味深長な言葉が耳に飛びこむ。目の前で「漕げ、そして転覆しろ」と歌う者がいる。会話全体が本来の意味から曲解され、解釈妄想を引き起こすのである。ある女性患者は、母親と叔父が「着いたのが遅過ぎたのよ、遺言状はもうでき上がっているわ…そうだね、もし彼女が死なないとすると…そいつは、こっちにとって損な話だ」と囁いているのを聞いた。この会話は記憶に深く焼きつき、彼女は母親と叔父を、とある司教の最近の死に関連づけ、あの自称親戚は司教の娘である私から遺産を横取りするために私を死なせようとしている、と結論づけたのである。

　見たり聞いたりした表現が象徴的な意味を帯びることがあるので、もじり言葉やかけ言葉はどれも妄想的解釈の根拠にされる。雄鶏 coq は高慢 orgueil を、梨 poire は間抜け imbécile を意味する。ブラシ brosse を見ると「おあいにくさま brosser」、米 riz を見ると「笑い者 rit にされる」、1メートル計る mètre は「ご主人さま maître」ということか？　皮 peau やチーズ gruière の話は「妻はあばずれ、昨日の娼婦 grue d'hier」のことだ。隣に座った男の名はラフェ Lafay、これは自分を「やらかした il l'a fait」と非難しているのだろうか？　ある女性患者は、看護師が自分を消すために買収されていると言い張る。看護師が「テュレ Thulé の王様の歌」を口ずさむのを聞いたからだ。もう一人の患者を道連れに二人を殺す tue-les のだ。

　音韻の類似、だじゃれ、語呂あわせに基づいたこれらの解釈は、かなり特徴的である。解釈の対象は身近な人たちの氏名にまで及ぶ。入院患者の聡明

な婦人（症例1）は、ある日私たちに「非常に興味深い関連づけ」を次のように話してくれた。「娘の強姦（彼女がそう思い込んでいるだけだが）があった当時、私はしばしば娘の名前を繰り返しました。マリーです。ところが入院して知ったのですが、看護師の一人はマリー・ポタン Marie Potins という名なのです」。人が娘の陰口 potins をふれまわることへの当てこすりだというのである。彼女はこうも言った。「ほかにも奇妙なことがあります。ある日、義母が隣の寝室で夫と話していて、こう言うのが聞こえました。『ねえ、彼女は危険な存在になりつつあるわ。だから私は彼女が入院するのを**期待** comte しているのよ』。義母はこれを3回繰り返しました。ところが看護師長の名は**コンテ** Conté というのです。夫は私に向かって『お前の空耳 voix だよ』とよく言っていたのですが、看護師に**サヴォワ** Savoie 地方の出身者がいるのです」。診察にきた**モクレール**医師 Mauclaire は、彼女の病状がはっきり claire しないという、さらに意味深長な名である！

　同様に、手書きの文章もまたさまざまな解釈を引き起こす。言い回し、pやqの縦線の延ばし方、下線、誤字、句読点の打ち方、署名の終わりの飾り書き等々のささいなことが疑いを呼び起こす。ある女性患者は「私の息子の名前の最後がnではなくuに見えます。息子はこんな風には絶対に書きません」と言う。このことから彼女は受け取った手紙を偽物だと結論づけた。別の女性患者は封筒に2つの筆跡があると思い込んでいる。謎をかけられているのだ。もう一人の女性患者は文末の句読点 point が大き過ぎると感じた。これは**否定** point しているのと同じで、善意に満ちた文章を撤回したのである。

　読む新聞からも無数の材料が提供される。患者たちは記事のなかに、彼らに向けられた当てこすりを発見する。三面記事や連載小説が語っているのは患者たちのことだ。ある患者は3行広告を用いて文通していると信じている。絵入り新聞は、彼らの敵の顔写真を偽名で掲載している。入院患者の一人は、イタリア国王と王妃の肖像が出ているのを見て、それが自分の妻と情夫だと思う。教養ある婦人（症例1）にとって、ル・マタン紙が解釈を引き起こす主要原因となっている。センセーショナルな大見出し、挿絵の版画、劇場の演目、天気予報など、あらゆるものが彼女の妄想の材料に使われる。新聞の経営陣は、彼女の敵どもが卑劣な行為に走り、偽造文書を作成したことを知っているので、敵を脅かしてくれているのだ。3行にわたる見出しが「人質

が必要だ faut…が必要だ faut…が必要だ」とでかでかと印刷されている。これは、彼女の迫害者たちが3度にわたって**偽造 faux** に手を染めたことを意味する。記事のタイトルに関しても同様で「偽りの家族」、「詐欺の擁護者」、「裏切り」、「盗難書類の売買」、「永遠の館」、「勝利の秘密」等々のタイトルのそれぞれが、彼女の家族、医師、癲狂院を暗示しているのである。イラスト入り定期誌が、扉が3つある回教寺院の写真を掲載している。これは患者が異なる病院から3度退院したことを示している。受け取った絵葉書に**2軒**の藁葺きの家と、**スミレ violettes** の花飾りが写っている。彼女の娘が2度、**強姦 viol** されたことを思い出させようとしているのだ。

　患者たちのいく人かにとって事態はさらに複雑となる。新聞や手紙を読むことを手掛かりに、錯綜した謎、「正真正銘の判じ物」、「興味深い象形文字」を解き明かすことができるのだ。患者たちは暗号文を説明し、コメントし、平易な言葉に翻訳する。解読は、あたかも暗号解読用格子を使うのと同じように行われる。すなわち、テキストの上に置かれた格子が、特定の単語を覆い、隠された文章を構成する単語だけを格子の隙間から浮かび上がらせるのである。私たちの患者（症例1）もこのようにして、記事のなかのいくつかの単語、シラブル、そして文字を切り取り、それらを使ってテキストの隠れた意味を再構築できるのだと主張する。例えば、母親から受け取った手紙に次のように書いてある。「お前は人から時候の話をされるのが好きではない。**けれども人は mais on**、そうしないわけにはいかないのだよ。**この季節には Dans cette saison**、不用意に**外出してはいけないよ où on ne devrait sortir**」。これを彼女は強調した単語を組み合わせて「**この家**（＝癲狂院 maison de santé）から、人は退院してはならない où on ne devrait sortir」と読み解く。同じ手紙の2頁目には「**可哀そうな私の子 ma pauvre petite**」と書いてある。3頁目では「**破れた déchiée 傘**」が話題にされたあと、その少し先で「Y嬢」が出てくる。患者はこれらの単語を繋ぎ合わせて「私の娘は可哀そうに犯された（夫に凌辱された）」と読み解く。新聞の天気予報に「**西風 vent d'ouest**」とあるのを、患者は複数の単語を結びつけて、医師が「**買収されている vendu**」という意味にとる。母親が「**お前 Tu は自分 toi を忘れている**のだよ」と書いてよこすと、母親から迫害されていると信じ込んでいる患者は、母親が**自殺 tue toi** をそそのかしていると結論づける。患者は絵葉書に「**万国郵便連合 Union postale**」と印刷された文字、「**親愛 amitiés…本当**

に bien…と一緒に avec…B…」に目をとめ、「親愛」の最後の s の字が異様に太いのは「かしら？ est-ce」の意味なので、単語をつなぎ合わせて「あなたが一緒になる t'unir ことを望んでいたのは、本当 bien に B さんと avec なのかしら est-ce?」という文章を作り出してみせる。金融面に目を移すと、そこに書かれている「上昇傾向が**加速する** s'accentuer だろう」「**資本が 2 倍になる** doublera son capital だろう」という文章は、「患者を殺す者 celui qui la tuera に約束された礼金の額は 2 倍になるだろう doublera la somme promise」を意味するのだ。さらには、「**チロル Tirol**」や「**ヴェネト Vénétie**」という単語にぶつかると、「チロル帰りの X 氏は梅毒もち vérolé」ということになる。

　解釈妄想病のなかには、新聞が自分たちのために特別号を発行していると主張する患者までいる。ルグレンが報告した患者はこう書いている。「1900 年のこと、ル・マタン紙を定期購読していたにもかかわらず、突然私は何号かをまとめて受け取りました。そこには、私がドイツ皇帝であるとはっきり書かれていたのです。その後しばらくして、同じ号を探すために私はル・マタン社を訪れました。すべてのバックナンバーを調べましたが、あの記事は見つかりませんでした。それで、私のためにわざわざ特別号を発行したのだと結論したのです」。私たちの患者二人も、類似した推理を働かせている。一人は「人を動顚させる」新聞について語り、彼女のために特別に印刷された新聞を、誰かが彼女の目の前に差し出すというのだ（**症例 1**）。もう一人は、かつて彼が注目した記事の出ていた号をもう一度探そうとしたが見つからず、わざとごく少部数しか印刷しないことが初めから決まっていたのだと断言している（**症例 5**）。

2. 内界に起因する解釈
a) 身体状態からの解釈
　外界から解釈を誘発する無数の要因に加えて内部感覚も要因になる。体の変化を過剰にこだわる場合（ヴァシドとヴュルパのいう身体的内省）は、解釈妄想病の症状のことがある。

　彼らが指摘するように、患者は身体器官が病気でもないのに、もっぱら観察だけで推論を打ち立てる。微にいり細にいり観察すると「それまで探そうとしなかったという単純な理由から、気づかなかった現象が病的なものに見

32 | 第1章 解釈妄想病の症状

えてくる」のである。ある被害妄想病の患者は、生理現象（疲労、勃起…）が解釈を誘発し、手足の「ちくちくする感じ」や「不随意運動」を医師が治療したせいだという。新聞を読んだあとに疲れると、誰かに催眠術をかけられたせいだ、夢精したのは知らぬ間に何かを飲まされたに違いない等々である。ある婦人は陰部の痛みを外からの不可思議な影響のせいにし、数人が性器に遠隔操作していると非難した。

　神経衰弱、結核、消化不良、腸炎などによる不調を毒薬のせいにする患者もおり、一人は胃の具合が悪いと「ヒ素を盛られた」と言う。別の患者（症例6）は「夜ときどき、私はうまく表現できない感覚に襲われて目が覚めるのです。何かの液体が流れているようで、いくら拭おうとしても、額やこめかみや脳のてっぺんを執拗に苛むのです。この苦しい感覚のゆき着く先をひと言で表すなら、それは拷問に等しい激痛と耐えがたい耳鳴りです…この殉教のような苦しみは、まるで熔けた鉛、生石灰の溶液を血管に流し込まれたようなものだ、と言えばお分かりいただけるでしょうか。冷酷な残虐行為は、食卓を離れたとき、もしくは朝に激しさを増すのです」と記している。筋痙攣、震え、筋緊張は電流に、不眠、熟睡、食後の眠気は薬物のせいにされる。ある女性患者は、急性扁桃腺炎を患った折に「いま私の喉と扁桃腺は乱暴な手口で痛めつけられ、巧妙に腫れあがる犠牲にされています」と書き、こう付け加えている。「私が髪をとかしていると、誰かが髪の毛を抜けさせます。今朝、美容師は4度も私を引っかいて髪を抜き去りました。私を老けさせるためらしいのです。私の髪は老人のような灰色をしています。私がうまく嚙めないように、誰かが私の歯を弱くしています。血は汚され、こうした卑劣な悪巧みのあとに、湿疹が現れるのです…私の心身の力がまったく損なわれないのは、私一人が操る科学と、強靱な体質のおかげです」。

　女性患者は、生理不順や閉経異常を敵の仕業だと言う。更年期を迎えた一人は、のぼせたり、顔が赤くなったり蒼白になったりするのを、液体を噴きかけられ「誰かが肌に皺をつくり、黄ばませ、頰の形を変え、目を突くのです」と述べた。彼女の顔面神経痛には圧痛点が3か所あり、睡眠中にそこを目がけて3つの鉛の粒が投げつけられたからだという。

　症例2　セレスティン・M、女性、60歳。1900年入院。25歳から消化不良と片頭痛を患っている。性格は嫉妬深く頭に血が上りやすい。40歳ころ、

いかがわしい女の集団につきまとわれるという被害妄想を呈した。ある女は頭を掻き、別の女は腕を組んでいる。こちらの女は顔をしかめ、あちらの女は首を黒く塗りたくっている。閉経を迎えた患者は、生理が止まったことに驚き、それを毒のせいにする。数年後、兄が突然死んだところ、患者は毒を盛られたのだと信じて裁判所に訴えた。遺産相続の問題が生じると、受け取るべき遺産を誰かが横取りしようとしていると憶測した。患者は日に日にとげとげしくなり、人を疑うようになる。母親の死と金銭の損失によって妄想は悪化し、ついには体系化する。患者を迫害しているのは司法官、士官、そして聖職者たちである。彼らを操っているのは軍司令官のGと二人の聖職者で、自分の夫もグルになっている。彼女は、新聞で読んだ犯罪やアナーキストの襲撃事件を彼らの犯行とみなした。プティ・ジュルナル紙は、毎日のように彼女に関する記事を掲載する。絵入り新聞が彼女のプライバシーを挿絵にする。彼女は5回も住所を転々と変えたが、どこへ行ってもたちまち隣人が敵になる。

　癲狂院に入院すると、彼女は妄想のうちに職員を患者と同一視し、興奮して友達を罵り、ときどき自殺を口走って脅かす。大半の解釈は感覚障害に由来するもので、患者たちが顔に皺ができるように仕向け、とりわけ食後に、熱いあるいは冷たい液体を噴きつけると非難する。目の前で繰り広げられる動作は、すべて液体を噴きつけるためなのである。鼻をかむ、咳をする、どれも顔に「汚物を浴びせかける」合図なのだ。とても奇妙な手口も使われる。患者たちが窓にタオル、雑巾、赤い羽毛布団をかけるたびに、彼女は全身に衝撃を受け、顔が紅潮し膨張する。彼女のいる場所から遠くないところに、顔面に向けて麦粒のようなものを発射する装置が仕掛けられている。皮膚の下に3個のグリーン・ピースのようなものがあるのを感じる（三叉神経痛の好発部位）。さまざまな種類の小さな虫が肌を食い破り傷跡を残す。あるときなどは操り人形が顔の上で踊っているようだ。瞼の下に小さなポケットのようなものができる。誰かがそれをときには黄色く、ときには赤く染める。誰かが彼女の目を突く、涙を流させる、額に皺をつくる、歯の奥まで頬を押しこむ。すると唇が不規則にゆがんだ形になる。誰かが顎の下を痒くさせる。「鼻の先（赤鼻）を切りつける、腿に斑点をつける」。これらの訴えをみると、彼女が懸念している老化もしくは顔面神経痛の症状を解釈していることが容易に理解できる。

34 | 第1章 解釈妄想病の症状

　これに対抗して彼女は多くの防衛手段を用いる。皺を消そうと、歯茎の隙間にコルクやオレンジの皮を詰める。吹きつけられる液体から身を守るために、神経痛のある顔半分をたえず布のベルトで覆う。「小さな虫が巣くっている」寄木張りの床の隙間をパテで埋める。ちょっとした皺も見逃さないように顔を丹念に点検する。柄付きめがねを手にしょっちゅう鏡を覗きこんでは皺を数える。虫めがねを使って自分の写真を眺め、かすかなかすり傷に気づくと、そのすぐあと顔の同じ場所にかすり傷を発見する。

　敵はあの手この手を使って陰謀を知らせてくる。石炭屋は黒い煤の下に、彼女に投げてよこす皺を隠している。受け取った小箱には裂けた荷札がついている。同じ裂け目が彼女の肌にもできるだろうと言いたいのだ。整形外科用器具のカタログが見せられる。近いうちに彼女の体も麻痺するだろうとの予告だ。湿疹治療の広告は、彼女も湿疹に罹ると脅かしているのだ。

　これらすべての迫害は、彼女を醜くして、親戚や夫から嫌悪させることを目的としている。誰も彼女を罵ることをしないが、この苦しみは罵られるより10倍も辛いのではないだろうか！

b）心的状態からの解釈

　ある意識の状態、心的機能の障害も解釈に材料を提供する（ヴァシドとヴュルパのいう心的内省による妄想）。患者は突飛な考えに取りつかれたことに驚き、もしくはそれを思いついたと同時に起きた出来事に関連づける。患者の一人は、兄が部屋に入ってきたとき、たまたま同郷の裏切り者ビロン元帥（訳注7）のことを考えていたので、兄は自分を裏切っている、妻の愛人である、という解釈になる。また彼は「どうして私は、まるで教会で告解するかのように、妻に自分の人生を洗いざらい話すような真似ができたのだろうか？　不可解だ。誰かが私を狂わせようと画策しているのだ」とも言う。別の患者は、自分から両親にとんでもないことを白状してしまったことを驚いた。きっと誰かが「巧妙な手口」を使い「私の精神状態を人前に曝すよう」強制しているに違いない。原因を気持ちのなかに探す患者までいる。その一人は、自分が母親に何ら情愛を感じないことに驚き、実の息子ではないと結論づけ、かつて非難されるべき行動を犯したのを、誰かにそそのかされたせ

訳注7　16世紀の元帥。当時の国王アンリ4世を裏切り敵国と通じた咎で処刑された。

いにする。

　情動、疲労、神経消耗による現象も解釈の対象にされる。ある患者は、司法官の臨検を受けるたびに体中の力がぬけ、口ごもって思うように説明できなくなるという。こんなことをして、いったいこの私をどうしたいのか？　私が進行麻痺に罹っているとでも思わせたいのだろうか？　別の患者は、自分が臆病なことを認めることができず、誰かが自分に向かって錯覚恐怖を起こさせる特殊光線を投射しているに違いない、と考える。「なぜ私は、いらいらと怒りっぽく興奮してしまう、さもなければ、ぽかんと馬鹿みたいに何も言えないのだろう？　誰かに手を摑まれているみたいに、どうしても書くことができない日があるのはなぜだろう？　教師ともあろう私がスペルを間違えるなんて！　催眠術のせいだろうか、それともそそのかされているのだろうか？　かつて電球から目を離せなくなったことがある。なぜ井戸の周りをぐるぐる回り、挙句に飛びこまねばならないような気がしたのだろうか？　磁気のせいだ、それに決まっている！」神経衰弱もしくは精神衰弱による障害を解釈する患者もいる。マランドン・ド・モンティエルが発表した症例（**原注 4**）は、神経衰弱の上に築かれた解釈妄想と思われるが、患者は研究作業を妨害するために雇い主から毒を盛られたと確信していた。

　解釈妄想病の最中には、ときどき急性妄想エピソード（抑うつ状態、幻覚発作など）が現れることがある。患者自身は、狂気の発作であると自覚しているが、毒を盛られたとか、そそのかされたとか言うのである。

　解釈が妄想追想に至る患者もいる。すなわち、過去のささいな出来事を自分がこれほどよく憶えているのは不自然だ、これは自分たちが犯したごく小さな過ちまできちんと憶えているように誰かが仕向けたからだ、というものである。

　そして、妄想主題のいくつかは、正常な睡眠中に見た夢のなかに素材をもとめ、そのままの形もしくは変形してキマイラを作り上げる。ある神秘妄想患者は、幼少時の夜驚症を理由に教皇への訴えを正当化し、夢に見たと政治事件を予言する。カツィアン Katzian という名のドイツ人女性は、自分がカツィアンではないという啓示を受けた。彼女は夢で養父が投獄されているのを見たが、その右手には忠誠のシンボルである犬が、左手には欺瞞のシンボ

原注 4　Marandon de Montyel: Une aberration de la personnalité physique. Ann méd-psychol, 1878.

ルである猫がいた。つまり彼女は偽のカツィアン（Katz はドイツ語で猫）ということになる。

想い出の解釈　患者は、いま起きていることを観察し、目下の出来事を解釈するだけでは満足できない。新たな不幸の動機を探しだし、思い上がりを満たす必要に迫られて、記憶の隅々をまさぐるのである。過去の想い出を蘇らせると、そこには判断を誤らせる材料がぎっしり詰まっている（**妄想追想**）。ある患者は「24 年も前にふとでき心から切手を隠したというだけで、一生の間とやかく言われなくてはならないのか？」と自問した。はるか昔に耳にした、取るに足らないフレーズの隠された意味が、いま明らかになり、あれはそういうことだったのかと分かる。幼少期の子供心に考えたこと、他愛ないお世辞、やさしくされたこと、叱られたことが突如として明確な意味を帯びる。ある患者は、最初の聖体拝領の日に「ぼく、教皇さまになりたい」と叫んだ。たしかに見上げたこころざしに違いないが、彼はこれを証拠に教皇の座に着く権利があると言うのである。

　こうした過去の掘り返しにも解釈は主要な役割を果たす。しかし解釈だけが問題ではなく、錯覚、記憶の改変も考慮に入れる必要がある。妄想追想の内容には、たぶんいくらかの真実が含まれているが、その図柄の大部分は空想の産物である。ブロイラーの報告したパラノイア患者は、もっぱら記憶を錯覚したところに妄想を築き上げたが、これらの錯覚は常に現実の出来事が起きてからしばらくの間ときには 1 年間も継続した。クレペリンの患者は、自分の父親はハノーヴァー王国の財務大臣だったと断言し、その城館を細部まで描いてみせた。同じ名前の大臣がいた証拠はないと言うと、誰かがわざと公文書を破棄し、偽の書類を印刷させてすり替えたのだと主張した。

外界の変造　患者は、こうした精神の特殊訓練に何年間も磨きをかけるので、解釈の技にも目を見張るような進歩をとげる。彼らの洞察力は研ぎ澄まされ、風変わりな深読みをするようになる。やがて事実を体系的にデフォルメして、外界全体を妄想のなかに構築してしまう。もう解釈妄想病の患者は、ものごとをあたりまえの角度から見ることがない。あらゆるものが異様で、まともに説明できない作りものの世界に生きている。患者は「それはひっくり返った世界、暗示の迷宮なのです。なんてとてつもない喜劇なのでしょう。

みんなが自分の役割を巧みに演じているのですから。頑丈な頭をもっていなかったら、気がおかしくなってしまいます！」と言う。周囲でなされることすべてがわざとらしく、人工的な偽りで、暦さえ人を欺こうとする。ここに表れるのは、人物のとり違え、頻繁な人物誤認である。周囲の人間が名乗っているのは、実在もしくは架空の偽名である。ある少女は、仲間の一人を母親だと思いこむ。ある母親は自分の娘を認めず、彼女はずたずたに切り刻まれたのだと言い張る（原注5）。

　次に挙げるのは、解釈に基づく被害妄想例で人物誤認が頻繁に認められる。この症例は、患者がそれを確信しているという点で、よくみられるような患者が半信半疑の妄想症例とは著しい対比をなしている。

　症例3　オルタンス・C、女性。40歳のときに、約1か月続いたメランコリー発作のために入院した。この発作は、すでに長期間に及んでいた彼女の妄想に満ちた人生の1つのエピソードに過ぎなかった。

　彼女の被害妄想は12年前、夫に捨てられて離婚した直後に始まったように思われる。人に後をつけられる、当てこすられる、自称仕立屋が目の前で風変わりで卑猥な話をあれこれ繰り広げる、通りがかりの警官が「今晩こいつを牢屋に入れてしまおう」と漏らす。彼女は反対しているのに、誰かが息子を結婚させようとする。しかも相手は心霊術師もどきの怪しげな娘なのだ。階段で若い娘にぶつかられたが、同じ娘が催眠術にかけられて窓から飛び降りたことを知る。家のなかで恐ろしい出来事が立て続けに起こる。ついに彼女は正気を失うが、そのせいで行き先も知らぬまま日に何度も外出する。毒を盛られていると心配になり、ほとんど食事を口にしなくなる。すると抑うつ発作に襲われ、その間いくらか幻聴が生じたようである。

　この患者の妄想は体系化が弱い。彼女は迫害者を特定しないので、それは叔父（彼女に対する叔父の悪意に満ちた話し方は人から顰蹙を買うほどだったらしい）かもしれないし、以前彼女に求婚し大通りで息子にガンをつけた若者かもしれない。もしかすると彼女を罠にかけようと、ある晩某所で会おうと言ったあの女だろうか？　誰かが彼女の再婚を邪魔しているのだろうか？　ところがある男が彼女を守ってくれていたうえに、結婚まで望んでいたのだ。

原注5　解釈妄想病における人物誤認による錯覚のいくつか興味深い症例は、最近アルベとダメーにより報告された。

38 | 第1章 解釈妄想病の症状

それを示す数え切れない証拠がある。彼女が通りを歩くとき、窓辺には必ずこの男の姿があった。ある日、男は息子に「父親がいないというのはとても悲しいことだ」と言った。自分が父親になってやろうという意味だ。男は息子に「手を貸してくれ」とまで言うのだ。

彼女は1902年ダン集団治療施設（訳注8）に移されたが、入所期間を通して幻覚を欠き、妄想もはっきりしないまま解釈は頻繁に見られるようになり、同施設のいく人かが対象となった。施設到着後すぐ、彼女は誰かが「あの医者はちっちゃな乳牛（訳注9）を欲しかったのだとさ」と言うのを聞いた。これは自分のことを言っているのだ。同じ医師に帯下があったことを訴えると、医師はそれなら診察してやろうと言った。これほどの侮辱を受け入れることができようか？　ここではなぜこんなに手紙をでっちあげるのか？　なぜあれこれ筆跡を真似しようとするのか？　たえず悩まされる。食事係は裏の意味をもつ単語をひっきりなしに口にする。食物の様子を見れば、ホウ酸やヒ素が混ぜられていることは一目瞭然で、このせいで腹痛が頻繁に起こる。夜中に誰かが歯をいじる。素っ裸で人前に現れたと非難される。子どもたちが馬鹿にして舌を出す。妄想追想がいくつか現れる。幼いころ父親からよく「お前の話はちんぷんかんぷんだ」と言われたものだ。だから当時から人が私を操作しようとしていたのだ。井戸に飛びこみそうな恐怖にかられたのは、催眠術をかけられていたのだ。

人物誤認が何度も繰り返される。ここで彼女はよく例の自称仕立屋の姿を見かけた。彼は木の陰に隠れていた。彼女は2度も叔父がいるのに気づいた。最初、叔父はある婦人の後ろに隠れていた。2度目は、異様な服装を身にまとい前よりも太っていた。R婦人、X氏の姿も認めた。X氏は付けひげを蓄えていた。彼女はY氏と出会ったが、彼は見つめると笑いだし、反対方向に足を向けた。ところが奇妙なことに、Y氏は再びすれ違った時には脅かすように杖を振り回した。食事係の一人は、彼女を罠にかけようとした例の女にほかならない。この女はかつてオービュッソンに住んでいたことがあり、絶えずそのことを話していた。ところが、彼女が求婚を拒否した若者、父親が「あいつはお前のことを一生恨むだろうな」と言ったあの若者は、ほかで

訳注8　1892年パリの南200kmのダンに開設された施設。閑静な環境と家庭生活を模した集団生活による治療が試みられた。
訳注9　乳牛vacheには娼婦の意味もある。

もないオービュッソンのタピスリ工房で働いていたのだ。奇妙な偶然である。そのうえ彼女は、この若者に不思議なほど似ている独裁者の顔を事典に見つけた。あるとき彼女は、通りをうろついているのは息子に違いない、と思ったのだが、彼女の方にやってくると、はたして本当に息子だろうかと自問した。他人の空似ではないのか？　なぜピンクのセーターを着ているのだろう？　息子は青しか好きではなかったはずだ。息子から受け取る手紙はまるでお笑い草だ。サインは息子のものではない。n の代わりに u とあるではないか。便箋の大きさは施設の事務所にあるのと同じで、郵送されてきたにしては折り目がほとんどついていない。第一、書かれている住所が間違っている。息子はこんな住所に住んだことは一度もない。彼女は空想の住所に返事を出すが、ことごとく送り返されてくる。これも誰かが彼女を騙している新たな証拠なのだ。

　彼女の妄想が体系化を欠いていることは、自分の周囲に起きていることを次のように語るところから分かる。「これはとても長く続いている不可思議な出来事です…理由を探しても見つかりません…私には理解できないことがあるのです」。オルタンスにメランコリーらしいところはなく、抑うつも、心痛も認められない。自分を卑下することはなく、逆に、いい加減な韻を踏んだ詩を書いて得意になるような自己満足が明らかである。服装は整っていて、妄想以外の会話は正常である。

II. 陰性症状

　荒唐無稽な解釈、明らかな錯論理をみると、もしかすると患者に知的衰退があるのではないかと疑わせる。しかしこうした印象は妄想領域を離れると消えてしまう。

　私たちの目に映るのは、むしろ活発なほどの知性である。ときに紛れもない狂人そのものの振る舞いをする同じあの人が、知的明晰で理性をわきまえている。解釈妄想病の 2 大特徴は、知的ないし感情生活に重大な支障がないこと、感覚障害を欠くかもしくはあっても稀なところにある（原注6）。

原注6　陰性症状はほかにもある。それは他の心的諸疾患に見られるような身体症状を欠くことである。不眠、頭痛、自家中毒を示す痩せ、振戦、瞳孔異常などの身体所見は認められない。ラゼーグが被害妄想病に用いた表現を借りるなら、これは「本質的に心理学的

40 | 第1章 解釈妄想病の症状

A. 心的状態

解釈妄想病の患者には、おそらく特殊な心的体質が存在する。私たちはそれを、自我の肥大と過敏、限定的な病識欠如にあるとみている。しかしこれらは精神病の症状というより、むしろ病気を進展させる要因である。それなら、誤った解釈をもたらす精神機能の先天的低下があるのだろうか？　いや、そうは思わない。患者たちの知的発達は、妄想のない人たちと同じく、軽愚から高度な知性まで極めて多様なレベルにわたっている。妄想主題を分析すると、それが優格観念、固定観念の特徴をよく備えていることがわかる。しかし、明らかなヴェザニア性の障害を呈している患者でさえ、上位の大脳皮質中枢は機能し続けているのである。誤った解釈は、誇張され、一見すると荒唐無稽にみえるが、ばかげているわけではなく、真実らしさを失わない。

妄想が出現しても、知性はまったく変質することがない。意識障害、思考の滅裂はなく、三段論法の進めかたが全体的に損なわれることもない。患者は、出来事を自分に結びつけて病的に固執しなければ、正しく捉えることができる。患者の記憶は正確で、かつて学習したことがらはすべて憶えており、思い出して活用することができる。おびただしい数の年月日や固有名詞を、切れ目なく正確に並べたててみせる患者に遭遇することもある。それは記憶増進に近いほど精密なもので、患者自身も魅入られる。ある女性患者は「ときどき私の記憶力は驚くほど明敏になります。昔のほんの些細な出来事が、長いあいだ忘れていた細部まで目に浮かぶのです」と述べた。

解釈妄想病患者の判断は、妄想主題を除けば理にかなっており、評価もおおむね妥当である。ある患者は鋭く皮肉な目をした鋭敏な観察家であり、彼らが書く流麗な文章はときとして辛辣である。職業上の能力は完璧に維持される。患者の一人は重要企業の経営を続けており、何かを決定する折には、必ず彼の意見が求められる。また判例、工学、外国語などの新しい概念を習得できる患者もあり、彼らは自然科学や文学の領域に業績を築く。

患者は、この活発な知性を用いて妄想の確信を擁護しようとする。しばしば解釈妄想病の患者は、緻密な論法を展開するあらゆる手段をここにつぎこむのである。患者は自らの三段論法が、感覚に依拠した判断を前提としているので疑問の余地はないと、自信をもって演繹の上に演繹を重ねて突き進む。

───────────────────────────────

な」妄想なのである。

話の内容は、すべて首尾一貫して辻褄が合い、患者から見て1つとしてよけいな末葉はない。反論されると、驚いた様子で、相手は一体まともなのか訝るように話を中断する。証拠に証拠を積み重ね、どんな質問にも常に答えを準備し、反証をわきまえている。患者は日付を挙げ、細部を指摘して駄目押しをするが、取るに足りない個所を見つけ出しては、巧妙な両刀論法をたてて、それを自分に都合のよい材料にしてしまう。患者は周囲や家族から得た情報をあてにするが、周囲のほうは患者のすさまじい論理展開にあきれ果てている。患者は自分に関する報告はすべて偽りであると憤慨するが、「私が錯覚していると言い触らされているが、なんと厚かましいことだ！　幻覚にとらわれているとでも思わせたいのだろうか？　一度として妄想を抱いたことはないし、これからも決してない！　私の言うことすべてが正しく証拠だってある。途方もない話に見えるかもしれないが、すべて真実を語っているのだ！」と叫んだ患者もいる。よりあからさまに反対したり、間違いを悟らせようとしたりすると、患者は皮肉な笑いを浮かべる。あたかも反論する余地のない事実によって、いまもこれから先も揺るぎない自信に満ちているかのようである。やがて患者は、口を固く閉ざして論争に終止符を打つ。それは相手を見下している、もしくは相手が執拗に食い下がるのは何か下心があるせいだと考えるからである。この場合、相手はたちまち患者の敵のリストに加えられてしまう。したがって、解釈妄想病患者との議論はことごとく徒労のまま終わる。議論は患者を苛立たせるだけで、納得させることはありえない。

　感情が一次性に障害されることはない。患者は、家族、友人、妄想の対象外の誰とも以前と変わらぬ関係を保つ。愛や尊敬の念が損なわれることもない。患者は入院後も人からどう扱われるかに敏感である。タンジは「パラノイアは必ずしも行動的な人間ではないが、いつもきちんとした人間である」と記している。倫理感、美的感覚、宗教感情も損なわれない。患者の機嫌は、私たちと同様に、周囲の状況や体調に応じて変化する。妄想のもつ色あいを反映して、誇大妄想では高揚した、被害妄想では陰気なとげとげしい色調を帯びるが、他の精神病によく見られる抑うつや多幸に相当するものはない。

　理性と非理性との混在、古くは「部分デリール」「理性狂」などと記載されたこの対比が鮮明に観察されるのは、解釈妄想病をおいてほかにない。それは患者の言語、書字、行動に表れる。

42 | 第1章　解釈妄想病の症状

　解釈妄想病の患者たちの会話は、それまでに受けた教育に応じて幅があるものの、通常よどみなく、たいてい上品さを求める一種の努力の跡が見られ、ときにはそれがゆき過ぎる。溢れんばかり饒舌に話す者があり、まるで言葉の奔流である。ひっきりなしに事件が起こるのに、話の脈絡を失うことはない。錯綜する事実関係のなかで、患者が道筋を見失わないのには驚くばかりである。患者が話し疲れる前に、聴いている方が先に音を上げてしまう。控えめに話す、もしくは婉曲な表現しか用いない患者もいる。世界中に知れわたった出来事を詳細に話すのは無意味だと考えているからである。全員が妄想とは無関係におしゃべりを続けることができ、なかには滑稽な返答をする者、ユーモアに溢れた表現を用いる者もいる。幻覚を有する患者と違って、彼らはフレーズの途中で突然に中断し、空想上の人物に話しかけ返答することはない。早発痴呆の語唱もしくは「言葉のサラダ」は決して見られないが、言語常同、言語新作を例外的に見ることがある。

　解釈妄想病の患者の書字にも同じく陰性症状がある。文法構造に間違いはなく、語唱、真性の常同、言語新作、不可思議な記号、呪文や悪魔祓の文言も見られない。書きかたはきちんとしており、初歩的な字体の乱れも、あとからの書き加えも、下線を引いて強調することもない。紙切れを奪うように摑み、意味をなさぬ文章もしくは妄想内容を脈絡なく書きまくることはない。言語と心的状態を反映する文体にはまったく異常がない。教育、教養に応じて文体が異なることは当然である。私たちは患者の一人（症例1）に、フラピエの小説『幼稚園』（訳注10）を読んだ感想を教えてくれるように頼んだ。以下は、病的な解釈が際立つ患者が書いた感想文である。

　「フラピエ作『幼稚園』を読み終えたところです。メニルモンタン（訳注11）の幼稚園の描写には、ときどき混乱が見られますが、興味ある個所がたくさんあります。ぱっと目をひくのは、この幼稚園で雑役婦をしている、あの『根なし草』の女性です。残酷な運命のせいで、彼女は世に出て生活し自分にそぐわない卑しい仕事をせざるを得ません。気高い哲学が彼女の仕事の辛さをやわらげてくれます。彼女が批判するのは、庶民階級の女性がわが子

訳注10　作者の夫人をモデルに1904年ゴンクール賞受賞作。良家に生まれ大学まで出た女性が父の死後自活を迫られるが、高学歴ゆえに勤め先が見つからず学歴を隠して幼稚園の雑役婦に甘んじる話。
訳注11　パリ20区の庶民街。

に抱く感情の性質です。本当のところ、真に母性的で、愛情に満ち、聡明で、優しさ溢れる愛情というものは、労働者たちの欲求、すなわち小さな子どもたちを苛み、虐待したいという欲求と比較できるものではありません。こうした人たちの多くはアルコール中毒で、マルサス（訳注12）の信奉者ではなく、体の弱い不幸な子どもたちを生んでいるのです。子どもたちはその小さな体に焼きつけられた退廃の烙印を背負っているのです。また主人公は、師範学校を出た先生と、単に免状をもっているだけの先生を比較しています。これは『叩き上げ』の将校と、『陸軍大学』出身の将校との違いにいくらか似ています。

猫とシジュウカラのお話には、いささかうんざりします。それに私は俗語が印刷されているのが気に入りません。聞いたときに耳がショックを受けるのと同じように、それを見ると目がショックを受けます。牧歌的恋愛描写は、つつましく繊細で、よく描かれています」。

この手紙は形式的にも内容的にも、親近感や無関心あるいは尊敬の念に溢れており、家族や司法官、行政官をひどく驚かせる。読むほうにしてみると、このように的確に文学的に書くことができる人間が狂人であるとはとても考えられない。ルグラン・デュ・ソルは、告発文のいくつかが「極めて冷酷で、極めて抑制的な、極めて悪意を秘めた言葉遣いで書かれている」点に注目し、「これらの文書はしばしば誠実さの衣をまとい、もっともらしく見えるために、一読しただけでは騙されかねない」と述べている。以下に2通の手紙を紹介する。最初のものは、毒を盛られる内容の被害的誇大妄想の女性例、2通目は症例1の患者が書いたものである。

I

先生、

辞書をお貸しいただければ有難く存じます。ごくありきたりの単語の使い方が分からないのです…私の文通範囲は大政治家のそれとはまったく比較になりません。ですから手紙を書く相手はもっと限られています。ときどき私

訳注12　Thomas Robert Malthus (1766-1834)。英国の経済学者。社会問題の原因を人口問題に求め、『人口論』（1798）において人口増による食糧不足を避けるために晩婚を推奨した。

は文法規則を思い出すことができません。そして書くのも憚られることですが、スペルが分からなくなることもあるのです。

こうしたことに関して私は自尊心などもってはおりません。とんでもない文法の誤りを犯したことさえあります。それに気づかなかったのです。私は書いたものを読み直すということをほとんどいたしません。あってもごく稀です。私は自分の考えを誰にでも分かる言葉で言い表すことで満足しています。名文だと言う人もいれば、悪文だと言う人もおりますが、ある人たちはあまりにも性格がひねくれているためか、いまだに私の文体を受け入れてくれません。

昨日私は、「窒息した asphyxiée」（綴りが正しいかどうか分かりませんが）という単語を前にはたと困りきってしまいました。x をどこに置いてよいのか、とても困惑したのです。どうもしっくりいたしません。問題を解消するために、この文字を完全に省略したくなりました。苦肉の策です！　けれども、そんなことをしたらフランス・アカデミーの規則に照らして重大な違反を犯すことになると気づいて、この省略が招きよせるに違いない手厳しい非難に思い至りました。それで私は、x をいい加減な場所に置いてしまいました！　これほど単純なことについて、これほど長い手紙を書くのは、きっと私が退屈しきっているからに違いありません。朝から晩まで自室に閉じ込められて、私は死ぬほど退屈しています。1 日が 1 世紀に、1 時間が 1 日に感じられます。いったい先生は何を待っておられるのでしょう？　私はあらゆる人に訊ねているのです。でも相手が誰であろうと、返ってくるのはいつも「先生のお考えしだいだな」という同じ答えです。私をここに留めおく人について、私からあれこれ言うことなどできるでしょうか？　公正を欠くこと極まりないこのような手口に対し、先生は私にどんな好感を抱けとおっしゃるのでしょう？　私は先生がご自分の良心と廉直なお心に耳を傾け、こうした行為の是非を判断してくださることをせつに期待しております…

＊＊＊

Ⅱ

先生、

私がヴィル・エヴラールの病院を退院してから3か月が経ちました。私は、自分の権利を取り戻すために必要な手続きを進める際に、家族が力になってくれることを期待しておりました。けれども、それについて私が話したり要請したりするたびに、返ってくるのは逃げ腰の答え、でなければ喧嘩腰の態度でした。このため、私はもう長いこと頼むのをやめ泣いてばかりいます。でも泣いたからといってどうなるものでもありません。そして私の置かれた状況は絶望的なほど辛いものです。私はすべてを奪われてしまいました。私の娘、財産、家具、そのうえ私が若かったとき、幼かったときのささやかな想い出の品々までも。ここに来てから私は1サンチームも手にしたことがありません。手紙を書くことを禁じられ、話すこともままならない私には、ここ3か月間、聴罪司祭しか話す相手がいませんでした。私はヴィル・エヴラール病院にいたときよりも監禁されています。あそこでは、先生がたや司法官のかたたちとお話しすることができました。私は決して完璧な女ではございません。そうは申すものの、いま私が英雄的な諦めの気持ちで耐え忍んでいる中傷、屈辱に値することなど一度もした覚えはございません。私のいまの暮らしぶりは、まるでトラピスト修道院にでもいるような、理性をわきまえ、労働にいそしみ、穏やかに、何ごとにも服従するものです。それなのに私は、また癲狂院に閉じ込めるぞ、としょっちゅう脅かされるのです。その証拠として1通の手紙を同封します。私が屋根の下で暮らせるのも、食事に困らないのも、どれも慈善行為だと信じこませようとしています…。

　一度は拒否されたものの、ようやくパリへの旅行を許されました。手紙に書いた日に、先生にお目にかかることができますでしょうか？　いくつかのことについて直接先生にお話ししたいのです。私は、この計画の実行が死や罠で妨害されることを、あるいは以前あったように、力ずくで馬車に押しこまれて売春宿に連れてゆかれることを恐れています。もし先生が、私に投げつけられた恐ろしい最後通牒をご覧になれば、こうした私の心配もなるほどとご理解いただけることでしょう。そして先生はきっと、先生を信頼し続けている哀れな元入院患者に手を差しのべてくださることでしょう…。

　解釈妄想病患者のいく人かには、ある種の書癖がある。彼らは毎日10枚あまりの紙をインクで埋めつくし、やみくもに手紙を書きまくり、なかには常同的な繰り返しもあるが、ヨーロッパ中に文通相手がいると信じている。

フランス共和国大統領、大使、大臣、友人たちに宛てて、いつも同じ詳細な記述で不平をぶちまける。たいてい回想録や「告白」を書き、印刷して出版することさえあるが、あらゆる点で極めて興味深いものである。

　こうした書癖をもつ患者が必ずしも饒舌でないことは注目に値する。なかには、書字だけに妄想が表現され、周到に準備して面接しても、会話の隅々に罠をはりめぐらしても、ヴェザニアに関わる核心部分をまったく語らない患者もいる。私たちの病棟に入院しているイギリス人女性には、疲れを知らぬ書癖があるのに、フランス共和国大統領宛てに書いた次のような文言を決して口にしようとはしない。「私はなぜフランスによって拘束されねばならないのか知りたいのです。私がイギリス諸島の王冠を授かったことが理由であるなら、それはフランスと何の関係があるのでしょうか？　私は国家を代表する囚人として扱われることを要求します。私をフォンテーヌブローの城に移してください」。

　教養ある患者の多くは、過度の文学的自負心があり、自分が書いた作品を傑作と称して憚らない（88頁参照）。詩人にもこと欠かない。比較的よく練り上げられた詩は、才能に応じてではあるが、妄想とは無縁の場合もあれば、逆に妄想の表現になる場合もある。以下に挙げるのは、性倒錯をもつ解釈妄想病の女性患者（症例18）が書いた詩の断片である。

サフォーへ捧ぐ

　　愛するだけでは足りない、それを口で伝えなければ
　　流し目によってではなく、微笑みによってではなく
　　私たちの愛するこころに向けて、最初の一歩を踏みだすのよ
　　さもなければ、あなたは孤独なまま
　　お手本のとおりに、黙っていないで
　　信じるのよ　きっと叶うから
　　寂しいなんて、さあ、世界は私たちのもの

　これらの解釈妄想病患者には、ログ・ド・フュルサックによる次のような考察が当てはまるだろう。「精神病質者は自分の書くものに愛着をもっている。彼らはそれらを整理し、注意深く分別し、解説することさえある。自分

が何か素晴らしいものを生み出したと確信しており、少しでも批判を受けると、誰かれなく馬鹿呼ばわりする。逆に、考えが深遠である、文体が完璧である、などという賛辞を聞くと、どれほど大袈裟であっても、無邪気さむき出しにそれを受け入れて満足感を隠そうともしない。ひとことで言うなら、これに限らず彼らの行動すべてにおいて、病識が不足していることを自ら証明しているのである」（原注7）。

外観、態度にまったく異常はない。表情の不随意ないし情動性の障害もないが、そもそも表情に随意性の変化がない。ドロマールが指摘しているように、「機能としての表情は完全に維持されており…表情は表現しようとする感情に適合し…内面が同じ健常者の示す表情と何ら変わるところはない…被害妄想患者の猜疑心、誇大妄想患者の高慢…これらすべてに対応する表情は、要するに健常者が同様の感情を表すものと異ならない」（原注8）。したがって、顔貌は患者の関心ごとを反映する。諦めているのか不服なのか、深刻なのか朗らかなのか、威張っているのか愛想がよいのか、不安におののいているのか平静に落ちついているのか、状況に応じて表情が変わる。患者がさまざまな解釈を披露するときに、表情に狡猾さを帯びることがある。自分はどんな罠にも引っかからないし、隠された暗示を理解できるのは自分だけだと満ち足りて、意味ありげに目をしばたたかせる。

患者の行動、日常生活における身の処し方は病前性格による。ここでも私たちに得られるのは主に陰性症状である。運動は変質されず、行動形態に影響を及ぼす意志の障害、すなわち無為も、衝動も認められない。早発痴呆には頻繁に出現する姿勢や運動の常同、緊張病症状、衒奇も見られない。マニーもしくはチックが見られるなら、むしろ変質徴候である。外見も正常で、身なりが人の目をひくことはまったくない。せいぜい服装にある種のこだわりや独自性が見られる程度である。エキセントリックなところはごく例外的で、軽愚者を除くと、装身具で身を飾りたてる患者はほとんどいないし、そうした場合でも控えめである。誇大妄想をもつ認知症の顕示狂も見られない。落ち着いていて礼儀正しく、控えめで身なりもきちんとしており、周囲の人

原注7　Rogues de Fursac: Les écrits et les dessins dans les maladies nerveuses et mentales. Paris, 1905, p. 250. Voir p. 262, Les écrits dans le délire à forme interprétative.
原注8　Dromard: Essai de classification des troubles de la mimique chez les aliénés. J Psychol, janv 1906.

たちや、日常の出来事や、政治やほかの出来事にも関心を示す。読書や、色々な仕事に手を染めることを好む。

　解釈妄想病の患者は、理解できない突飛な言動で周囲の目をひくことはあっても、長いあいだ自由の身で暮らすことができる。なかにはすぐかっとなって暴力を振るう者もいるが、こうした反応は妄想および病前性格によるもので、これまでの静かな人生とは著しい落差がある。これらの患者に関しては次章で考察したい。

B.　感覚障害の欠如

　一般に解釈妄想病を特徴づけるのは、感覚障害を欠くところにある。とはいえ、いくつかの例に幻覚が存在する。しかし幻覚は、長い間隔をおいてしか出現しないうえに、妄想の形成過程には付随的な役割を果たすに過ぎず、経過に影響を与えることはない。これは、幻覚が病像を支配するほかの体系化精神病とはまったく異なる点である。

　ある種の解釈妄想病患者は、曖昧な表現をするために、幻覚があるのではないかと疑わせる場合がある。多くの患者は、実際に耳にした単語やフレーズを解釈し、自分が街頭で罵られていると言うのである。私たちはこうした思い違いをすでに指摘した。

　幻覚エピソード　患者のいく人かに聴覚障害が認められる。実際のところ稀ではあるが疑いの余地はない。これは果たして幻覚なのだろうか？　考えるに、多くの場合が錯覚である。患者は自室に一人でいるときに《声》を聴くことはないし、壁越しに電話で話しかけられることはない。ある女性患者は、銅像の除幕式のときに3度自分の名前を呼ばれるのを聞いた。別の患者は、道で通行人が自分に向かって「あっちへ行け！」と叫んだという。また別の女性患者は、群衆のなかで「このかたこそわれらが女王！」と宣言する声が聞こえた。これとは逆に、夜の静寂のなかに幻覚が現れることがある。しかしタンジが指摘しているように、こうした声は健常者の場合と同じく、強い情動をもとにしており、恐怖、空想、期待注意と結びついているものである。この種の幻聴は必ず、ある単語、ある短いフレーズに限定されている。

　そもそも強迫的な人には、そして正常とみなされる人にも、瞑想にふけっているとき疲れているときに、ある単語、ある呼びかけがくっきりと聞こえ

ることがあるのではないだろうか。患者においても同じように、妄想的な懸念があたかもこだまのように響くのである。こうした孤立性、挿話性の症状は、幻覚を基礎に発展する妄想とはかなり異なっている。

　ごく少数例に認められるのは、言語性精神運動幻覚、いわゆる「内声」である。二人の女性患者のうち一人は「地球外の考えが分かる」と言い、もう一人は「天使から霊感を受けた」と述べた。3人目は「磁力の交信」なるものを時おり口にするが、これらはむしろ活発な心的表象のように思われる。もし精神幻覚が内言語を妄想的に解釈したものに過ぎない、すなわち「自分から出たものであることに気づかず、あたかも外から来たものであると思い込んでいる」（フランコット）のであるとするなら、私たちの患者たちに精神幻覚が存在して差し支えないことになる。

　視覚領域の幻覚と錯覚は、神秘妄想の場合を除くと例外的にしか生じない。私たちには入眠時幻覚の1例しか経験がないが、それは妄想が体系化する数年前に見られ、妄想に対して顕著な影響を及ぼした。患者は、日が暮れて書斎の机に向かっていると、目の前に白い服をまとった幽霊を見た。後に聖母マリアが現れ、自分がフランス救国のために選ばれたことを確信した。それが以下に示すように、ドイツ人たちから迫害されている理由になったというものである。

　症例4　ウィリアム・N。1894年40歳にて入院。母方の祖母は心神狂、母は神経質で認知症により死亡、姉はヒステリーである。アイルランド出身、母親により濃厚な宗教的環境のなかで育てられた。25歳時に州長官に任命され、ある反乱事件で暴力沙汰に遭遇し激しく心を揺さぶられた。同じころのある夜、書斎で机に向かっていると、白い服を身にまとった美しい女性が物悲しい風情で現れた。彼はたじろがなかったが、その記憶はまざまざと残った。この直後、彼は法律に公正を欠くところがあると執行を拒否し辞表を提出したが、政府の怒りを買ったことを怖れ、追放されるのではないかと想像してフランスに逃亡した。

　彼が訪れたフランスは1870年の普仏戦争敗北によって弱体化していた。彼は5年前に見た幻影を思い出し、聖母マリアが自分にこの国を再建する務めを与えたのだと確信した。彼こそが使命にふさわしいことを証明する徴候はほかにもあった。ヴィクトリア女王は18歳で王位に就いたが、彼が生ま

れたとき、ヴィクトリア女王はちょうど18の2倍の年齢だった。偶然の一致には凶兆もある。彼が生まれたのは、ネルソン提督が戦死したトラファルガー沖海戦からちょうど50年後だった。自分もやがて非業の死を迎えるのではないだろうか？　彼がどれほどフランスに愛着を抱いているか、どれほどフランスに貢献しているかは、新聞で毎日報道されているので見聞きしている。そのためにドイツの憎しみを買ってしまい、彼を闇に葬ろうとスパイからつけ狙われている。ドイツ皇妃まで自らフランスに乗り込んでくる。ある日、サン・シュルピス教会で見知らぬ婦人女性から小箱を手渡された。硫酸ストリキニーネと記したラベルが貼られ、なかには50フラン金貨が入っていた。身辺を用心するようにとの忠告に違いない。滞在しているホテルにドイツ人の少年を見かけたので、ほかに移ることにした。彼が介入したおかげでフランスは繁栄を取り戻したが、そうなればなるほどドイツ人から暗殺される恐怖がつのる。もはや彼は街頭にほとんど姿を現そうとせず、毒を盛られないように一人自室で食事する。ある晩、戸口で自動車の止まる音が聞こえた。とっさに拉致されると思いこんだ彼は窓に走り寄って「泥棒！　人殺し！」叫んだ。こうして彼は入院させられた。

　これ以降、解釈と妄想は進行し続けた。1894年に締結された露仏同盟を祝う祭典の折に、彼は刺殺されるのではないかと怯えた。彼こそが同盟の推進者だったからである。大展覧会の期間中に大勢の外国人が集まることは、暗殺者が紛れ込んでいる可能性が高く恐ろしい。

　当時の心境を示す1通の手紙が残っている。「ずっと前から私の心は恐ろしい不安にさいなまれています。刺されるか毒を盛られるか、それとも未知の残虐な手段で暗殺されることは確実です。自分が聖なるローマ教会の子である以外に慰めはありません。私にははっきりと分かります。聖母マリアが私（非力ではありますが）を道具としてお選びになったのは、フランス復興のためであり、私の尽力によって1870年の戦役以来ドイツと対峙するフランスを深刻で危険極まりない状況から救い出すためなのです。すなわちドイツの陰謀を明るみに出し、私の発言と筆力によってドイツのスパイをフランスから追放し、新たな侵略を阻止するものです…私の名は歴史に刻まれ、フランス救国者の一人として生き続けることでしょう…」。

　入院してから13年が経過した1907年、同じ心的状態、同じ解釈の誤りが続いていた。近くで猟銃の音を耳にすると、彼は自分を狙ったものだと主張

し地面に弾痕を探す。庭にいるときは必ず木陰に身を隠す。どこかの国家元首がパリを訪問するときには神経が張りつめる。フランスにいては身の安全は保てないので、イギリスに連れて行ってほしいと要求する。パリの新聞からは侮辱され、周囲の患者はみなスパイなのだ。被害妄想と同じく誇大妄想も活発で、自分はアイルランド最大の名家の出身で、祖国の歴史に残る役割を別名で果たしたという。ここ数年の外交政策は彼が裏から操っており、仏英協調の唱道者としてエドワード国王にも影響を与えた。彼がいなければ、パリは蹂躙されて焦土と化し、フランスはヨーロッパの地図から抹消されていたことだろう。キッチナー卿（訳注13）は何百万と言う大金を受け取ったが、それを自由に使えるのは自分だけである。彼はアイルランドにさまざまな奇跡をもたらし、神から超自然科学の秘密を授かった総督以上の存在なのである。

幻味と幻嗅は、どちらも幻覚というより錯覚であるが、幻視と同じくらい稀である。これら全般感受の障害は、幻覚にもとづく被害妄想病には強く出現することもあるが、解釈妄想病には見られない。

このように解釈妄想病における幻覚の役割はほとんど無く、あるとしても僅かで一過性に過ぎない。すなわち挿話性、二次性の症状である。

しかしながら、妄想が感覚中枢と強く反響しあうような例がある。幻覚（とくに幻聴）が、通常は間欠的であるのに、より活発に侵入し、ついには錯乱を伴ったり伴わなかったりしながら、一時は幻覚発作の様相を呈するのである。まさに幻覚と妄想の合併であり、このような例のいくつかは後述したい。

本章を終えるに当たり、**症例1**と同じく、これまで述べた病気のさまざまな側面を明らかにするもう1例を提示しよう。患者は、9年前から嫉妬妄想と被害妄想を前景に多彩な解釈を繰り広げる。それに加えて妄想期間中に、私たちが上に指摘したような、ごく一過性の幻覚エピソードを3種示した。

症例5　H、教員、1860年生まれ。遺伝に関する情報はほとんどないが、兄弟の一人は自殺したらしい。12歳から20歳までオナニーがあり、22歳か

訳注13　Lord Kitchener 英国の著名な軍人。第一次大戦勃発時の陸軍大臣。

ら 27 歳まで性的な関心が過剰だった。学業には不熱心だったが、それでも神学校ではよい成績を収めた。彼の妻は夫の性格を「心配性、感じやすい、すぐかっとなる、反論されるのを嫌うが、ある面でお人よし、親切で、情が深く、過敏」と表現し、患者自身は「感じやすく、暗示にかかりやすい」と述べている。

　30 歳ころ（1890 年）、心気症の傾向が現れ、体調ばかり気にして神経衰弱と見なされている。38 歳で結婚（1898 年）。結婚当初から嫉妬深く、解釈を誤る傾向が目立った。彼は、妻が不愛想な性格で自尊心が強く、理由もなく不機嫌になると不平をこぼした。同じ年、選挙運動員を務めていた R 代議士の態度が変わったように感じた。1899 年、解釈傾向は変わらず夫婦喧嘩をおこす。1900 年、彼は妻の様子が変わったことに気づいた。妻を道でときどき見かけるのは愛人に会いにゆくのだと推測し、ささいなことをあれこれ並べたてて自分を正当化した。

　1900 年 11 月、妻が 8 か月の乳児を連れてデパートに行き、陳列されていた商品を盗んだとして逮捕された。代議士が介入して事件は不問に付されたが、これをきっかけに H 夫人は代議士と親しく付き合うようになった。代議士は、事件には大いに情状酌量の余地があると夫人をかばい、患者になり代わり夫人に向かって「旦那はあなたを赦してくれる、離婚など要求しないだろう」と自分の名誉にかけて約束したとのことである。患者は次のように記している。「私はこのときから代議士の目に、妻が神聖なものとして映るようになったのだと確信しました。私は妻から騙されているのではないかと案じています。その理由は、私に代わって R 氏が約束した日から少しして、昼食の席で妻がわけもなく『あなたのおでこはなんて素敵なの』と言うのです。密会から戻った彼女が口にしたこのほめ言葉（ほめ言葉だったかどうかはともかく）は、私を憤慨させました。私は『泥水のような魂をもった女がいるのにはびっくりするよ』と言ってやりました。このやりとりが妻を逆上させ、この日以来いつも妻は喧嘩の種を探し、毎日のように私を気違い呼ばわりします。彼女の臆面のなさは度を越えていて、毒を盛ると私を脅かしさえするのです」。

　愛情の深かった母親の死、子どもの病気による過労が、患者の心的状態を一段と悪化させた。彼は、人がしばしば自分に背を向けることに気がついた。上司から不正に昇進を妨げられ、その犠牲にされたと主張する。

1902年1月、流行性感冒に罹った折に、彼はうっかり60グラムの硫酸マグネシウムを服用した。妻が「おそらくわざと」1杯のコップに溶かしておいたのだ。「このせいで私は腸炎になり、以来あらゆる治療を試みてもずっと治りません。新しい医者（妻が選んだ医者）は、あらゆる手を使って、病気が悪化していると私に思いこませようとします。医者は妻に向かって『ご主人がどんな様子かご覧なさい』と言うのです」。さらに患者は「必要ならある種の出来事をつまびらかにし、友人だと思っていた人たちが演じた役割を証明することもできます。おそらく彼らは、公然の敵（3人の教師ほか）以上のことを私にしたのです」とつけ加えた。この年に患った腸炎と気管支炎は妻のせいである。病状を悪化させるためにわざと湿度の高い国へ連れてゆかれたと言う。彼は転居したが、引っ越すとすぐ妻と喧嘩になった。彼によると、妻は凶暴となり、ものを壊し、わざとぞんざいに彼の面倒をみるのだ。彼は妻を殴りつけ、夜の8時に家から追い出した。

妻は代議士に、夫のためによりよい仕事を見つけてくれるよう依頼した。患者は、代議士に何もしてくれるなと頼みに代議士を訪れたが、この件には触れなかった。「なぜ私はこの件について黙っていたのでしょう？　私にも分かりません」。その後しばらくすると、代議士が以前と較べて自分に冷たくなったように感じられた。代議士は妻と合意のうえ、健康の回復を口実に、彼に休暇をとらせようとした。

10月、彼は学校に復職したが、黙り込んで警戒心を解かない。同僚の一人が握手してくれず、別の同僚は握手してくれたものの冷淡だったと言う。二人の同僚がしきりに何か（もちろん彼のことを）話しており、何人かは遠くの隅から彼を盗み見て嗤っていたと言う。妻がそれはあなたの勘違いだと説得したが、彼に事実ではないと分からせることはどうしてもできなかった。

11月、彼は結核を恐れてアルジェリアに旅立った。「敵の一人が私をそこに追いたてる」のだと言う。フリーメーソン結社に所属する友人が、アルジェリアに住む会員に紹介状を書いてくれたので、その家で昼食をとった後、妻と子どもと共に腸がおかしくなった。「少なからぬ不思議な偶然」である。家族3人ともキノコの毒を盛られたに違いない。そもそも招待してくれた人の妻は、彼が快復したばかりだというのに「あなたの面倒を見てあげられたのなら、きちんと歩かせた（騙した）でしょうに」と言った。

嫉妬妄想がふたたび現れ、彼は例の代議士の秘書をしている若い兵士に疑

いを抱いた。「まったくおかしなことに」ちょうど折よくアルジェにいた代議士が自分から、この兵士は彼の妻の愛人であると紹介したのだ。若い男はばつが悪そうにしている（臆病なのだ）。妻と関係をもっている証拠に違いない。妻は兵士と口をきこうとしないが、患者からするとこの慎重な態度こそが猿芝居であり、二人が街で密会していることの新たな証拠になる。そのうち代議士と兵士はグルになって妻といっそう親しくなった。患者は彼らと一緒に昼食をとったが、食後に彼らが去ると中毒症状が現れた。ある日、しびれを切らした妻が「あなたは私がしたくないことをやらせようとしているようね」と離婚をほのめかした。不倫を告白しているのだ。妻が外出しようとする時、彼は化粧、服装に目を凝らし、下着をチェックする。帰宅時にヘアピンの位置がずれていたり、服のホックがはずれていたり、目に隈ができていたりすると、それだけで疑いが正しかったのだと確信する。しばらくして患者は、フリーメーソン運動に勧誘する目的で妻に面会を求める人たちがいるのではないかと疑いはじめた。フリーメーソンは男女の自由な結びつきを奨励しているらしいので、妻が躊躇なく浮気できるようにする魂胆なのだ。ある日、代議士の秘書が手紙で忠告してきた。患者が妻に「お前はやっぱり俺の目を盗んであの若造と会っているな」と言うと、この日をさかいに若者はぱったり彼に手紙をよこさなくなった。

　1903年4月、患者はフランスに戻った。帰るとすぐ腸管の不調が「おそらく妻のせいで」再発した。彼は代議士宅を訪問したが冷たくあしらわれ、「翌日妻は彼に向かって（浮気をしているという意味の）両手で角をつくってみせた」のである。妻は医者と長い時間話し合っているが、おそらくこのときすでに彼を気違いに仕立てようとしていたのだ。

　7月、患者はトゥールーズ近郊に転居。被害妄想と嫉妬妄想はこれまでと同じように続いた。食後に眠気をもよおすのは、自分が眠りこんでしまえば自由になれると考えた妻が、麻薬を仕込んだに違いない。患者は次のように記している。「妻が脅しを実行に移し始めたのはこの時期です。以前からお話したように、私の気を狂わせようとするのです。8月12日に兄と一緒に帰郷の準備をしていると、妻が（数日前から恐ろしい剣幕で喧嘩を吹っかけてきていたのですが）私を偽善者呼ばわりしました。最後には『平和それとも戦争、どっちなの』と迫ってきたのです。私は彼女が選ぶように伝えました（ここが最も重要だという）。彼女は『そうね、考えておくわ』と答えて怒り

ながら手紙を書き始めました。宛先は、おそらく例の代議士でしょう。彼女からミルクの入ったカップを手渡されたのですが、これを飲んだのは大失敗でした。最悪の事態はこのときに始まったのですから。あのミルクに何が入っていたのか、私は知るよしもありませんが、3日間ふぬけ同然だったことは確かです」。彼はトゥールーズに赴いたが、夜、窓越しに外を眺めていると、市警二人が監視しているかのように、ホテルの玄関正面に座っているのが目に入った。おそらく妻もしくは代議士から命令を受けているのだ。彼は、妻が仕返ししようとしているのだと思い込んで午前2時にホテルを引き払ったところ、たちまち警官はいなくなった。妻は、一人残されるのが嫌で尊敬に値する年配の婦人宅に泊めてもらっていたのだが、帰宅した患者は妻を「ふしだらな生活をしている」と責め、疑い深い目つきで説明を求めた。「私は翌日妻に『お前はフリーメーソンの一員だ』と言いました。自分でもうまく説明できないのですが、こう考えたのは次のようなことがあったからです。アルジェから戻った私たちは、友人の一人（もしくはそう信じていた）でフリーメーソン会員のX夫人に会いに行ったのですが、それほど親しい付き合いをしていなかったはずなのに、X夫人は妻を（まるで姉妹のように）抱きかかえて歓迎したのです。このころからフリーメーソンの人たちが私のひどい噂を流すようになりました。それでも私はもぬけの殻のように、何を言われてもひたすら黙っているほかありませんでした。しばらくしたある日のこと、私がふたたび妻をフリーメーソン呼ばわりすると、彼女は『もうフリーメーソンのことには触れないで。そのせいで貴方がおかしくなりかけたことは、よくわかっているはずじゃないの！』と言い返したのです」。

　この口論のあと夫婦は和解し、いくつかの誓約をとり交わした。患者は次のように書いている。「なぜ私はあんな誓約をしたのだろう？　まったく分かりません！　昼食後、私は前と同じ不可解な眠気に襲われ、横になるために自室に上がりました。あとには妻と男性の友人の二人だけが残りました。目覚めると、両目が引きつったように動かなくなり、友人が帰るときに言葉をかけることもできませんでした。私は、妻の当てこすりから、兄が面倒を避けようと馬鹿げたことをしでかしたのだと思い至りました。この日以来、外出するたびに必ず誰かが『おや、世界一の寝取られ男！』とか『よう、師匠！』と言うのが耳に入ります。路面電車に乗ると、誰かが私の足を踏みつけて謝りもしないうえに、ご丁寧に「何をしても無駄さ」などと言うのです。

よくわかりました。たちの悪い喧嘩を売りつけ、私を気違い扱いして閉じ込めようとしていたのです。ですから私は、何も言い返さずにすべてを耐え忍びました」。

　ほどなくして患者は、妻から毒を盛られた訴状を提出するためにトゥールーズに出向いた。しかし建物に入ろうとするとたちまち、いく人かの不審な人物が目に留まった。前に「彼を脅かした」輩だ。彼は数時間も街をさ迷った挙句、ついに入市税関事務所に駆け込み、敵につけ狙われているので保護してほしいと頼みこんだ。このとき急性の幻覚エピソードが生じていたことは十分に推測できる。それは、翌日に義理の姉妹と面会しても彼には誰だか分からず、以前妻が乱痴気騒ぎするために自宅に呼びこんだ女たちだと言ったからである。自分を馬鹿にする声、とりわけ兄（彼は兄も妻の愛人であると思っている）の声が聞こえる。数日後、遠くから兄がやってくるのを見ると、彼は剃刀を手に妻の周囲をぐるぐる回りはじめた。妻は恐ろしくなって、いったい何の真似かと訊ねると、彼は「お前の首を切ってやる。兄貴とグルになって俺を騙しているんだ！」と答えた。食卓でアヒルの詰めものが出されたが、これは「男をものにする」という妻の行いをほのめかしている。彼は食事を拒み、呪われた家からすぐにでも出てゆくと言う。

　8月末、環境変化による短い小康状態のあと解釈が再発したが幻覚を伴うことはない。患者は妻と人々の仕打ちを非難し、これら迫害のすべてが始まったのは、妻が彼に「平和それとも戦争」と迫った時期と明らかに一致するという。彼は妻を墓地に連れ出し、両親の墓前で、決して浮気したことがないこと、フリーメーソンには入っていないことを誓わせた。この誓いのおかげで、彼の容態はしばらく落ち着いたが、ある朝、イタリア国王夫妻の肖像画を掲載する新聞を手にした人物と出会った。すると彼は、それは妻と愛人であり、自分が愚弄されていると思いこんだ。彼は怒り心頭に発して帰宅し、妻に「ここはお前の生まれ故郷だ。それなのにお前が公然と放蕩に身をゆだねるのは恥ずべきことだ。お前は一族の面汚しだ」と叫んだ。夫人は反論したが、彼は外に飛び出し、新聞売りを片っ端から回って問題の新聞を買い占めようとした。しかしどこを探しても、そんな新聞は見つからない。彼は、あの新聞は少部数しか印刷されなかったうえに、すぐに回収されたのだと言い張るのである。

　まもなく新たな解釈が始まった。隣の駅名が記されたラベルを見て、彼は

思いをめぐらせる。駅名は何かを暗示しているのだ。自宅前で太鼓を叩いている曲芸師、窓の下で売り声をあげる物売り、歌いながら通りを歩く子ども、喧嘩する若者、ぶどう畑のそこここに立っている案山子、彼はこうしたあらゆるものを妄想的に解釈する。

　眺めがよいことで知られた礼拝堂へ行ってみないかと妻に誘われても、彼は頑固に拒否した。礼拝堂は聖ヨセフに捧げられているという理由からである。友人から「川にはあの魚がたくさんいるか」と訊ねられて憤慨した。これは当てこすりだ。この私を女衒だと言いたいのだ。ある高名な政治家に便宜を図ってもらおうと、妻と一緒に政治家宅を訪問した帰り道で、彼は妻が政治家に言い寄るためだと確信した。

　10月パリに戻った彼は、同僚が女たちや浮気された夫たちについて話しているのを耳にした。すべてが当てこすりだ。家にやってくる男はみんな妻の情夫なのだ。妻がしばらく窓辺にたたずんでいると、彼は彼女が通行人に流し目を送っていると責めた。

　彼は自分の仕事に嫌気がさし、新しい仕事を探すことにした。妻は「あの人ならなんでもしてくれるわ」と、例の代議士に力になってもらうことを勧めたが、これは彼にとって、代議士が妻の愛人である証拠にほかならない。「数日後、学校の内外で、前よりも一層たちの悪い当てこすりが始まりました。門番の女が『あの男はいつも同じヘマばかりしているのさ！』と言うのです。同僚の一人が私の前である教師のことを話しています。この教師たるや、視学官が奥さんの情夫であることを利用し、逢瀬の現場に踏みこんで視学官から証文をとり、然るべき地位に自分を昇任させてくれるまでは証文を返さないというような人物なのです。またほかの同僚（必要ならあとで名を明かします）がやってきて『あいつを見ろ、角（cornes 寝取られた夫）でできた小箱を取り出したぞ』と言いました。もう一人は、訳もなく突然『真実がそのうち明らかになるさ』と言いました。私が歩いていると用務員まで、校門の脇で子どもたちを待っている母親たちに向かって「あいつだ！」「ラガルデールだ！」と言っていました。（ラガルデール Lagardère と言った理由はおそらく、前夜、私が怒って妻に『もし確証を摑んだら、俺がルーベの奴を捜し出しにゆくのを一個連隊、ラ・ガルド（警備隊）la garde だって邪魔することはできないだろう』と言ってやったからでしょう）。生徒の母親のいく人かは、私のところに来て『先生にはもうじきお嬢さんが生まれるのではないですか？』

と訊ねて鼻先で笑いました。こんなことばかり聞こえてくるので、私は苦しみの連続で、本当に気が狂いそうでした。もうあの代議士の家になど行きたくはなかったのですが、我慢できずに行ってしまいました。最後にとうとう私は病気になりましたが、なりかたがなんとも奇妙だったのです。それはある同僚の家で紅茶を飲んだ後なのですが、彼もまたフリーメーソンだったのです。ある日この同僚が、私のいる席で妻に『アリエージュ河畔ではよい魚が釣れますよ』言いました。アリエージュは私の生まれ故郷を流れる河です。私をサバ maquereau（女衒）呼ばわりする当てこすりです。別の日にはこの教師の奥さんが『ファルスタッフ』（訳注 14）の話をしていたのですが、ファルスタッフの役柄を私が尋ねると、皮肉たっぷりに『寝取られた夫の役よ（実際にはそうではありません）』と答えました。すると妻がせせら笑いを始めたのです」。

　1904 年 1 月、下剤を 2 回服用して偽膜性大腸炎を発病したが、2 度目は「かの」L 医師（患者は妻とグルだと見ている）が処方したものだった。患者は年初の数か月間、自宅で妄想を反芻しながら近寄ってくる者すべてを敵とみなし自殺を考えていた。彼はこう書いている。「妻が私にいったい何を飲ませているのかは知りません。奇妙なことに、私は妻に自分の人生を少しずつ、でも結局は洗いざらい贖罪司祭にだけ話せるようなことまで話していたのです」。

　4 月、彼は例の代議士の元秘書の一人に会った。元秘書は、夫人を代議士に会いに行かせるよう勧め、夫が失敗したことでも妻なら成功するだろうと付け加えた。「この男は 1 時間もうんざりすることをしゃべり続けました。でも私はどう言い返してよいやら分かりませんでした」。彼は、これらの陰謀がいったい何を目的にしているのか分からなくなる。そもそも妻は「あがいても無駄よ、あなたにはどうせ何も理解できやしないわ」と予言していた。まさに彼女の言った通りだった。この日を境に、誰も彼を「びっくりさせる」ことをしなくなったからである。

　5 月、彼は新たに急性のエピソードを生じて入院した。5 月 1 日、気分が滅入り泣く。ある日、見舞いにきた家族数人と昼食を共にした折、治療に専念することを勧められた。すると彼は乱暴に立ち上がり「自分のところで人

───────────────────────────

訳注 14　シェイクスピアの戯曲『ヘンリー 4 世』『ヘンリー 6 世』に登場する騎士。後にヴェルディがオペラ化した。

から侮辱されるのは許せない」と叫びながら見舞客を追い払った。翌日は興奮状態になり、大声で歌いまくり、身ぶり手ぶりを交えて詩を朗読する。数時間後、自分はイエス・キリストである、妻は聖母マリアであると言い、神について話し続けた。3日目、活発な幻覚を生じて激高し、家具や食器を壊し、窓辺に旗を掲げた。自室に閉じこもり、人が入室するのを拒んだが、うまく外に連れ出したところ街頭で再び常軌を逸した行動に及んだので、警察沙汰になり収容（これが 1904 年 5 月 12 日、最初の入院である）された。サン・タンヌ病院に入院したとき、彼はまだクリーゼのさなかにあり、ル・マタン紙が開催したレースで一等賞を取ったのに医師が邪魔していると信じこんでいた（尿中アルブミン不検出）。

　ヴィル・エヴラール病院に入院（5 月 25 日）したとき意識は清明であった。幻覚エピソードは約 2 週間見られたが、その後は解釈に基づく妄想のみ持続していた。知的衰退は認められない。注意力は正常で記憶も完璧である。失見当も幻覚もなく、書字は正確である。患者は、妻が退院を許可するなら、突然に生じたクリーゼの原因をあれこれ探すつもりはないと述べた。肺結核病変、腸炎、乾癬を認める。

　患者は、一過性の幻覚発作が起こる前に抑うつを経過したことに驚き、妻に麻薬を飲まされたせいだと推測した。彼は、以下のような解釈をほどこしたのだが確信は揺ぎない。ある日、フリーメーソンだと思わしき婦人が、発芽したナツメヤシ la datte の種を見せながら「これを見るとナツメヤシの木を思い出すわね」と言ったという。妻がフリーメーソンに加盟した日付 la date のことをほのめかしているに違いない。6 月 3 日、彼は兄宛ての手紙に「このたびの不調は急に現れ、すぐに消えてしまったので、やっぱりそうなのかと思います」と記した。妻は自分を気違いに仕立て上げようとしているのだ。以前にも当てこすりがあった。彼の前である婦人が「わたくし、白内障の手術を受ける予定ですの」と言ったことがある。あれは、自分が人を見る目のない夫であると言いたかったのだ。1903 年のある日、彼が台所に入ると妻はひどく驚いた様子を見せた。何か毒入りの料理を作っていたのだろうか？　別の日、兄のベッドに 2 つの「窪み」があるのに気がついた。妻はそこで一夜を過ごしたのだ。「ゆっくりお散歩していらっしゃい」と言ったのは、彼を遠ざけるためだった。ある医師が「転地された方がよいでしょう」と進言した。もの分かりのよい夫をほのめかしている。自分はそう思わ

れているのだ。妻が「水辺に行らしたら」と言った。淫らな生活を送るのを放任してくれという意味なのだ。生理日のほかに出血があることも疑わしい。妻の生殖器は変質したのだ。もしかして同性愛関係にあるのだろうか？　2年前、ある医者が妻と共謀して、二人同時に話しかけて彼を混乱させ不安に陥れたと言う。ある同僚は彼に「ここで反撃しなければ」と進言（逆境にあってもくじけてはならないという意味だ）した。ところがこの同僚こそが学校で「あいつをいびれ」と先頭に立って檄を飛ばしている張本人なのだ。こうして彼は学校を辞め、夫人とも別れざるを得なくなる（そうなれば夫人は代議士と晴れておおっぴらに付き合えるようになるのだ）。檄は彼の住宅の管理人にも飛ばされたらしい。手紙や新聞が見当たらないのはこのためだ。

　妄想発作が起こる前日、妻は攻撃から身を護るかのように、机と椅子を特別な形に配列した。ということは、彼女は自分の不調を予見していたのだ。夫人は間違いなくフリーメーソンに加盟している。自転車が通ると彼女は指を上げる、非常に特殊なやりかたでスカートの裾を持ち上げる、指で円を描く、などが証拠である。同じく彼は、妻がル・マタン紙を受け取るときの奇妙な仕草に気づいた。彼女は飛び付くように新聞をひっつかんで一面を読むのだった。おそらく、必要ならすぐ破き捨てることができるようになのだろう。ある日、妻は彼に「蝶よ」と言った。翌日、子どもたちの恋歌が聞こえてきたが、それは「かぐわしい蝶」だった。これはあやしい！　学校の門番が「以前はどうとも思わなかったのに」と言ったが、患者が「うんざりしている」ことを当てこすっていたのだ。

　6月21日、患者はもはや妄想を打ち明けなくなった。口に出すのは慎重を欠くと判断し、隠蔽しようとする。おそらく、内面で誤った考えとの闘いを試みているのだろう。彼は「外見から推測したのは間違いでした。それは妻が、私を子どもみたいだと断言したからです。彼女が嘘をつくとは思えません」と述べた。しかしいったん妻のことになると、彼は饒舌になり、昔のいくつか些細なこと、不倫の証拠をあげつらう。6月26日、彼は妻に、自分が何かの犯罪で起訴されているのではないか、ル・マタン紙の連載小説で扱われているのではないか、と訊ねた。また彼は妻に、毒を飲ませたことはないと誓わせた。同じ新聞に情夫をもつ既婚婦人の記事が出ているのは妻のことだ。看護人たちが、彼をもの分かりのよい夫だと仲間うちで話している。いく人かは彼に嫌がらせをする。そんなことをして何の利益になるのだ？

不思議だ。7月1日、妻の差し入れのチーズを食べて体調がおかしくなったのに気づく。「妻は何をまぜたのだ？」入院患者の一人が彼に向かって2本の指を角のように頭に立ててみせる。監視人や患者たちと一緒にカード遊びをしていると挑発される。

7月29日、夫人の希望により、患者は癲狂院を退院した。少なくとも外見上は改善が認められた。

患者は次のように書いている。「ヴィル・エヴラール病院を退院した後、妻との平安は長くは続きませんでした。私たちは私の故郷に赴くことになったのですが、出発前に妻の脅しが現実のものとなり、周囲から挑発されるようになったのです。私が通ると、ある男（いつでも名前を挙げることができます）が『あいつを狂わせてやろう！』と言うと、別の男がこれに答えて『俺たちはまだ始めてないけどね』と言いました」。また誰かが『ドレフュス』と言っているのが聞こえた。驚いたことに、1895年（**訳注15**）に人と議論していたとき、誰かが私をドレフュスと呼んだことがあったのです。宗教について話していると、『あいつまだ説教していやがる！』と言う人がいました。これは、私を病院に連れて行った警官たちに聞かせてやった福音書の言葉を暗示しているのです。ある日などは、見知らぬ男が目と鼻の先のところに傲慢な態度で立ちはだかり、何も言わぬまま私を数分間も睨みつけました。また別の折には、私の真正面に立った男が私を見つめながらこう言い放ちました。『こいつは前いたところにおとなしくしていればよかったのさ！』妻には複数の情夫がいるとほのめかす人もおります。『そのうちあんたは二股かけるよ』と言うのです。ある日、M氏の息子がこう言いました。『そりゃ壊れものだ、触っちゃいかん！』（フリーメーソンには触れるな、ということです）。また別の折に彼は『今日これから全員でぶっ飛ぶんだ』『なんと、あんたは自分のしたことをお忘れか？』と言いました。幼なじみが『君は司祭になった方がいいよ！』と言います。私が神学校に通っていたのは事実です。でもなぜこんな当てこすりをするのか？　同様にこうも言われました。『ねえHさん、X（私が生まれた町です）に泥棒などいませんよね？』また別の日、物売りがたいした理由もなく『もし兄さんがあんたを泥棒呼ばわりしたら？』と言うのです。ある日、一人の婦人が急に笑い出し、ちょうど駆け足

訳注15　ドレフュス事件は1894年に起こった。

で側を通り過ぎようとした小さな女の子に『頭がないなら、足がなければだめよ』と言いました」。また別の人たち（患者は実名を記している）が次のような奇妙な言葉を彼に投げかける。『今日こそあいつを捕まえる』『あいつをだましてやろう』『この２つは同じ種類だ』（キノコを指差して）。これらはいったい何を意味していたのだろう？　物売り女が『いくら天井を眺めたってクモなんかいないよ』と言う。見え透いた当てこすりだ。彼の説明はこうだ。「この物売り女には長兄（奇妙な死に方をした）の朋友だった叔父がいて、この叔父が私に身の上話をするようにそそのかしました。すると彼は『いい加減にしろ！　それはあんたの考えすぎというものだよ！　奥さんと仲良くした方がいいぞ！』と叫んだのです。無礼な言葉に驚いた私は『なんてことだ！　あんたも警察の仲間か、それともフリーメーソンなのか』と言いました。この男なら、私を天井のクモ呼ばわりするでしょう。数日後、私が同じ人物の側を通りかかると、まるで幼い子どもに話しかけるように、からかう調子で『おやお前さん、さっぱりした髪をしているね！』と言ったのです。別の折には、一人の婦人が私の方を見ながら『あいつを騙さないとね』と言いました」。

「とうとう最後には、あざけりの言葉は度を超えて意地悪なものになりました。『今日あいつを捕まえるのか？』とか『俺たちは憲兵を探しにゆくぞ！』とか言われるのです。当てこすりはいつも、妻が浮気していることを私に信じさせようとするものでした。妻こそが張本人で、愛人らを焚きつけ、あらゆる侮辱を私が受けるように仕組んでいるのだと言う者さえいました。いまなぜ人は手口を変え、私が通るのに合わせて勢いよく額や頭をこすったり、いくども騒々しく鼻をかんだり、さらには不快極まりない仕草で痰を吐いたりするのでしょう？　おそらくこれは、私の頭には角が生えている（訳注16）こと、しかも私が妻の不品行のおかげで暮らしているろくでなしであることを分からせるためです。そのうえ私はふたたび、腑抜けのようになり、多少とも苛立つようになったのです。この腑抜けや興奮がおさまるのは、妻と離れているときだけです。なぜ兄は私の計画のすべてに真っ向から反対しようとするのでしょうか？　この出来事やほかのすべてに、兄はどんな役割を演じているのでしょう？　人はあらゆる手を使ってひっきりなしに私を怒

訳注16　妻を寝取られた。

らせようとします。妻が私を侮辱するのは、おそらく私を追い詰めるためです。ある日、私の足下にキノコが投げつけられました。これも単なる偶然なのでしょうか！」

医師の記録によれば、11月および12月、患者が周囲の人たちにとって危険な存在になっていたらしいことが見てとれる。「Hは、いく度も自分に毒（水銀もしくはアンチモン）を盛ったとして妻を断固糾弾する。こんなことをするのはフリーメーソンからの命令に従うためであり、さらに彼の死後、すでに彼女がその愛人であるらしい代議士夫人の座を射止めるためとのことである。このためH夫人の生活は絶えざる恐怖に包まれていた。同じく彼には、フリーメーソン会員もしくは妻の愛人とされた人物へ向けて復讐欲を伴う強い憎しみの感情が認められた」。

1904年12月、患者は妻が彼をふたたび入院させたがっていると信じこみ、共和国検事、市長、憲兵隊長宛てに訴状を送りつけた。夫婦喧嘩が絶えることなく繰り返される。彼は「それは、冷酷にも私を逆上させようとして妻が仕掛けてくるからなのです。いろんな面倒、当てつけ、偶然（それが本当に偶然だとして）がどんどん頻繁になっています。私が通ると、人が性器をこする真似をし『間抜けな気違いめ！』と歌うのです」と言う。患者は市長に面会して、これらの新たな「扇動」をやめさせることを要求したが、市庁舎の待合室で愚弄される。「しばらくしてから、やっと私のドアの前にろうそく立てを取りつけてもらえました。一人の友人が私に『あなたは何も知らないな』と言いました。ということは、彼の方は何かを知っているということだ！」

1905年5月、ふたたび患者は共和国検事に対し、妻および不詳の被疑者に対する訴状を提出した。報道機関および世論の関心を喚起しようと、彼はこの写しをル・マタン紙へ送付する。夫に殴られ、もはや同居に耐えられなくなった夫人は子どもを連れて家を出るが、1か月後には戻ってきた。このとき患者は次の誓約書に署名することを妻に求めた。「私儀、決して夫に精神科の診断を受けさせません。またいかなる方法にても夫を入院させるようなことは致しません…上記、名誉にかけて誓約致します」。10月16日、彼は主治医を脅迫じみた要求で悩ませる。主治医は患者を落ち着かせるために、彼にはいかなる精神障害も認められないことを証明する書面に署名せざるを得なかった。この時期、ごく一過性の誇大妄想発作が起きた。つかのまでは

あったが、患者は自分を神とみなしたのである。

　11月および12月、ひっきりなしに続く解釈、妻への暴力、検事への訴え、毒を盛られる不安。彼はミルクしか飲まなくなった。自分で買ってきたミルクを自分で温め、鍵のかかる場所に保管する。彼は、検察局に告訴状を送ったのに何の音沙汰もないのは、妻がフリーメーソンに属しているからであり、また彼女が秘密警察の保護を受けているからだと信じこむ。

　1906年1月末、新たな急性エピソード。患者はパリに赴き、例の代議士から、自分の妻と一度も関係をもったことがないとの言質を求めた。その晩、彼は奇妙な観念に襲われ、自分が警察署長であり、おそらく神であると思いこみ、さまざまな突飛な行動に及んだ。このため2月3日、彼は警察特別医務院に収容された。以下は、診察したクレランボー医師が作成した鑑定書の内容である。「心的変質。被害妄想。活発な解釈、錯聴に加えておそらく幻聴。男たちにあとをつけられる、通りがかりに唾を吐きかけられる、等々。人から『あいつを気違いにしてやろう、まだ始まっていない』と言われる。『妻はビリヤードが上手だ（妻が隠れて浮気している意味）』という表現が頻発する。妻が毒を盛ろうとする。友人ばかりか見知らぬ人々まで絶えず当てこすりめいたことをする…人物誤認の傾向が著しい」。

　2月11日、患者はヴィル・エヴラール施療院に移され、さらに3週間後、当癲狂院に転院した。意識清明で幻覚は見られない。彼は、妻がフリーメーソンに属しているのか、イエズス会なのか、それとも警察なのか見当がつかないと言う。彼女が属しているのはおそらくイエズス会である。それは彼女が、罪は自分が被るからと言って「偽の婚姻関係」を要求していることから明らかだ。ところが、イエズス会士たちの箴言 perinde ac cadaver 屍のごとく（訳注17）が意味しているのは、上に立つ者こそがすべての者の責任を負う、ということなのだ。また彼は、フリーメーソン会員たちが自分の無関心を快く思っていないのではないかと自問する。以前一人のフリーメーソン会員が彼について「あいつはなんて神経質なんだ」と話すのを聞いたからだ。「私にはフリーメーソンの素質がある」という意味なのだと言う。当てこすり、意味ありげな出来事に拘泥する。「もう3年前になりますが、ある人が

訳注17　イエズス会では上位聖職者に「屍のごとく」従順にしたがうことが主のみ心にかなうと定められている。

子どものために独楽と木馬を買ってくれたことがありました。私を独楽のように回してやろうという魂胆なのです…等々。現在、私は自分が爆弾を投げたり、殺人を犯したり、何かを偽造して訴えられていないか、脳味噌を引っかき回して確かめているところです。結局のところ私には何が何だかさっぱり分からないのです…1年前に死んだ兄は、殺されたのでしょうか？　兄の死は今でも謎のままです…ル・マタン紙の連載小説には、私の全生涯が語られ当てこすりだらけです…さまざまなことが聞えよがしに耳に入ってきます。誰かが『漕ぎ続けよ、さもなくば転覆だ』と歌っています。これは私がしっかり前に向かって歩かなければだめになってしまう、ということを分からせようとしているのです」。

　患者はふたたび仕草と自身の身体不調を解釈し始めた。入院患者たちは自分を観察するために変装している警官で、巧妙に喜劇を演じていることになるのだ。ある者はわざと身分証明書を落とし、ある者は庭の土を掘り返して（bêcher）いるが、これは自分を「けなす（bêcher）」任務を帯びた「警察の回し者」にほかならない。自白させるために薬を飲まされる。

　患者は過去の出来事を回顧して解釈する。24年前、自分で望みもしないのに人から渡された切手をしまっておいただけで一生とやかく言われなければならないのだろうか、百貨店で起きたあの窃盗事件の裏に何が隠されていたのだろうか、と自問する。26年前には、ある工場で彼が占めていた地位を人に奪われたことがあり、彼の後任も同様に解雇されたのだ。その後少したって、誰かが首尾よく彼にちょっとした盗み（咳止め用のナツメのペースト）を働かせた。それから次々に偽コイン、融通手形、部外者に靴を盗まれるなど「不可解な」出来事が起こる。これらを材料にして推測が限りなく膨らむのであった。

　7月になっても相変わらず患者の妄想は続いたが、それでも明晰で幻覚は見られない。「この6年間というもの、私はいびられ通しで頭がおかしくなりそうだ」と言う。牛乳瓶に貼られたラベルに『ラ・ジェネラル La Générale』と製造者名が記されていた。患者はこれを見て、妻がイエズス会の総長 le général と関係をもっているのではないかと思い込む。1903年、検査していた医師が故意にゾンデで傷つけた。フリーメーソン会員に違いない。同僚の一人が唇にキスした。またもやフリーメーソンだ。いくつかの当てこすり（看護師の一人が冷却爆弾なるものに言及した）から推測すると、この男

は爆弾犯人、新たなルシュルク（訳注18）ではないだろうか？　ここでは人が自分を麻痺させようとしている。会話がおぼつかないことがある。昼食後、眠りにおそわれるのも不可解だ。愚鈍にするために怪しげな薬を入れているに違いない。なぜ自分は公園で作業中の芝刈り機のあとをついてゆこうと思ったのだろうか？　初回入院時に看護師たちが通りかかったとき、なぜ自分は彼らのあとを追うように身を乗りだしたのだろう？　ある日一人の婦人が自分の目の前で金属製の扇を開いた。磁力線の影響を受けなかっただろうか？　学校の同僚たちはなぜ杖で地面を叩いたのだろう？　なぜFは杖を肩に担いでいたのだろう？　「今度はうまくやろうぜ」ということだ。兄、妻、自分まで、なぜそろって空を見上げていたのだろう？　おそらく「お前はよく分かっていない」ことを示したいのだ。ある日レストランで兄から「こんがり焼けた魚を食べるかい？」と聞かれたが、自分を女衒だと言っているのだ。兄が続けて「鶏の胸肉 blanc をもう少し食べなさい…鱈 morue（訳注19）は好きかい？」と言った。兄が鶏の皮 peau でほのめかしたのは「あばずれ女 peau、すなわち彼の妻」のこと、グリュイエールチーズ gruyère を勧めるのは「昨日の娼婦 grue d'hier」のこと、米 riz は「お前は人から笑いもの rit にされる」ということだ。妻が子羊の骨付き背肉を買う。これも自分をおとなしい男だと言う当てこすりだ。学校で子どもが「仮病人（見え透いた当てこすり）」の寓話を教えられた。誰かが「これからナメクジ（なまけもの）退治をするぞ」と叫ぶ。

　患者はこのように絶えず疑問を抱えるのだが、彼が言うには「想像し得るすべての可能性を列挙してみても」どうしても答えが見つからない。こうした疑問妄想、憶測妄想にもかかわらず、彼は平静を失わず、おとなしく、礼儀正しく、そして機嫌も正常に保たれていた。書字は非常に正確で、記憶も優れている。彼は自分が入院させられていることに抗議し、説明を求め、関連当局に多数の請願書を送りつけた。

　8月、患者の抗議は続き「意志堅固でなかったら、気違いになってしまうでしょう」と言う。いく人かの入院患者が、わざと、あるいは誰かに焚きつけられて無作法な発言をする。例の百貨店での窃盗事件は、あの代議士（い

訳注18　郵便馬車強盗の罪で1796年ギロチンにかけられた犯人。今日では冤罪事件として知られる。

訳注19　morue には娼婦の意味もある。

II. 陰性症状 | 67

まも妻の情夫だと信じている）が彼を陥れるために仕組んだでっち上げではないかと疑っている。彼の入院もこうして画策されたのである。

11月、「当てこすりは昼となく夜となく頻度を増した」。彼はル・マタン紙に次のような投稿をした。「その筋からの命令により狂人とされた私は、いまいみじくも『現代版バスティーユ』と呼ばれている施設のひとつに入院させられております」。ことの次第を詳細に説明したあと、「もし私に不幸が起こるようなこと（この種の施設では何が起こっても不思議ではありません）があれば、貴新聞社が先頭に立ち、忌まわしい1838年法（訳注20）、多くの犯罪の温床となっているあの法律に断固反対のキャンペーンを繰り広げていただきたいのです」と要求した。

12月、患者は大臣から派遣された監査官の訪問を受けたが、苛立っている様子が見て取れた。「これは意識的な符合なのです。私の請願を受けて訪問者がやってくる度に必ず落ち着かなくなるのです」。病棟に入院患者が一人送りこまれ、患者たちを扇動する。別の偽患者は彼に向かって「あなたはものが見えすぎるよ」と言う。彼にはごわごわしたシーツがあてがわれる。介護人がビリヤードのキューの先角 corne（訳注21）を話題にする。彼への当てこすりだ。「ニューカレドニア旅行」のこともそうだ。私たちが同席しているときでさえ、患者は介護人の動作の端々、言葉じりを捉えて攻撃的な調子で解釈する。ある看護師が手を首に当てたが、ギロチン（訳注22)にかけられるという意味だろうか？　いったい自分は何のせいで訴えられているのだろう？　こんな茶番はいい加減にやめてほしい！　彼は「人権連盟」に訴えることを決意した。すると体調不良に気づいて心配になる。「これは虫の知らせだろうか、それとも磁力線、薬のせいだろうか？　台所でいったい何をしているのだろう？」

1907年はじめの3か月間は、現在および過去の出来事を対象とした解釈が頻繁に繰り返された。結婚する前、妻はロシアに滞在したことがあり、そこでスパイ行為をはたらきフリーメーソンの使命を遂行したに違いない。1898年、婚約者と散歩していた彼は二人の男と出会った。一人が彼に「彼女はあなたのものにはなりませんよ」とささやいた。彼は1881年に切手を

訳注20　1838年にエスキロールらがかかわり精神病患者の処遇全般を定めた法。
訳注21　寝取られた夫。
訳注22　フランスでは死刑制度が廃止された1981年までギロチンが使用されていた。

くすねた事件を思い出し、あの時は磁気催眠にかけられていたのだと推測する。2度目の入院前の数日間も同じ状態だった。1月16日、専門医たちの診察を受けた時には活発な被害妄想（病院の医師が毒を盛る、等々）を示した。彼は、専門医が果たして本物の医師なのかを疑っている。医師の一人が少しのあいだ席をはずしたが、自分の病室を家宅捜査するためではないだろうか？　検察官の挙動も不審極まりない。なぜ彼は「偶然のように」現れたのだろう？　誰かが患者たちを煽っている。一人が退院を許されたが、与えられた使命をまっとうしたからに違いない。「サン・タンヌ病院では私を誰かと、つまり私の代わりに質問された狂人とすり替えたのではないか？　入院患者に対する離婚請求が受理されるようなことが、どうしてここで起こり得るのだろう？（それは実際に起こったのである）。すり替えられたのだ。私を離婚させるために、X氏が私の身代わりにされたのではないだろうか？」多くのことが、例えば次の例のように、暗示によって説明される。「ある日私は、あの裏切り者のビロン元帥のことを考えていました。するとちょうどそのとき兄が現れたのです。奇妙な偶然でした。ビロン家の城館は私の故郷にあります。そしてこの城館を眺める度に、私は兄のことを考えるようになりました！　今は兄が私を裏切ったことを確信しています」。

　1月末、彼は医師を激しく糾弾した。医師こそが彼のキャリアを踏みにじり、人生を奈落の底に突き落とし、暗示にかけ気を狂わせようとしている、と言う。誰もがユダヤ人らしく見える。検察官もそうだし内勤研修医もそうだ。「偽患者たち」が彼をからかう。ある看護師にはカフェを経営している兄弟がいるのだが、例の代議士はそこの常連だ。どうして彼は私に文法を教えてくれと頼んできたのだろう？「おそらく私の様子を探りたかったのだ」。1年前、教師ともあろう彼が一度スペルを間違えたことがあった。やっぱり暗示にかけられていたのだ。あらゆるささいなものごとから解釈がもたらされる。彼はル・マタン紙に掲載された二人の著名人の写真を代議士と教師だと思いこみ「なぜ二人とも偽名で紹介されているのだろう？　これは代議士の権力と下劣さを証明するものにほかならない」と叫んだ。ある新聞に、彼を診察した専門医の顔写真が出ている。「なんでまたR医師の写真がここに？…数日前にここで会ったばかりではないか」。誰かに催眠術をかけられている。意思に反して電球を見てしまうのは、そのせいに違いない。

　5月、比較的落ち着いた1か月が経過したあと、ふたたび彼は被害的にな

り、自分が患者たちの噂になっている、なぜ「妻と代議士をやっつけてしまわなかったのか」と悔やんだ。6〜8月になっても病状に変化は見られない。相変わらず、彼は人が自分の噂をすると信じている。9月、検察官と医師に対する脅迫。入院患者たちと連日の口論。彼らは自分に悪さを働いており、つきまとって離れないのは医師に命令されたからだ。そのうちの一人はイエズス会士、もう一人は偽患者だ。彼らは看護師とグルになって自分の気を狂わせようと、こちらを向いてしかめ面をしてみせる。かつてある医師が、一人の少女を診察した手で彼の舌に触れたことがあった。このあと医師は彼に葉巻を勧めたのだが、医師はその葉巻の端を指で長いあいだ揉んでいた。梅毒や進行麻痺をうつされなかっただろうか。

10月、医師が患者には「声」が聞こえることを信じこませようとしている。廊下で誰かが叫ぶ。X氏だ！…ル・マタン紙も同じ手口を使った。女中が「ル・マタン！」と叫びながら突然廊下から飛び出してきた。あのいわゆる窃盗事件についてまた当てこすりをされるようになった。その秘密とは何なのだ？　説明してほしいものだ！　そぶりを見れば彼が犯人であることが分かる、と言われる。強盗や贋金のことを話しているのだ。友人の一人が彼に向かって「僕はここに空き巣に入るよ」と言ったではないか。「贋物をつくりましょう、あなたのためにね」と言ったのは門番だ。監視人が掛け時計に手を触れる。「私の知っている男が掛け時計を狙った盗難事件の暗示だろうか？　私は一切関係していないというのに」。切手盗難の件がまたもや気掛かりの種になる。「私には何が何だかさっぱり分からない。でもあの事件はまったく別のことを隠しているのだ。あれは妻の手引きで仕組まれた陰謀だ。おそらく妻は警察と通じている…兄がたくらんだ警察の陰謀だったのだろうか？　兄は確か警察で働いていたのではなかったか…」。

1908年、年間を通し彼は誤った解釈に基づいた同じ内容の妄想を示した。10月、彼は地方の施療院に転院したが、転院前にふたたび同じ解釈をする。「あんたらの決まり文句とか、魚の話とかはもうすっかり聞きあきた。私を馬鹿にしてどこが面白いのか？」彼はアトロピンに関する記事を目にして、初回入院時の不調はこの毒薬のせいだと確信した。

発病から約9年が経過し、その間に患者は2回入院した。入院期間は、初回は2か月、2回目は3年弱である。入念に診察しても、知的衰退も幻覚も観察されなかった。

第2章

妄想の特性・類型・反応

妄想と反応の特性に関する疾患分類学上の意味、その要因。通常は2つないしそれ以上の主導観念が結合し以下の類型をとる。

I. 被害妄想   V. 神秘妄想
II. 誇大妄想   VI. 心気妄想
III. 嫉妬妄想   VII. 自責妄想
IV. 恋愛妄想

今日の精神医学は、妄想の特性ないしそれが引き起こす反応に、疾患分類学上の意味を何も認めていない。

妄想観念は同じ精神病に生じても、患者それぞれの個人的性向や心理形成に応じて特性が異なる。すなわち、性格、知的水準、傾向、習慣、教育、人生で体験した困苦といったものが患者の素因に働きかけて、誇大妄想あるいは被害妄想へ、さらにはほかの方向（神秘妄想、恋愛妄想など）への道をひらくのである。同様に妄想は、訓育、知的土壌、信仰、日々の仕事、とりわけ社会環境などの付随的要素と緊密に結びついてある特定の主題を形成する。何にも増して解釈妄想病は、経済活動、政争、科学・産業発展が提供するさまざまな情報をもとに、実際の出来事から大半のフィクションを紡ぎ出すのである。解釈妄想病はそれなりに時代を反映する。中世の被害妄想患者は悪魔や魔法使いに苦しめられたが、いまではイエズス会士、フリーメーソン結社員、警察官などがそれにとって代わる。ある種の軽愚者では、精神構造が数世紀前と変わっていないので、まったく異なる2種類の妄想主題を同時に有するが、こうしたいわば混合妄想はオカルト科学に取り憑かれた知的階層の人にも認めることがある。

患者の反応とは、ヴァロンによると「妄想が作用して生来の気質が顕現化したもの」である。ここでは生理学的な個性はもとより、性格のモダリティ

が支配的な影響を及ぼす。「本人がもともと精力的であるか虚弱であるか、感情的であるかないか、エゴイストかそうでないかによって、同じような原因が作用してもそれに対する行動がまったく異なる」のである。感情に乏しい人と衝動的な人とが、ある出来事を同じように解釈することはあり得るが、一方は逃げ出し、他方は反撃するという正反対の行動をとる。身を守るのか、それとも打って出るのかの局面も同様で、ある者は即座に実行に移すのに、他の者はいつまでもぐずぐずしている。被害妄想にも諦念型の患者と攻撃型の患者がいるのである。行動形式は、優越感と劣等感のどちらが優勢であるかによっても違ってくる。さらに患者の性格は、妄想の色調、執拗さ、激しさを決定するのに対し、妄想の形態から反応の特性を推測できることも指摘しておこう。したがって私たちは以下に、妄想主題と反応を並列に記述してゆきたい。

　患者それぞれに固有の特徴は、当然ながらどのカテゴリーの観念が前景を占めるかによって決まる。解釈妄想病の患者は、被害妄想、誇大妄想、嫉妬妄想、恋愛妄想、神秘妄想、心気妄想、自責妄想の７類型に区分できる。しかし、これらを個別に検討する前に、純粋な単一型には例外的にしか遭遇しないことを述べておこう。通常は２つの主導観念が、互いに相反するか、それとも似通っているという理由で結びつく。その力関係は千差万別であるが、もっとも頻繁に見られるのは誇大妄想と被害妄想の組み合わせである。２つの妄想主題の１つは、まだ芽を出したばかりの段階のこともある。ある被害妄想患者は虚栄心を内奥に秘めているために、身に降りかかる不幸は人が自分の優位をうらやんでいるせいだとする。これとは逆に、ある誇大妄想患者が自分は誰かに憎まれていると訴えることもある。多くの場合、結合された２つの主題は強度が拮抗するので、恐れと高慢の両方を満足させる方向に解釈が施されることになる。嫉妬妄想が単独で生じることはなく、一般的には被害妄想の衣裳をまとった形でしか現れない。恋愛妄想は、嫉妬妄想とも被害妄想とも結びつく。神秘妄想は誇大妄想の特殊型であり、しばしば被害的になる。心気妄想は、ふつうエピソード性に現れ、被害妄想の原因ないし結果になる。自責妄想は、通常は特殊な性格を帯びた被害妄想にすぎない。そして、これらの主題のいくつかが組み合わされることもある。

　次の症例は、妄想主題が被害、誇大、恋愛、神秘の多形性を示したもので、解釈妄想病にはときどき遭遇する。この女性患者は、約30年間ごく些細な

身体の不調ならびに周囲の人たちのそぶりを解釈する妄想状態にあり、疲れ知らずの書癖を併せもっている。

症例6 N夫人。1895年に55歳でヴィル・エヴラール施療院に入院。以前から風変わりな性格の持ち主であり、そのエキセントリックなところが早くから注目の的になっていた。彼女によれば、大きな危険に見舞われた幼少時に神さまが護ってくれた。彼女は「この恐ろしい試練は私に、その後挑まねばならなかった絶えざる闘いの準備を与えてくれたのです」と言う。13歳にして彼女は「肉体的、知的、精神的な試練」を受けた。その後、彼女が鼠径腺炎を患ったのを幸いとばかりに「拷問」が待ち受けていた。まだうら若い娘の身でありながら、自らの死と恥辱を意識せざるを得ないほど家族から追い詰められる。ヘルペスにかかると自然の摂理に反していると非難され、「処女性を汚そうとする無数の心ない仕打ち」の犠牲者にされたと言う。叔父から大袈裟な抱擁を受けると、寝ているあいだに悪さを働く気なのだと思いこみ寝室の扉を固く閉ざす。彼女は自分があらゆる男たちの注目の的になっていると信じた。

N夫人は1862年22歳で結婚した。1871年、ビスマルクに熱烈な手紙を書き平和を説き勧めた。数年後、自分が本当はビスマルクとスペイン王女との間の娘で里子に出された、と主張しはじめた。被害的でもあり、「両親が自分の誠実な視線と目を合わせるのを避けている」ように思えた。「握りこぶしをふるわせている手から、どうしても目を離せなかったのです。あの手はいったい何を意味していたのでしょう？　あの得体の知れない威嚇は誰に向けられていたのでしょう？」

1879年、夫が死亡。以来、彼女は明らかな妄想状態になった。エロティックな観念に取り憑かれ、恋愛型加害者の様相を帯びて解釈をやめない。隣の男たちが自分を誘惑する、庭師に強姦されそうだと想像する。彼女が主治医に書いた手紙によると、庭師から愛されていることは承知している、すぐに結婚式の日取りを決めてほしい、というものだった。その後しばらくすると、矛先は2年間つきまとってきたL医師に向けられ手紙を書きまくるが、それはL先生から暗示をかけられ書かされているからだと主張した。ある日、彼女は医師の部屋に忍びこみ、子供二人の写真を奪った。彼女は、L夫人が自分の座るべき地位を横取りしているのだと確信する。人物がすり替え

られ、戸籍簿が改竄されたのだ。L夫人が亡くなると、自分を妻に迎えプレゼントの寸法が分かるように、コルセット1着と指輪1個をL医師に送りつける。1882年、とうとう彼女は手紙の最後にL夫人と署名するようになった。妄想の根拠になるのは、教会で目にするシンボル（ユリの花、救済の大錨、等々）、視線、微笑み、涙である。彼女は、自分に好都合な「神々しく、崇高で、圧倒的なしるし」をいたるところに見出す。1883年、例の結婚をあきらめざるを得なくなり、別の医師が将来の伴侶なのだと考える。「鎖」「金のリング」の広告用パンフレットが解釈を誘発し、さらにC教授と結婚する運命にあると信じこんだ。司祭や医師をつけ回すので、何度も告解室から追い出されている。

　恋愛妄想、誇大妄想と同じころ（1879年）から被害妄想が出現した。N夫人は「毎日のように気になることがある、ものがなくなり、どこかおかしなことが起こり、意地悪で根も葉もない当てこすりを聞かされる」と言う。また、侮辱される、苦しめられる、拷問される、と訴える。彼女は、通りで誰かに跡をつけられると感じて、あらゆる仕草を解釈する。「そこかしこに冷酷、敵意があり、矢のような非難が次々と執拗に放たれるのです。耳を疑うような秘密が暴かれ、あれかこれかの選択を迫られる連続なのです…恐ろしい暗示に身を焼かれる思いです」と述べ、また「兄はあらゆることを想像して、私の人生の過去も現在も歪めようとするのです。何かにつけ兄は前後の見境なく、執念深い敵のように私を殴りました。兄は私に対する非難を念入りに嘘で固めます。私と子どもたちの心と体に加えられた残酷な仕打ちは、とうてい信じられないほどです」と記している。彼女は「寝ているあいだに、夜陰に乗じて押し入った卑怯者に殴り殺されるのではないか」と怯えている。

　被害妄想は、娘との諍いをきっかけに悪化した。修道院に入りたいという娘の意志を知って悲嘆にくれたN夫人は、ある晩「私はお前が憎い。お前と娘の仲を裂いてやる」と言う声を聴いた。彼女はジュール・グレヴィ（訳注1）に手紙を書き「母親の権威を不法に失墜させる略奪」に抗議した。母娘の激しい言い争いが絶え間なく続いたあと、娘の修道院入りが現実のものとなる。すると患者は、自分を苛んでいる絶えざるほのめかし、中傷の当てこすり、毒を盛る画策、肉体的な拷問という受難の思ってもみなかった原因

訳注1　フランス第3共和政の第4代大統領。

が、実は娘だったのだと思い至った。これらの被害妄想の引き金となったのは、妄想解釈にあることは言うまでもない。前述した幻聴を除くと、N夫人には一度も感覚障害が認められなかった。

　妄想追想のために思考の経緯をたどることはほとんど不可能なのだが、彼女は小耳にはさんだ些細な単語をも解釈する。結婚前に処女を失ったと責められる。会話のなかで誰かが「お気に入り favori」という形容詞を口にすると、じゃれついてきた犬に結び合わせて獣姦を責められているのだと受け取った。犬の名が「ファヴォリ favori」だからである。人はこの件に尾ひれをつけて、彼女が馬と交わったことさえあると言いふらす。「完全に parfaitement」という単語も不都合な意味合いを帯び、彼女は「ほのめかしの迷路」のなかで悪戦苦闘する。人のあらゆる仕草が気になり、額に手をかざす、指を眉毛に当てるなど、それぞれが敵意を露わにする所作なのだ。腕時計が狂っていると、「邪悪な手が時計を1時間遅らせた」せいにする。彼女によると、1883年から1888年にかけては「名誉、慎み、真実が傷つけられ続けた何とも表現し難い歳月であり、胸がむかつくほどの横暴と残忍な犯罪に満ちた」5年間であった。この年月は「計算ずくで攻撃されて身に危険が迫り、秘密が暴露された1世紀にも等しい悪夢の年月だった」が、患者は「どんなほのめかし、皮肉、もってまわった曖昧な言い回し、ひどい当てこすり」があろうとも、何とかして獣姦のそしりをはねのけ、結婚したときに処女であったことを証明したいのだと言う。

　1885年、クロヴィス・ユーグ事件（訳注2）をきっかけに発作性の妄想クリーゼが生じた。彼女はいく度も転居したが、どこに引っ越しても誰かが自宅に侵入し、自分をめった打ちにして強姦すると訴える。実際に朝目を覚ますと、全身がぐったりし腰がふらふらする。控えの間の扉が開いている。夜になると「怪しげな苦痛に襲われて」目を覚ます。知らせを受けた警視は、彼女がそれと睨んだ青年の家宅捜査までした。彼女は聖職者に庇護を求め、政界の重鎮にも頼った。彼女は、夫は死んでいない、ブルボン宮（訳注3）で見かけたと主張する。誰かが娘を里子に出したのだ…自分の名声を汚そうとしている。相続財産目当てに消そうとしている。ゆすりを働こうとしている「共犯者」は二人いる。

───────────────

訳注2　政敵の誹謗から夫を護ろうとした夫人が1884年に起こした射殺未遂事件。
訳注3　国民議会の議事堂。

1888年、同じ被害妄想から彼女は「私のこれまでの人生は歪められ曲解されています。今の生活は絶え間ない拷問です。10年前から壁ができて次第に高さを増し、まるで満ちたりた人生を送ることを邪魔しようとしているようなのです」と述べた。若いころの品行に、次のようなひどい当てこすりをされたという。「成績優秀のご褒美として娘が学校でもらった本に、とある奉公人の挿絵が載っていました。あの人は若い私の品行が悪いと、それとなく言いふらしたのです。それを挿絵にするなんて、面と向かって言えばいいのに!」彼女は、パリの大司教リシャール枢機卿に名誉回復を願い出て、1888年12月にはローマ教皇に書簡を送り「兄、義妹とその共謀者たちからの陰謀、卑劣な行為、たわごと、卑屈、脅迫にさらされており、両親が信じられないような恐ろしい目つき、仕草、言葉で自分を追い詰める」と抗議した。誰かが彼女から、妻として未亡人として母親としての尊厳を奪おうとする。

1889年、彼女はある男をならず者として関連当局に告発した。彼女は兄によってその男に売り渡され、男は寝室に侵入して恐るべき悪事や猥褻行為を働くのだという。朝目覚めると、耳鳴りがして考えがまとまらない。誰かが手紙を盗み読みしている。どこでもいつでも「もってまわった曖昧な言い回しと言い逃ればかり、一体なぜなの?」食事をすると必ず気分が悪くなる。毒を入れられたのだ。暗示によって左右されるのは知的な陰謀に違いない。人から人へ次々に売り渡される。絶えず罠が仕掛けられるので、彼女は「一挙手一投足、一言ひとことに」過剰なほど気を配り、手のふるえ、顔のほてりや紅潮、街の声、さまざまな不調を解釈する。「人は私の純潔を、身に覚えのない、とても耐えられないような曖昧な言い回し、意味深長な言葉を使って汚そうとします。思わせぶりな目つきや手ぶり、急に笑い出したり、笛を吹いたり、失礼な言葉を口にしたり、罪の含みをもたせたり、恨みが昂じてとんでもない脅しをかけてくるのです」。彼女のたび重なる告発が取り上げられることはなかった。「攻撃、おどし、陰謀」をやめさせるために教会、教皇、法律、科学に頼ったが、すべては徒労に終わり、とうとう彼女は修道院に逃げこんだのである。

特権念慮も、これに勝るとも劣らない特徴である。自分は神から特別な庇護を受けており、「深紅の法衣を纏ったローマ教皇」が見守ってくれているのだと言う。彼女は大統領府に手紙を書き、ジュール・グレヴィの遺産を要

求した。彼女は神と通じていることを信じているが、これは「声」が聞こえるのではなく、「インスピレーション」「直感」とのことである。身に危険が迫っていることを心のなかに警告された。こうした予感のいくつかは神のお告げなのだ。神に助けられて彼女は、1870年普仏戦争のとき足もとで炸裂する砲弾の嵐をぬって娘を抱きかかえて救い出すなど、並はずれた働きを成し遂げることができた。自らがもたらした3大発明によって、人類最大の恩人に祭り上げられた。ポプラから綿を採取する方法の発見は、思いもよらぬ富を生んだが、彼女はその利益を教会、フランス国家、自分に3等分する積りである。発明した救命ネット、ベルト、ロープを用いれば、あらゆる労働災害の防止が可能となり、鉱夫を坑内爆発から救うことも、船員を海難事故から護ることもできる。輝かしい成果はこれにとどまらない。彼女はジュール・グレヴィに手紙を書き、学校教育にキリスト教を復活させることを要請し、死の床にあったヴィクトル・ユゴーにも書簡を送り、キリスト者として死ぬことを強く勧めたほどである。

　1895年の入院後も、彼女の解釈は、それまでと同様に活発な推測と自問自答を伴って継続したが、妄想が最終的に体系化することはなかった。彼女には疲れを知らない書癖があり、自分が抱く不安感を「思いもよらぬ啓示、選択を突きつけられる」などと仰々しく表現する。彼女によると、看護師が廊下を行きかうこと、別の看護師が姉に路面電車の時刻を教えること、医師の回診は「それぞれが許しがたい意図的な行為、我慢できないもってまわった言い回し」なのだ。「私にバルザックの『貧しい親戚』（訳注4）を読むようにX夫人を通して本を送ってきたのは、何という悪人なのだろう？　私の近親者を侮辱するものだ…」（26頁参照）。

　しかしこれらは彼女にとって、まだ苦しみの序幕に過ぎなかった。はるかに恐ろしいのは「敵意をもった見知らぬ者たち」から仕掛けられる、まさに殉教なのである。彼女は次のように言う。「どうかあの凶暴な、ひと悶着起こす人たちに訊いてみてください。私を拷問にかけるためにどんな武器を使う魂胆なのかと」。彼女の手紙には延々と解釈についての詳細な記述がある。そこでは神経痛や消化不良が極度に誇張され、耐えがたい苦悩に置き換えられている。「私の頭は煮えたぎり、胸は燃え上がり、髪の毛は流れる汗でび

訳注4　1846-1847年新聞に連載された『従妹ベット』『従兄ポンス』は48年『貧しい親戚』の題名で単行本として出版された。

っしょりです。脳が窒息死しているのですね？」（32頁参照）。彼女は、知らぬ間にいったい何を食べたのだろうと自問する。「ワインは検査されたのか、水はきれいなのか、ミルクは無害なのか？」女性の妄想患者が話していることを聞いて、彼女は新たに「肉に毒が入っていたというのは本当かしら？」と怖れる。

　この間にときどき恋愛妄想の傾向が出現することがあった。ある医師の仕草や目つきを見て、自分に愛を告白しているのだと思いこみ手紙を書きまくる。やがて彼女は、自分はその医師と結婚していた、医師の子ども二人の実の母親である、と医師の妹に明言した。

　1902年、同様の被害念慮が続き、人がばかにする、毎日新たな攻撃に曝されるという。入院患者たちの仕草が解釈の対象となり、同席した女性が笑っている、私をからかっている、指を耳につっこみ背中に回す、私を侮辱している、軽蔑した態度をとる、挑発する目つきをする、壁に押し付けられて痛い、何かされて背中も痛いなど、要するに人から執拗な攻撃を受けていると言うのである。彼女は家族による陰謀の犠牲者で、受け取るべき遺産を横取りされる。なんと恐ろしい陰謀だろう。朝起きると「背中は拷問を受け、心臓は痛めつけられている」。自分を殉教させようとそこを狙ったのだ。さらに屈辱、「不自然な」苦痛、剝奪、「たいそう重要な権利を横取りしようと画策する敵の一味、侮辱、身体的苦痛など」を訴えた。

　患者は1903年、活発な妄想の最中に63歳で死亡したが、知的衰退も幻覚も示さなかった。

I. 被害妄想

　多くの解釈妄想病の患者は、軽い被害念慮（**侵害念慮**）しか示さない。それは感受性が傷つきやすく、猜疑心が高まり、感覚が過敏になるために生じる。患者は周囲の態度が一変したことに気づく。人が自分を避ける。ひそひそ話しているかと思うと、自分が近寄ったとたんにぴたりと口を閉ざす。親愛の示し方がぎこちない、何か裏に隠している。文句を言いたくなる材料はいくらでもある。人が、その場にいるほかの誰か、あるいは子どもに話しかけるふりをして、自分に当てこすりを言う。知らないうちに家具を動かされ傷つけられる、物品がなくなる、こっそり手紙を読まれる、事業の失敗、失

業など、どれも自分に損失を与え、かすめ盗り、地位を失わせ、貧窮の底に陥れ、路頭に迷わせようと誰かが画策していることを示している。人が自分を笑い者にする、ささいな癖を真似る、口笛を吹く、押しのける、靴を踏む、鼻先でドアを閉める、泥道に転ばせる。自分を誹謗するほのめかしをまき散らして顔に泥を塗ろうとする。入院患者の一人は、自分を決闘に追いこむために、茶番で間抜け役を演じさせられていると信じている。なぜ新聞に銃やピストルの広告が出ているのか？　決闘を暗示しているのだ。薬の広告が「鉄分療法」を謳っている。煙草の巻き紙には「ペルシャ人（le Persan）」という広告が出ている。perçant（突き刺すような）と同じ発音ではないか。さあ決闘しろと煽っているのだ。人が身を護る仕草をしてみせる。ほかにも、食卓で出されたチョコレートボンボンや乾燥プラムは、ピストルを用いた決闘の「さりげない考え抜かれた暗示」なのである。

　ふつう侵害念慮には、より明瞭な被害念慮が加わるようになる。患者にはすべてが疑わしく思える。外出すると街の騒音が大きくなる。路面電車が耳元で警笛を鳴らす。乗合馬車が車輪を軋ませ、ぶつからんばかりに脇をすり抜ける。主婦たちが足下にゴミをぶちまける。通行人が傲然と立ちはだかり、踵をめがけて唾を吐く、性器のあたりに手を当てる、これ見よがしに目をしばたたく、わざと卑猥な言葉を口にする。患者の周囲には人だかりがして、変装した人たちがつきまとう。同一人物が今日はブルジョワ、翌日には労働者の恰好をして現れる。家に「偽の煙突掃除人」が送られてくる。訪問客は百面相をしてみせ、まるで「猿芝居の連続」だ。患者の首を斬る仕草をする。肖像画を描かせると、画家はわざと誰だか見分けのつかないように顔つきを変えてしまう。子どもに独楽をくれるのは、患者を独楽のようにふり回してやるぞと言っているのだ。妻は患者を挑発し、うるさく攻めたて、我慢の限界まで追い詰める。患者が暴力をふるわざるを得ない状況に追いこむ魂胆なのだ。

　被害的な解釈は特有な表現をとる。患者は敵の「脅迫」、「陰謀」、「策略」を語り、どんな細かいものも見逃さない。患者の訴えにもっとも頻繁に出てくる単語は「茶番、挑発、扇動、当てこすり、ほのめかし、聴くに堪えないばかばかしい冗談、猿芝居、悪ふざけ、脅し、思わせぶりな仕草、悲惨、くだらない言葉、まやかし、騙し」である。患者は「人が私をうんざりさせる、困らせる、騙す、からかう、朝から晩までつけまわす、あざけりの言葉を投

げつける、いらいらさせる、興奮させようとする、めんくらわせる、へとへとにする、怯えさせる、神経を逆なでする、同じことを繰り返してうんざりさせる、はったりをかけてくる…どこかから命令が下された、すべてが支配されている、とんだ茶番劇だ、上部からの指令が巧みに実行されている」などと言う。一通り解釈を述べたあと、患者が皮肉をこめて「単なる偶然だよ、そう、ちょうどタイミングがあっただけさ！」と言い足すこともある。より病気が進むと、患者の非難は現実味を欠きはじめ、人が自分に毒を盛る、催眠術をかける、暗示にかける、などとなる。そもそも患者に問いただす意味があるだろうか？　患者は「あなたがたのほうがよくご存じでしょう。事情に通じているではないですか！」と言うからである。

　この段階を過ぎると非難は一段と高まり、患者は陰謀、犯罪の犠牲者となる。人が勝手に監禁する、毒を盛ろうとする、気を狂わせようとする、もっとも忌まわしい手段を使ってくる。体に感じるすべての不快は、食事に毒を盛られ、電気をかけられ、催眠術にかけられた証拠である。ある患者は寝室のなかに煙がたちこめているのに気づいた。窒息させられるのだ。ある女性患者は眠っていて知らないうちに強姦されたと言う。目覚めたときにひどく疲労感を覚えたからである。ある若い娘は、某女優が催眠術を使って家におびき寄せると言い張った。伝染病の子どもが入った浴槽に入浴させて彼女を消そうとする。彼女を貶めるファイルがでっちあげられ、それが行く先ざきについてまわるので、2週間ごとに引っ越さねばならない。自分と同レベルの収入しかないはずの隣人が、喧嘩をふっかけてきたちょうど数日後に途方もない金を使っている。誰かに金を握らされたに違いない。

　そもそも被害的な解釈妄想病患者に間断なく攻撃をしかけ、一時も気を抜かせない「永久歩哨」の状態に追い詰める敵とはいったい何ものなのか？たいていそれは周囲にいる人物で、妻ないし夫、家族、友人、隣人、住宅の管理人、同僚、ときには上司、部下、医師、司祭、政治家である。頻度は減るが、秘密警察、聖職者、イエズス会士、修道女、ユダヤ人、フリーメーソン、さらには敵から患者の抹殺を請け負った特殊機関など集団の場合もある。ときには社会的地位の高い人物が陰謀の首謀者に想定される。マランドン・ド・モンティエルの患者（前述）は、皇帝と皇妃が黒幕であるとの確信に達した理由を次のように説明している。「いまお話しした迫害がこれほど長く続くのには訳があって、あらゆる手段に訴えても功を奏さなかったのは、絶

大な力を誇る権力者が上から操っていたからに違いありません。もし首謀者が権力を完全に掌握していなかったら、私への迫害によって、フランスにはもはや正義も、血縁も、友情も、隣人愛もないことが暴露されてしまったことでしょう。でもそうはなりませんでした。16年間も続いた迫害にこれらの貴人たちが関与していた証拠を、私はほかにもたくさん握っています。陰謀が実際に企てられ、その痕跡は新聞紙上での論争に残っています…私に向かって投げつけられたいくつかの発言によって、それをここでお話しするのは差し控えますけれど、あの絶大な権力者すなわち皇帝と皇妃が迫害の黒幕であったことがはっきりと分かったのです」。

　こうした迫害の動機は患者ごとに異なり、財産を奪いたい、遺産を横取りしたい、結婚ないし離婚に反対したい、仕事の成果を台無しにしたい、患者に託された使命の遂行を妨害したい、路頭に迷わせたい、狂人と思わせたい、抹殺したい、などである。しばしば患者は、何の目的で迫害されているのか分からないままでいるが、それはなかなか確信がもてない、あるいは解釈を繰り返すたびに異なる仮説が生じるためである。患者は「どうしても解けない謎がある」と言う（憶測妄想、138頁参照）。

　被害的な解釈妄想病患者の**反応**は、幻覚を有する患者が口頭や身振りで祓う、呪文を唱えるなどの防衛手段に訴えるのとは異なり、それほど突飛なことはしない。反応形態をマニャンに倣って逃避、防衛、攻撃の3つに区分することが可能で、これらはときに連続して現れる。

　あたかも「歩哨」のように長期間にわたって警戒を解かない患者もいる。これは患者にとっては苦痛で、疑い深い暴君さながらあらゆる楽しみが奪われる。イタリアを旅行した若い女性患者（**症例1**）は、ベスビオ火山の登山中、いつ夫に火口へ突き落とされるかと心配でたまらない。ベネチアでは夫が自分を海に投げ込むのではないかと怖れる。ソレントの断崖を訪れた際には、用心して夫より海側に立たないように気をつける。夫が自分を突き飛ばして岩礁に転落させようと狙っているからだ。

　加害者を避けようとする患者もいる。たえず加害者の動向を窺い、用いられる「戦術」を記録する。患者は仕事場や事務所に寄りつかなくなり、ときには名前さえ変える。ほとんど家から出ようとせず、外出するのは夜だけで、自室に鍵をかけて閉じこもる。さらには、転居を繰り返し、町から町へ旅をし、海を渡り、敵をまこうとする（漂泊の被害者）。以下に示す三人姉妹の症

例は、加害者たちから逃れるために、頻繁に住む場所を変え、次には毎日違うホテルに宿泊し、とうとう日中は街頭で、夜は辻馬車で過ごすようになった。

症例7 ジャンヌ（59歳）、アネット（56歳）、クロチルド（48歳）の三人姉妹は、1902年、放浪の罪で収監された。両親の死後（1895年）、姉妹は外界との関係を断ち自分たちだけの世界に閉じこもったが、距離をおいた暮らし振りや風変りな態度は人の噂にのぼった。徐々に被害妄想が進行し、商売人が彼女らの世間知らずにつけこむので、姉妹はその手代に不信を抱き、ささいな書類にサインを求められただけで恐怖に陥った。しまいに三人は、自分たちが謎の陰謀の犠牲者であると思い込むようになる。陰謀は彼女たちだけではなく、父親も狙われて生涯それに苦しんだのだ。父親が残した書類を読み、姉妹はこの陰謀の存在を推測するに至った。領収書には、父親の姓が異なる3通りで書かれているうえに、ファーストネームも変えられている。誰もが一家に何が起こったかを知っている。知らないのは三人の姉妹だけだ。ゴロン（訳注5）の『回想録』を読むと、自分たちは「高級娼婦」であると書いてあった。世間からのけもの扱いされるのはこのためだ。包囲網が組織されるが、姉妹には誰がどのようにそれを組織したのかはわからない。迫害から逃れるため、三人はしばしば住む場所を変え、ついにはホテルを転々と渡り歩くようになる。さらには猜疑心を膨らませ、辻馬車だけを宿にする。夜中の12時に辻馬車に乗りこみ、翌朝8時まで走らせるのだ。朝になると公衆トイレで身づくろいを済ませてから、固くなったパンを食べ噴水の水を飲む。日中は博物館や教会で時間を過ごす。ときどき群衆が嘲笑し罵りながら三人をつけ回す。夜辻馬車にいるときは必ず一人が見張りをする。御者の顔に不審そうな表情が浮かぶのを見るとすぐに辻馬車を降りる。このようにして三人は、数か月間に1万2千フランを使い果たしたのである（原注1）。

最終的に三人は揃って入院したが、アネットはその後まもなく結核で死亡した。残された二人は施療院で保護されているが、命を狙う陰謀が企てられているという確信を変えることはない。誇大妄想は続き、自分たちはサヴォワ家の人間であると信じており、空想の家系図まで書いてみせた。クロチル

訳注5　19世紀末のパリ市公安部長。退職後、有名犯罪の内幕を描いた回想録を出版した。
原注1　ギアールとクレランボーによる発表症例（前述）。

ドには今でも活発な妄想が認められる。

　現在（1908年）、二人の姉妹はダン集団治療施設で平穏な毎日を送っているが、決して自分たちの信念を曲げることはない。最近、クロチルドは「新聞を読むとたくさんのことを知ることができます。私たち姉妹にまつわる出来事には驚くような誤解がいくつもあります。叔父から、気取った文章のおかしな手紙を何通か受け取りました…この叔父は、私たちの財産を横領したがっていたのです…私たちは、父がサヴォワで莫大な財産を有していたことを間接的に知ったのです」と語った。

　毒を盛られることを危惧する患者は、周到な注意を払って食物を調達し調理する。彼らは自分で料理し、自分で水を汲みにゆく。沸騰させたあとで鍵をかけて保管しておいたミルクしか飲まない。共同水汲み場に「毒入りにつきこの水飲むべからず」との立て札を立てた患者もいる。

　道具を使って自衛する患者もいる。一人は、飛んでくる「汚物の飛散」から身を護ろうと顔にベルトを巻きつけ、寄木床の隙間をロウで埋める。別の一人は、天井のヒビ割れが拡大するのを見て驚き、その上に紙を貼った。

　一般に、自衛手段は時を経ないうちにより強固になり、警察、司法当局、著名人、新聞社など至るところに訴え出る。ビラを配り、壁にポスターを貼り、新聞に広告を出す。狂人でないことの証明書を発行させる患者もいる。さらに、絶望したいく人かにとっては、自殺が最後の逃げ場となる。私たちの患者の一人も、敵から逃れるために首を吊った（セリューとミニョの報告例）。

　一定数までの解釈妄想病患者は防御段階にとどまるが、たいていはこれを踏み超えて周囲に攻撃を仕掛けるようになる。患者はある加害者を特定し、その人に自分の権利を要求して疲労困憊させる。矢継ぎ早に手紙を送りつけ、書けば書くほどますます攻撃的になる。加害者宅に繰り返し押しかけ説明を求め、名誉を毀損した、毒を盛った、姦通したなどの理由で告発する、あるいは告訴すると言って脅す。ある患者は「もし今日にも私たちが自由の身に戻されないのであれば、もし私たちに関する書類が改竄されずに返却されないのであれば、X夫人とその家族の生命は常に脅かされることになるだろう。私が所属する党の者たちは、私ほど辛抱強くはないのだ」と記している。また時には、病気に対する周囲の理解が足りないために、彼らが本当に詐欺や脅迫を企てていると疑われてしまうこともある。

最終段階に至ると、患者はついに行動に移る。ある患者は離婚を求め、別の患者は敵と目している家族から相続権を剥奪する。なかにはわざと逮捕されたり、スキャンダルを起こしたり、暴力を振るったり、放火未遂や殺人未遂を犯す者もいる。その目的は、重罪裁判所に自分たちの訴えを採り上げてもらうこと、もしくは敵による追跡が家族まで及ばないようにするためである。ジョフロワの患者は、自分をつけ狙う敵の手に落ちないようにと、実の娘を射殺してしまった。

ヴァロンは、衝動的な暴力と考え抜かれた暴力を区別している（原注2）。前者は特に幻覚時に認められるものではあるが、解釈の結果として現れることもある。私たちの解釈妄想病の女性患者は、通行人を突然日傘で殴りつけたが、それは自分が狙われていると思い込んだのである。警察の犬だと思って衝動的に飛びかかった男性患者もいる。

より頻繁なのは考え抜かれた暴力のほうである。被害妄想病の患者は武器を購入し、計画を練り実行のときを窺う。敵を見張り、挑発し、殴り、犯罪に及ぶことさえもためらわないが、それは患者にとって正義の行動だからである。ジョフロワは「患者には正当防衛という驕りがある」と述べている。患者の一人（症例5）は、妻の首を絞め、喉を切り裂き、水に突き落としてから自分も後を追う、という考えに取りつかれていた。別の女性患者（症例15）は、父親が仕事場から出てくるのを待ちうけ、拳銃を2発撃った。さらに別の女性患者（症例1）は、夫に向けて拳銃を5発撃ち、癲狂院を退院した直後には、コーヒーを飲んでいた夫の頭に斧をふりおろす事件を起こした。彼女によると、夫は「真の犯罪人で牢屋に入れられて当然」なので、自分には「正当な権利」があることを疑わなかった。

こうした患者は、想像上の敵と執拗に闘うところから加害的被害者と呼ばれている。ド・ブログリ神父を殺害した女性がこの例である。彼女は、神父が自分のことをみだらな女だと言い触らしていると思いこみ、3年以上も神父の行動を細部に至るまで常に見張っていた。神父がどの家を訪れているか、誰と会っているかを克明に観察し、動向を知るのに都合がよいように同じ界隈に移り住んだ。彼女は、厚いベールに顔を隠して神父を尾行し、ミサを上げる礼拝堂まであとをつけて乱暴に呼びかけ、自分の訴えを聴いてほしいと

原注2　Vallon: Les réactions des persécutés. Journal de médecine légele psychiatrique. 1906, n 2.

84 | 第2章 妄想の特性・類型・反応

自宅まで来ることを約束させた。自宅にやってきた神父を、至近距離から4発の銃弾を発射して殺害したのである。この後、彼女は平然と聴罪司祭に罪を告白し、自分が手にかけた遺骸を前に何ら動じる様子もなかった（**原注3**）。

　解釈妄想病の患者は施療院に入院するとさらに疑い深くなり、しばしば医師まで加害者の仲間であるとみなす。患者は医師に対して、司法官たちが訪れた際に自分を何も分かっていない別の患者とすり替えた、手紙を盗み読んだ、関連当局宛ての要望書に文章や単語を追加して意味を変えた、などと非難するのである。医師がもしかして賄賂を受け取っているのではないか、誰かにへつらっているのではないかと疑うことさえある。大多数の患者は「不当監禁」を執拗に抗議し、「生き埋めにされている」「命令によって狂人宣告された」などと訴える。新聞社に自分は「おぞましい犯罪」の犠牲者なのだと釈明する。損害賠償を請求し、裁判を望み、矛先を医師に向け、いつか殴りかかる機会を窺っている。ときには医師を標的とした殺人計画を、時間をかけて練り上げ実行に移す。妄想のなかでどれもがごっちゃになり、暴力が看護師やほかの患者たちに及ぶこともある。

　これとは逆に、穏やかさを失わず、平静で諦めきった被害妄想患者もいる。彼らはゲームに興じたり、読書したり、さまざまな労働に従事したりして時を過ごす。何かに抗議することがあっても、いわばプラトニックな形をとるのである。

II. 誇大妄想

　軽度の誇大念慮すなわち**自分が他人より優位にあるという観念**は、多くの解釈妄想病に認められる。患者は自分には才能がある、徳が高いとひけらかし、成果をあげたことに周囲の賞賛を求め、たいして知りもしないことに滔々と自説を述べる。バルの患者は「小学校で自分は星のごとく輝いていた」と自慢している。さらに患者のうぬぼれから、敵となる被害妄想の対象には相応の実力者が、保護者には著名人が選ばれることがある。

　患者の人格は発揚しているので、しばしば自分は特別な存在である、巨額

原注3　Raoul Leroy: Les persécutés-persécuteurs. Thèse, Paris, 1896. obs. IV.

の富を蓄えている、高貴な出自であるなどの誇大的なメガロマニーへと進展する。**特権念慮**のある患者は、自分が崇高な使命を担っていると信じこみ、あたかも思慮深い政治家、有能な改革者のように振る舞う。**富裕念慮**のある患者は、巨額の富をもっていると信じ込み、資産額を計算し、目録を作成し、受領しそこなった遺産のことばかり考えている。狭義の誇大念慮すなわち血統妄想は多様な表現をとる。自称英国君子は、英国風を装って名前のスペルの1文字を2文字にし、それをイギリス風に発音する。別の患者は名前の前に貴族の称号 de をつけ加える。偽回教徒の患者は、自分の名前 Isabell をイスラム風に Iz-Ab-El と綴る。ノルマンディー出身の女性患者ロール Raul は、ヴァイキングの首領ロラン Rollon の子孫なのだと言い張る。マリー・ミシス Marie Micis という名の母親をもつ若い婦人は、本当の家系はかの偉大なメディチ家 Médicis に連なり、名前の一部が欠けているのだと主張する。いく人かの患者は、今の家族は実家ではなく養家に過ぎないとして、過去に遡る大河小説を創作し、実の父親は国王、君主、司教などであることを証明してみせる（症例8、15、18）。マニャンの患者（原注4）は、過去を掘り起こして見つけた些細な出来事から、自分はオランダ国王の息子であると信じこんでいる。幼少のころ女王に引きあわされ、国王の長男と握手しオレンジ公から贈り物をもらったが、誰かが自分を抹殺しようとする迫害を受けているというのである。レジスが観察した解釈妄想病患者は、ロマノフ朝の一員であると信じている。ロシア史を調べてみると、アレクサンドル2世が自分と同じことを述べ、同様に流血を直視できなかった。自分の眼差しはボリス大公（訳注6）と瓜ふたつ、耳の形は父親でも母親でもなくアレクサンドル3世にそっくりだという。

　フランス王位を要求する患者は、とりわけ軽愚者に数多い。バルの患者は、自分の名はピエール・ド・ブルボンといい、2億フランの財産を保有し、アンギャン公爵とバイエルンのアデライド妃を両親としてチュイルリー宮殿で生まれ、シャンボール伯爵に次ぐ王位継承権を有していると述べた。すべての偽君主が施療院の世話になるとは限らない。彼らは空想談をいかにももっともらしく物語るので、ときには大衆を魅了するほどである。巷にいくつも

原注4　Magnan: Le délire chronique à évolution systématique. Leçons recueillies par Journiac et Sérieux. Obs. XXVIII. Paris, 1893.
訳注6　ニコライ2世の従兄でロシア革命後フランスに亡命。

ある偽皇太子の逸話がそのよい例だろう。そのうちもっとも有名なノードンドルフは、テンプル騎士団で身許をすり替えられたとか、ヴァンデ地方のとある人物（探しても見つからない）の城館（どこなのか確認できない）に滞在したなど克明に物語ったのだが、決して人を騙そうとしたわけではなく、いわば善意の解釈妄想病患者であった。のちに彼は、同様の確信をもって『天上の教え』なる書物を著し、イエス・キリストは神ではなく天使であると断言し神秘主義的迷論を展開した。当時、教皇グレゴリウス16世によるカトリック自由主義者の破門事件が起こり、患者はそれによって主だった同調者を失ったが、破門をも恐れずにこの本を出版したというのである。

　誇大妄想はときとして愛他的様相を帯びることがある。職位や富を周囲の者たちに分配するのである。ある女性患者は、医師に自分の本当の出自を打ち明け、膨大な遺産を分け与えてやると言う。彼女は医師に「そこの公爵よ」と呼びかけ、せっかく上院議員の議席を授与してやろうというのに、わが光栄の至りと受け取らないのはどうしたことか、と驚きを隠さない。

　メガロマニーは通常、上に示したように主導観念が前景を占め、その周囲を付随観念が取り囲む形をとる。多くの場合、付随観念は背後に押しやられているが、こちらに光が当たることもある。この言わば後景を占めている観念が、自分は文学、芸術、科学分野で卓越している、優れた社会改革案、発明、予言をなしたという特有な反応をもたらすのである。ある女性患者は「予知能力」をもっており、主治医がベルギーの名家の子孫であることを証明する書類のありかを、「透視者」として教えることができると告げた。別の女性患者は、いかに多くの機械を考案し人類に貢献をもたらしたかを自慢した。彼女の発明のおかげで水難者が救助され、鉱夫が坑内爆発から護られ、ポプラから上質な綿花を採ることができたのだと言う。

　これらの発明や改革にまつわる観念は、ときにはほぼそれだけで妄想全体を構成することがある。偽の発明を支えているのは、誤った解釈、体系化された過誤がつくり上げた大掛かりな足場である。どの精神科医も、これらの患者には幻覚が欠如している、もしくは非常に稀なことを指摘している。すなわち、まず論理錯誤があり、その上に展開した結合妄想（クラフト-エビング）なのである。

　発明念慮は、永久運動を発見した、物理化学の法則を根底から覆す、などという妄想である。ある発明家の患者（**原注5**）は、自分はチロル摂政公の

子孫、父親はスペクトラル分析の発明者で、巨大絵画を準備し、それが自分の芸術上の遺言になるだろうと述べた。彼によると、その大作は 80 枚のパネルから構成され、どれもが傑作である。また円の面積計算方法を発見し、それについて独特な調子で熱弁を振るった。彼は近代地質学の父でもある。気球を誘導する方法を発明し、航海術に一大変革をもたらす新たな原理（船尾に水流を噴出させる装置がついた船）を発見した。彼はこれを英国政府に 300 万フランで売却し、10 万フランを前金として受け取ったが、不幸なことに代理人に横領されてしまった。彼は著名な文献学者でもあり、42 の熟語の語根を分析し、世界共通語を考案し、古代象形文字を読み説くすべての鍵を発見したという。

メガロマニーをもつある被害妄想病の患者（**原注 6**）は、「巨万の富を生む新たな金融メカニズム」や不正防止装置つきの投票箱を発明し、鉄道の改良に尽力した。チュニジアがフランスに併合されたのはじつに彼のおかげである。彼はベルリン会議（**訳注 7**）に合わせ、参加諸国の大臣、大使向けに出版した『恒久平和実現のための欧州諸国の変革』と題した大作のなかでフランス植民地政策の根幹を説いた。宰相ビスマルクも皇帝ヴィルヘルム 1 世も、彼が描いた計画をただ実行したに過ぎず、フランスも会議後に彼が指定したとおりチュニジア、マダガスカル、トンキンの国々を併合したというのである。

社会改革念慮をもつ患者は、発明家の近い親戚である。ここにもやはり、妄想は錯誤が次から次へと積み重なって体系化するのである。とりわけ患者は実現不可能なユートピアに魅了され熱狂的な伝道者となる。ある者はカトリック教会の再生を願い、ある者は労働者階級の生活向上を目指して生活協同組合を企画した。こうした大計画はときに愚かな様相を帯びることもあるが、知的活動の輝きを窺わせることも少なくなく、型破りでもそれなりに魅力的なので、周囲の人が才能の片鱗を見出すことすらある。トレラによると、ある患者が王政復古期の財務大臣ド・ヴィレールに金融専門新聞の創刊を提案した。この計画をすっかり気に入った大臣は、相手が狂人であると聞いてもなかなかそれを信じられなかったという。ある社会改革家の女性患者は、

原注 5　Ball: Du délire des persécutions. p. 92, 1890.
原注 6　Dagonet: Etude clinique sur le délire de persécution. Ann méd-psychol, nov. 1890.
訳注 7　1878 年、欧州安定化を目指しビスマルクが開催した国際会議。

陰謀の存在を大統領府に通報した。この話はまったくのでっち上げだったが、あまりにも本当らしかったので、しばらくのあいだ人々はそれを真に受けてしまった。

　発明家と社会改革家には、ほぼ例外なく書癖があり、たいていは被害妄想をもち、自説を分厚い大著にまとめて発表する。たまたま出版社が見つかることもあるが、どこへ持ち込んでも断られると出版社にしつこく苦情を言い、しまいには自費出版あるいは自分で印刷することもある。彼らは、自著を奪う使命を帯びたスパイに取り囲まれていると信じている（症例18の女性患者は、ある女優が自分の戯曲を盗んだと非難した）。盗作されたと言い張る患者もいる。あるメガロマニーの女性患者は次のように述べた。「私は、哲学的とも神秘主義的とも言える『岩でできた諸惑星』という本を書きました。これは私の代表作で、見事な出来栄えのものでした。でもこれが原因で、私の不幸のすべてが始まったのです。出版されるとすぐ、この本は世界中で称賛の的となりました。すると、私からこの本を横取りする目的で、大掛かりな共同戦線を張る者たちが現れたのです。出版社は、版権を列強諸国に売り飛ばしました。政府までその密売に手を染めるありさまで、『岩でできた諸惑星』はとうとう別人の作とされてしまい、彼らはこれで大金を手にしたのです。私の本が世界に革命をもたらしたというのに、その栄光に預かったのはペテン師どもだったのです。私は、あの本の一節が多くの作品に盗用されているのを知っています。かのフランマリオン社まで私の作品を剽窃したのです」（ギアールとクレランボー、前述）。

　特権念慮をもつ解釈妄想病の患者は、妄想のせいで奇妙な行動をとりやすい。ある女性患者はホテルの地下倉庫に強引に入り込もうとしたが、それは彼女によれば、たった今そこで歴史的大事件が起こったからなのである。多くの患者が自説を世に広めるために、広告、新聞、ポスターなどの媒体を利用するが、印刷費で破産することも詐欺に手を染める場合もある。オランダ国王の息子を自称する患者は、同郷者の工面した120フランの借用証書に「オレンジ公国君主」と署名して逮捕された。彼らは攻撃的でないこともあるが、多くの場合は被害妄想病患者に特有な反応を示す。

　施療院における彼らの行動はさまざまである。ある患者は入院させられたことに抗議する、あるいは意図的に口をつぐむ。別の患者は特権妄想の夢をふたたび追うようになる。新たに生まれる解釈が彼らを慰め、自分はいま従

僕たちを従えて城館にいる、あるいは施療院にいることはあらかじめ定められた試練であると信じている。これは、自らの運命が定め通りに実現している証拠であり、希望を持ち続けるべき確固たる理由をも示しているのだという（クレペリン）。

　以下の症例はメガロマニーの女性患者である。彼女には、ごく軽度の被害妄想と極度の誇大妄想すなわち富、予言、高貴な家柄、英国王位継承権などが同居していたが、長期間にわたり黙秘して語ろうとしなかった。

症例8　イザベル・H、55歳、英国出身。遺伝歴と本人の病歴には詳しい情報がない。寡黙である反面、書癖がある。書いたものを見ない限り、彼女に妄想があるとは誰も気づかない。それによると、20歳のころ自分の本当の出自を知った。ムーア人の裕福な一族の出身で、父親は高貴なイスラム教徒だった。生まれたのはスペインだが、革命の危険から護るためにイギリスに送られた。イギリス人の養父は、彼女を実の娘として通すため、妻に妊娠、出産のふりをさせた。養父は彼女にアニエスという名前を与えたが、ムーア人として最初の名イザベル Iz-Ab-El も残した。これは彼女に洗礼を授けた司祭だけが知っている秘密である。いく度か養父は、一見謎めいた言葉を口にしたが、あとで考えてみるとその意味は明らかだった。例えば、養父が一枚の写真を彼女に渡して「この写真を大切にもっていなさい。お前にとっていちばんの宝物なのだから」と言う。養母が「なぜこのポートレートをあげるのかしら？」と尋ねると、養父は「この子は遅かれ早かれ、きっとこの人を知ることになるからさ」と答えた。

　若いとき彼女は頻繁に旅行し、そこで多くを学んだ。もって生まれた優れた知性のおかげで、彼女は急速にあらゆる科学に親しむようになり、経済戦略にも政治にも精通している。多くの定期刊行物に寄稿し、実名でイザベルと署名する。そして彼女は世界的な著名人となった。世界中の人が彼女の予知能力を認めている。この才能のおかげで、彼女は将来を透視して間違えることがない。彼女が告げる出来事はすべて実現する。ソールズベリー侯は、何かを決断する前には必ず彼女の意見を聴き、一緒に政府を指揮しようとまで申し出た。彼女が辞退すると首相の座を投げ出そうとしたので、政権に留まるよう彼に申し渡した。国民の人気は高く、とても簡素な身なりをしているにもかかわらず、外出すると誰もが彼女に気づき敬意を表す。人々は喝采

を送り、彼女の耳に「あなたこそ、われわれの上に立つべき人だ」という声が聞こえてくる。兵士たちの親愛をも勝ち取り、彼女が通ると兵士らは整列して見送る。ヴィクトリア女王は、Hを女王の座に就かせようとする暴動が起きるのではないかと恐れ、とうとう疑心暗鬼になった。すると彼女を保護するという名目で、警察が彼女の行動の隅々まで監視し始めたので、この恩知らずな女王を見捨ててイギリスを離れることを決意する。自分はスペインのカトリック教徒なのだから、プロテスタントの国イギリスに便宜を図るいわれなど、どこにあるだろう？　彼女がイギリスを去るときには、民衆が大規模なデモを行った。

　彼女はいきり立ってパリに到着し、なじみのホテルに投宿したが経営者は変わっていた。これは不審な徴候だ。女王が私をスパイさせているのではないか？　実際この後、彼女は人から侮辱され、その託宣がからかわれるようになる。ある日、歴史上の舞台だと彼女が思い込んでいるホテルの地下倉庫を見たいと申し出ると鼻先で嗤われた。明らかに女王からの差し金だ。彼女は奇妙な味のワインを飲まされて病気になる。人は単なる風邪だと言うが、真相は毒殺されかかったのだ。ついに彼女は興奮し、自室に鍵をかけて閉じこもり、調度品を次々に破壊し、1898年ヴィル・エヴラール病院に収容された。

　入院時、彼女は数時間発揚していたが、その後は傲慢ではあるが抑制した態度をとり、自分の妄想をすばやく隠蔽する。このときから彼女は自室に閉じこもって毎日を過ごし、果てしない裁縫仕事に没頭する。彼女は理性的に話し、いかなる妄想も表に示さず、ときどき退院を要求するだけである。会話や行動はまったく正常に見えるので、彼女は退院に至った。ところが1900年、彼女はフランス共和国大統領宛てに、オーギュスティンヌ・ド・ナヴァールと署名した次のような書簡をしたためる。「この私がなぜフランス国によって拘束されねばならないのか、その理由を知りとうございます。もしそれがイギリス諸島の王冠を授かったからであるとしても、フランスとどんな関係があるのでございましょう？　フランスが私を永久に囚人として留めおくことは不可能です。もし私を狂人として扱うなら、そのつけは貴国にとって高いものとなるでしょう。私は国家を代表する囚人として扱われることを要求します。どうか私をフォンテーヌブローの城館に移してください」。

　この後、会話には寡黙をつらぬき、書くことで心情を吐露する、という彼

女の態度が変わることはなかった。一方で彼女は、病院職員には容赦なく苦情を言い、些細な出来事に過激に反応する。担当の看護師が交替する、あるいは公休をとると、自分が迫害されていると思い込む。悪意をもった女たちが自分をからかっていると言い、毒を盛られているのではないかと不安になる。誇大妄想はさらに進展した。新聞には、彼女が莫大な遺産を受け取ったと書いてあり、財産は数十億にも達する。政治上の計画をいっそう熱心に練るようになり、各国元首の行動を批判する。信認に値する元首はオスマン・トルコ皇帝ただ一人である。彼女は皇帝と極めて良好な関係にあり、行動を呼びかける相手はたいてい皇帝である。自分の関心事を打ち明けるのは、もっとも公正な人物、大使のミュニール・ベイである。彼女は近いうちにトルコに移り住むことを考える。もうイザベルとは署名せず、使うのはド・ナヴァール公爵夫人である。この新しい称号のいわれを訊ねても、説明を拒否される。

　彼女は自分が予言者であることを信じ続けている。神がインスピレーションを与え、天使たちとの霊的交わりのうちに暮らしているので、天からの恩恵を授かった彼女は、重大事件を事前に告げることができる。これらの透視は、彼女が見た夢が解釈されたもの、あるいはそれが誇張されたもののように思われる。彼女が手紙のなかに書いた例を挙げる。「あなたが今いる城館は焼かれるでしょう。私は今から2年と3か月前にそれを目撃しました…一人の内勤研修医と看護師長が焼死するでしょう。院長は辞表を提出するはずです。私の親愛なる友人、キッチナー卿（訳注8）とはよく磁気を使って話しているのですが、彼はボーア陣営に寝返り、囚人として自らを彼らへの贈り物とするでしょう。偉大なる英国戦士ともあろう彼が！　もちろんこれは彼とボータ夫人（訳注9）が仕組んだ茶番ですけれど」。彼女は「予言者」として、医師に向かって、ベルギーの名家の子孫であることを証明する書類のありかを教えてやろう、上院議員になる方法を伝授しよう、と申し出る。また、暇にまかせて英語で詩作にふける。

　入院が10年を超えた現在（1908年）、容態は以前と変わらない。彼女はいま、アレジアと署名している。会話にも書字にも、感覚障害を示すものはま

訳注8　英国軍人。第2次ボーア戦争（1899-1902）の英国軍総指揮官。
訳注9　夫のルイス・ボータは、ボーア戦争で英国と戦ったトランスヴァール共和国政治家。

ったく認められない。「磁気による交信」とは、おそらく彼女が解釈した夢あるいは言語性運動幻覚であると思われる。心的衰退は見られない。

III. 嫉妬妄想

解釈妄想病においては、嫉妬妄想が被害妄想としばしば結合する。被害妄想の発現を嫉妬妄想が準備するのである（**症例5参照**）。嫉妬妄想が支配的になって、精神病に特有な色調をもたらす場合もある（**原注7**）。ボンバルダの観察例は、解釈をもとに体系化した嫉妬妄想で、20年以上も妻の密通を確信し続けた男性例（アルコール中毒ではない）である。患者は妻を絶えず監視し、下着やシーツを調べ、不審な染みを発見する。患者には、ベッドのきしみや、家具の位置が変わっていることが動かぬ証拠となる。彼は妻の情夫が石工やパン屋に変装しているのを見破り、対面している家の窓から道を飛び越えて自宅に侵入すると非難する。二人の子どもたちまで母親とグルになっていると疑い、毒を盛られるとの不安を抱いた。妄想は活発であるが行動はごく正常であったので、20人以上の医師が彼の狂気を判定できなかった。

実際、しばしば嫉妬妄想の患者はいかにも本当らしく解釈するので、それは紛れもない事実ではないかと思い込まされてしまう。患者の解釈はどれも似かよっており、基本的に疑っている配偶者の何気ない仕草に関わるものである。夫もしくは妻に疲れた様子は見えないか？　それが浮気の証拠である。どことなくうきうきしていないか？　密会の帰りに違いない。眼差し、眉、唇、指の動き、それぞれが何かをとき明かす徴候となる。微笑みや涙も同様

原注7　解釈をもとに体系化した嫉妬妄想は、トレラ（1861）が「明晰狂」のなかに記載し、その後はヴェルネール（1892）、とくにボンバルダ（1896）によって詳細に研究された。より新しい業績として、ジョフロワ、ルロワ、アンベール、ヴィレール（1899）、ヴィクトール・パラン（1901）、メレ（1908）がある。レジスは1897年に興味深い1例を発表しており、幻覚を欠き、病的な諸観念に見かけ上の論理が通っているという理由から、これを理性型被害妄想病として分類している。ボンバルダが作成した分類表には、解釈妄想病のすべての特徴——嫉妬妄想はほかの精神病（アルコール性デリールなど）にも観察されることがある。嫉妬妄想をもつ患者のなかには強迫的になり、きわめて強い優格観念から暴君のように振る舞うことがある——が列挙されている。同様の考察は恋愛妄想の患者にもあてはめることができるが、彼らの多くは2つの異なるカテゴリー、すなわち解釈妄想病と復権妄想病とに区分して考える必要がある。

である。配偶者が疑わしい愛人の名を口にするときは、声の調子ですぐに分かる。その名を繰り返しているなら、「愛人の名を人前で耳にしても顔を赤らめないように訓練している」のである。その名を口にしなくなっても、なぜかは推測がつく。患者が道を歩いていると、通行人がからかう、不幸をあげつらう、当てこすりが聞こえてくる。人が彼のことを、もの分かりのよい夫とみなすそぶりをする。彼の肖像画は「角の形に結われた髪を頭に載せて」描かれている。ある患者は、妻が床を歩く音は、愛人たちと示し合わせているしるしだという。踏み鳴らす音の調子を変え、電文を刻んでいるのだ。患者はそれを解読できる。子どもたちが本当に自分の子であるのか疑う患者もいる。いく人かは、配偶者が間違いなく卑劣で自分に毒を盛ろうとしている、気を狂わせようとしている、自分を殺して気ままな放蕩生活を送ろうとしている、などと想像をふくらませる。

　嫉妬妄想の患者はもっとも多くの場合、夫や妻の疑うべき愛人を身近な人たちのなかに見つける。それは隣人、友人、さらには自分の兄弟でさえある。嫉妬の対象は男とは限らず、妻の女友達のこともあり、患者は妻を性倒錯者として非難する。ある女性患者は、夫の下着を動かぬ物的証拠として保管していた。下着にはいかがわしい行為の跡がある。今日着たワイシャツの背中に染みがある。相手は同性愛者だ。翌日にはその汚れが消えている。夫は女役から男役に変わったのだ。彼女はあらゆることを正確に、こと細かに物語るので、レジスの患者は娘まで母の妄想を分かち合う結果になった。

　嫉妬型の解釈妄想病患者の反応、監視方法、暴力は特徴的である。ある患者は、外出して戻ってくると必ずあらゆる部屋を点検し、机の引き出しを調べ、カーテンの裾を持ち上げ、家具を動かす。下着を検査して臭いをかぎ、そこに精子の臭いを発見する。彼は妻の性器まで調べる。別の患者は妻につきまとい、そこに行くためにはこの道を通れと指示する。外出するふりをして自室のドアをばたんと閉め鍵を隠す。夜のあいだ妻のパジャマの上着をシーツにピンで留める。窓際にさまざまな物をこっそり並べ、あとからそれらが動かされていないか確かめる。想像上の情夫ないし情婦に対して、彼らは加害者として行動する。妻を家族の墓所に連れてゆき、浮気をしないことを墓前で誓わせる患者、拳銃片手に妻に貞節を誓わせる患者もいる。別の男性患者は、暴力に訴えても、妻に君主との想像をめぐらせた関係をこと細かに書くよう強いる。妻を白状させようと、催眠術にかけようとさえした。クラ

94 | 第2章　妄想の特性・類型・反応

フト-エビングの女性患者は、夜夫が眠っているあいだに、硫酸をかけ、毒殺し、去勢しようとした。復讐の対象は、ときとして子どもにもおよぶ。子どもが不貞の産物であると信じ込むと、子どもは遺産相続の権利を失うことになる。警察に保護を求め、絶望の果てに自殺を試みる患者もいる。次の患者は短期間に3回も自殺を試みた。

　症例9　エティエンヌ・F、38歳、機械工。1901年12月、ジョフロワ教授の病棟に入院（**原注7**）。遺伝負因、アルコール中毒は認めない。1899年末ころ嫉妬妄想が初めて現れたが、当時、患者は若い娘アントワネットを恋人にしたばかりであった。彼女とは12年来家族ぐるみの付き合いをしており、数か月後に二人は結婚した。当初の疑いは漠然としたものだったが、彼は妻に向かって、自分の友人たちに愛想がよすぎると非難し、いく度か罠を仕掛けた。妻のために約束を設け、そこへ行く道を指定し何時間も監視する。妻を観察すると、「出掛けるときはうきうきした様子だったが、それから壁づたいに歩いていた。まるで人に跡をつけられるのを恐れているようだった」とのことである。ミュージック・ホールのフォリー・ベルジェールにゆくと、一人の婦人が彼のほうを見て、「あの娘はスペイン男の囲われものさ」と言う。その後ブリュアン宅を訪れると、今度は女性歌手が「あんたは闘牛士の情婦だよ」と叫んだ。

　妻には幼なじみの女友達マルグリットがいてよく会っていたが、患者Fにはこの友情が不審なものに思えた。彼は義理の両親がいつか「アントワネットがマルグリットと交際している限り、アントワネットは完全にあなたのものにはならないね」と言ったのを思い出す。患者は「マルグリットの振る舞いを見て、彼女を見張ることにしました。そしてある日、彼女を昼食に誘ったのです。彼女は唇をかすかに開いただけで、舌を打ってキスの音をさせました」と書いている。彼はマルグリットを追い払ったが、妻が自分の働いている工場の女工たちとレスビアン関係に耽っているという確信を抱き続けた。女工たちの臆面もない言葉がこれを証明している。乗合馬車のなかでは、妻とほかの乗客の表情、目の輝き、唇から覗く舌、どれもが証拠となる。ある日、ブラウスを試着した妻がへなりと腰を下ろした。試着を手伝ってくれ

原注7　本症例を発表する許可をいただいたことをジョフロワ教授に感謝する。

た女店員にうっとりしたのだと、彼は妻を非難して性器を調べる。そもそも妻は丈の長いシャツを着て寝るのだが、朝になると必ずそれが腹の上までめくりあげられているではないか。

さらに彼は、妻と隣人たちとが電報でやりとりしているのに気づく。「どうして分かるのかって、あのトントン叩く音が釘を打つ音だったら、アパルトマン中が釘だらけになっていたでしょうからね」。ものを叩くリズム、回数には意味があり、彼はそれをあれこれと吟味した。早いテンポで8回続くのは、「だ・い・す・き・な・お・ま・え ma chérie」の8文字を表している。このようにして彼は文字を組み合わせ、多くの秘密を解き明かす。ものを叩く音が聞こえると、それに返答するために、妻はいつも決まった方法でハサミを床に落とすのである。ある日、妻が急に外出したとき、叩く音が始まった。彼は耳を澄まして数えたところ、それが「いったいどうしたの？」であるとわかった。

患者Fは、非難を繰り返して妻を苦しめ見張り続けた。妻を愛しているに違いない女工たちを、いく度も追い払った。彼は「レスビアンの特徴」なるものを見出そうと、売春婦に会いにゆく。日中は目つきや仕草を理由に、夜は吐息を理由に、彼は妻に性器を見せるように強いる。するとそこは決まって熱くなっていたり、異様に脈打っていたりするのだった。ある日、彼は妻を脅し、恥ずべき習慣を白状させようと喉を絞めあげた。同じ目的で妻に催眠術をかけようとし、警視庁に妻の尾行を願い出た。妻が素行を改めなければ自殺すると脅かし、1901年、彼は服毒自殺未遂を3回繰り返したうえに、自分に向けて1発の銃弾を発射した。妻も共犯者も殺す積りはまったくなかったと断言する。感覚障害とくに幻嗅は認められない。患者は1902年1月に退院したが、いかなる論証をもってしても、彼の確信を変えることはできなかった。実際、彼の確信には何も根拠はないように思われ、その後の経過は不明である。

IV. 恋愛妄想

自分が愛されているという確信は、解釈妄想病のいくつかの例において嫉妬妄想と結びつく場合があり、多少とも長期間持続する。恋愛感情は、患者の心性や性向に応じて、純粋にプラトニックな場合も、肉体的欲望を伴う場

合もある。解釈からもたらされる恋愛妄想は、それ自体がしばしば解釈の豊かな源泉ともなる。一度も会ったことのない人物が対象となることもあるが、その人は婉曲なほのめかし、あるいは患者だけが解く鍵を握っている不可思議な発言を通して、患者が既に知っている人物なのだ。

　歌手から愛されていると思い込んでいる恋愛妄想の患者には、舞台上で見せる表情の変化、朗々と歌いあげる様子が愛の証となる。ある変質者は、ブリュッセルの王立モネ歌劇場に行った際、ある女性歌手が、なぜかじっとこちらを見つめていることに驚いた。彼は「まるで彼女が私に何か液体を浴びせかけようとしているみたいでした」と述べている。数か月後、今度はパリのオペラ座で、同じ歌手が、こちらがたじろぐほどに自分を凝視しているのに気づいた。カーテンコールに応えて姿を現すたびに、彼女が患者の方だけを向いてお辞儀をしていることは明らかだった。翌日も彼は劇場にゆき、前日の正面席ではなく横の席に座った。この変化にもかかわらず、歌姫はほかの観客には目もくれず彼の方ばかり向いていた。違う日、彼女は舞台袖にひっこむ前に、彼に向かって情熱的な投げキスをした。彼は次の公演にも出掛け、わざと違う席に座ったが、またもやキスが彼に向かって投げられた（**原注8**）。症例10の患者も同様に、女優の仕草、「愛の詩人よ、こちらにきてわたしの胸で眠りなさい」と歌う歌詞が自分に向けられたものだと思い込んだ。

　愛の対象とはかけ離れたことから解釈される場合もある。新聞に掲載された文章、連載小説の数行が、患者の送った手紙への返事となる。文通が「3行広告」を介してやりとりされることもある。クラフト–エビングの女性パラノイア患者は、妄想のほぼ全体が3行広告だけから構築されている。患者と、彼女が「私の聖域」と呼ぶ男との間には喧嘩と仲直りが交互に繰り返されるが、そのどちらになるかは、彼女が新聞の4頁目に出した広告文に寄せられる返事の調子次第である。思い込みの逢引が約束され、恋人たちは約束に遅れまいと気を配る。変装をしていても、二人は互いに愛する人を見分けることができる。ある患者は、ベールを被った女性がすれ違いざまに身震いするのを目にする。別の患者は辻馬車と出会い、御者が「彼女はここにいるぞ！」と合図を送る。愛する女性が姿を現さないのは、二人の想いを世間に

原注8　Magnan: Leçons sur délire systématisés dans les psychoses. Recueillies par Pécharman. Obs. IX, p. 80, 1897.

秘密にしておかねばならないからだ。彼女は自分の身に面倒が降りかかること、心のうずきを抑えきれなくなることを怖れている。二人の仲が妨げられるのは、人が両者に試練を与え、崇高な愛へと高めようとしているからだ。ドレスや帽子が特定の色をしている、出会った人物が特定のそぶりを見せるのは、結婚に一時的な支障があることを、あるいは二人が一緒になるのはその日の、何時に、どこでなければならないかを示しているのだ。なかには、双方の家族が望んでいる結婚に、部外者が横槍を入れていると考える患者がいる。自分を狙って罠が仕掛けられていると考える患者もいる。その一人は次のように記している。「私には分かっています。暗がりで人が私に婚約者にそっくりのソジー（訳注10）を押しつけるのです。ソジーは私を邪険に扱い、婚約者の気持ちに添わなくさせます。さもなければ私をくじかせようと、婚約者とは顔つきも背丈も正反対のあばずれ女たちに、私をひどい目にあわせるのです」。私たちが観察した恋愛型の被害妄想病患者は、20年前からアルメニアの王女と婚約していると信じている。今でも彼は、心待ちにする結婚を妨害する目的で、人が絶えず自分を尾行し中傷すると確信している（碩学で頭の切れるこの患者は、一過性の奇行により数週間の入院を余儀なくされた以外、常に自由の身であった）。

　とりわけ女性に夢ないし解釈に続いて、秘密の結婚あるいは神秘的な遠隔結婚という妄想が出現することがある。ドゥニとカミュの女性患者は、姉の結婚式に参列し司祭の仕草を見ているうちに、それが自分の結婚式なのだと考えた。彼女が一方的に婚約者だと思いこんでいる人物の姿はその場にいなかったのだが、司祭から新郎新婦が祝福を受ける段になると、彼女は心のなかで「はい」と応える。そして教会での結婚式が単なる象徴ではなく法的にも結婚したのだと思いこむ。この確信から、性交渉の夢あるいは憶測がひろがり妊娠念慮に発展することがある。たまたま何かしらの理由で気分がすぐれない場合も、患者には妊娠以外の理由が思い浮かばない。月経があり、医師が処女であることを証明しても、確信は決して揺らぐことがない。私たちの女性患者は、空想の性交渉により二人の子どもを産んだと断言するが、友人からそんなことはあり得ないと否定されると、「あなた、私のこと妬いてるんでしょう？」とやり返した。

訳注10　ソジー sosie は瓜ふたつの人。カプグラらが 1923 年に瓜ふたつの錯覚 illusion des sosies の名でまとめた。

98 | 第2章　妄想の特性・類型・反応

　通常これらの恋愛妄想患者は、しばらくすると間接的な愛の意思表示では満足できず、一方的に思いこんでいる恋人に接近を試みる。手紙を書き、しばらくしてまた書く。そのうち毎日たて続けに長大な詩篇を添えた手紙が届くようになる。特徴は数が膨大なことで、熱烈な愛の誓いに満ちた時期、炎がめらめらと燃え上がる時期なのである。やがて調子に変化が表れる。差し迫った哀願、辛辣な非難、そして終に脅迫が加わる。手紙だけではおさまらず、愛する女性宅の周りをうろつき、彼女の跡をつけ、乗った馬車を追いかけ、飛び出して足下にひれ伏す。新ドン・キホーテは、デュルシネ妃のためになら、どんな突拍子もないこともやりかねない。最後には、加害者らしい反応になり、自殺してやる、むごい恋人を殺してやると脅すのである。彼らは、固く閉ざされた家のドアをこじ開けようとして逮捕される。入院しても自らの確信を変えることはなく、もっぱら自分のほうこそ被害者なのだという態度で振る舞う。実際、時間とともに愛は憎しみに変化し、恋愛妄想は上述した被害妄想と合併する、あるいは被害妄想に取って代わられる。以下の症例は、こうした特徴のほぼすべてを備えている。

　症例 10　ジョゼフ・B、30歳。1902年にサン・タンヌ施療院のジョフロワ教授の病棟に入院（原注9）。遺伝歴は不明。軽度の吃音、眼振、耳の形態異常などの変質徴候がある。動作は大袈裟で表情豊かである。自尊心が非常に強く、次のように述べている。「自分が知らないことは何もない。あらゆる科学に通じているが、特に実験心理学に興味があり、それをベルギー、イギリス、アメリカ、フランスで極めた。これほど価値のある人間が平凡な仕事に就くことは考えられない。自分は『偉大な霊媒者、磁気催眠の教授』であり、わずかな所作で一度に10人の患者を眠らせることができる。物質崩壊、二重人格についても知り尽くしている」。ごく平凡な家庭に生まれた彼は、自分の名前が威光に欠けるとして、より厳かな響きをもつ「ジョゼ・パルマ」という偽名を選んだ。

　患者の妄想は、1899年に発症した。当時彼は、足繁くオペラ・コミック座に通っており、そこでG嬢に見初められた。「彼女は極めて清純かつ純真な魂の持主で、私にぞっこん惚れ込んだ」と言う。彼女は舞台上で彼の方を

原注9　Joffroy: Délires systématisés spirites. Leçon recueillie par J Capgras. Arch générales de méd, 1904, n2.

向き、仕草、優雅な会釈、情熱的な跳躍——単に役を演じただけなのだが——愛の歌が彼だけに向けられていた。お返しに彼は彼女に合図を送った。自分の磁気能力が、合図の意味を相手にはっきり伝えてくれるのだ。女優がニースへ出掛けて戻ると、あの魅力あふれる純真さはすっかり失われた。彼女は陰で浮気している。彼は彼女に決裂の手紙を書く。その晩の舞台で、G嬢は涙を抑えきれなかったが、それを見ても患者Bの決心は変わらない。歌姫がオペラ・コミック座の全公演を終えて姿を現さなくなると、患者はこれを、二人の恋が終わったためだとする。しかしこのとき既に患者は、これまた彼にぞっこんの別の女優R嬢に妄想的な解釈をしていた。彼女も舞台から彼に向けて、前回と同様に愛の告白をしていた。この新たな恋は、相手が不実にも結婚してしまったために長続きしなかった。そもそも患者Bは、G嬢との空想の馴れ初めのとき、同じ劇場の女優D嬢が彼に秋波を送っていることにも気づいていた。舞台で『オルフェ』を演じていたD嬢は、患者の方に両腕をのばし「愛の詩人よ、私の胸にきてお眠り」と叫んでいた。彼はまだ平然としていた。彼の意見によると、D嬢には清純さに欠けるところがあり、動機が肉体的欲望でしかなかったからである。しかし1901年ころ、彼は譲歩した。こうしてD嬢は、彼の想像の世界における三人目の恋人となった。

　彼女が出演するたび、彼はオペラ・コミック座に足を運んだ。二人のあいだで甘い言葉が交わされ、彼女は想いのたけを込めた視線を向ける。歌うのは彼のためだけ。その証拠に彼の方しか見ていない。彼女は『カルメン』のなかで「私のジョゼ（ホセ）」と甘やかな声で彼の名前を呼ぶことさえある。彼のほうもそれに応えて、自分の想いが伝わるような目つき、仕草を返す。帰宅すると彼は筆を取り、詩人を自称するだけあって彼女のために「胸中のすべて響きわたらせ、飛翔する鳥のごとき詩」を綴る。彼は週にいく度も情熱の限りを尽くした長い手紙を書く。彼女がそれを読んで感動したことは、舞台の様子を見れば歴然なのだ。ついに二人は外で会うようになる。彼との逢瀬を彼女がどんなに喜んでくれたことだろう！　彼女が約束を反古にすることは一度もなかった。馬車がやってくる。御者が身振りで「彼女はここにいるぞ！」と彼に伝える。しかし残念なことに、必ず悪天候のせいか、はたまた急にご機嫌をそこねたせいか、D嬢は顔を見せることを拒みベールを脱がない。ある晩、馬車が現れなかったので、彼は手紙を書く。「昨日、お

前が来てくれなかったので、私の頭はおかしくなった！　私は、溢れる涙を目に、激しい憤りの気持ちを胸に、街をさまよい歩いた。お前がいないかと、馬車という馬車のなかを覗いて確かめた。怒りのあまり私は犯行計画を練りあげた！」この脅迫は繰り返されることはなく、むしろ頻繁に自殺念慮が浮かんだ。彼は「ああ、何という苦しみ！　ともに愛に結ばれよう。そして二人して死のう！　私の覚悟はできている！」と書いている。D嬢が彼を愛し続けていることに変わりはなく、それどころか嫉妬さえして、彼が外出するのをいつも見張っている。1台の辻馬車がしばしば行きつ戻りつしている。D嬢が見張っているのだ。彼が舗道に立ち止り、若い娘と話し始めようものなら、たちまち馬車の窓ガラスを内側から強く叩き、ちゃんと見ているぞと警告する。自宅にいると、いく台もの同じ辻馬車が窓の下をひっきりなしに通り、ときどき御者が口笛を鳴らして、D嬢が待っていることを知らせる。彼は、劇場で彼女に予告したうえで、いく度か彼女の家を訪れた。しかし、いつもの気紛れを起こしたのだろう、彼が到着したときには外出していた。ある日ついに彼女が扉を開けてくれたが、彼は二人の警官に取り押さえられたのである。

　彼はサン・タンヌ施療院に入院させられたことに抗議する。自分は大掛かりな陰謀の犠牲者であり、D嬢自らがその手引きを買って出たのだ。すなわち彼の愛は、徐々に第2段階へと進行している。人は彼が「偉大な霊媒者」であることを恐れ、超自然治療を妨げようとしているのだという。「医師会は磁気催眠を消滅させると宣言しました…しかし私の進む道を阻む者などクソ喰らえだ！　私はフランスを去ることに決めました。この国に私ほどの人物が生きるにふさわしい場所はありません。あえてそうする積りはありませんが、私には、優れた治療を施したのだ、と公表する権利があります。まがいものの科学なら、あれほどの成果を上げ、奇跡をもたらすはずがありません」。

V. 神秘妄想

　これまで宗教狂の名のもとに多種多様な病態が記載されてきたが、いずれもこの世ならぬ畏怖が共通する。それらを、上昇型の**テオマニー**と、下降型の**デモノマニー**に区分することができる。2つを分ける基準は、妄想に現れ

るのが天上界なのか地獄なのか、神々しいのか惨めなのか、幸福感に満たされているかメランコリックに沈むかの違いである。「神がかり」は前者に、「悪霊憑き」は後者に入る。かつて「宗教狂」と診断されてきた患者は、今日ではさまざまな精神病に相当するが、ここでは解釈妄想病に属するものだけを取り上げることにする。

　神秘念慮をもつ解釈妄想病患者は、一般に誇大的な特権妄想を有しており、もともとの性向や教育によりそれが特有な色調を帯びたものである。患者のなかには、魔術師も預言者も救世主もいる。もっとも謙虚な軽症患者は、美徳を自画自賛し福音を説く程度だが、もっとも思い上がった重度患者は、自らを神の子と呼ぶ。発症時に認められるのはたいてい妄想解釈である。ある女性患者は、自分の容姿がマルグリット・マリー（**訳注 11**）に似ていることに気づき、聖女になぞらえて、自分が属する教区だけでなくフランス中の信徒を聖心へ導かねばならないとの結論に至った（**原注 10**）。神秘妄想を有する被害妄想病患者の一人は、自分が見た「お告げの夢」を解釈する。例えば夢に棺桶が現れると、それは、彼女の敵が近々死ぬことを神が予告していることになる。ある夜、彼女は「白馬に跨った自分が、幟を手にして目に見えぬ軍団を率いている」夢を見たが、それがジャンヌ・ダルクと似かよっていることに気づく。そもそもこれ以前に、彼女がジャンヌ・ダルクの銅像を眺めていたとき、通りがかりの人々が、二人の容貌があまりにもよく似ていることに驚いていたではないか。このことがあってから、彼女は若きヒロインの絵を誰彼なく見せたところ「なんと全員がそっくりであると認めた」のである。ある日教会で、彼女がこの類似性に思いをめぐらせていたちょうどその時、前列の子どもたちが振り向いて彼女をしげしげと見つめた。もしかすると自分は、ジャンヌ・ダルクの役割を果たすべく召されているのだろうか？（**原注 11**）

　神秘妄想をもつ患者では、睡眠中に見る夢の妄想に与える影響が、解釈妄

訳注 11　聖マルグリット修道女（1620-1700）。カナダのヴィル・マリーで貧しい移民、子どもの教育、援助を行いコングレガシオン・ド・ノートルダム修道女会を創立。

原注 10　Vurpas et Duprat: Du rôle de l'imitation dans la formation d'un délire. Ann méd-psychol, mai, 1904.

原注 11　妄想はすでに 28 年を経過しているが、この患者はいまも知的衰退をまったく認めない。最近も「彼女の不当監禁」に反対するキャンペーンが新聞紙上で 2 回取り上げられたという。トリュエルとカプグラの論文（245 頁）を参照。

想病の他のどの型よりも強い。モロー・ド・トゥールは、神秘妄想の観察例を次のように記している。「眠ったとたんに押し寄せてくるヴィジョンに幻惑された患者は、しまいには夢をすっかり信じてしまったが、その様子はモノマニー患者の頑固さそのものである…自分が見た夢と関連のない部分については、彼の知性と常識が必ずそれを補完した」。これらの夢は、しばしば非常に込み入ったもので、場所を移動する感覚、空を飛んでいる感覚を伴っている。上述した神秘妄想の女性患者はこう語っている。「ボルドーの病院にいたある晩、ベッドに寝ていた私は、翼をもった人物に抱き上げられ、空中に連れ去られるのを感じました。彼は私を大都市の上空まで連れてゆき、私にはそれがパリだと分かりました。すると巨大な十字架が空中に現れたので、私は呆然として長い祈りを唱えました。祈り終えると、翼のある人物は私をボルドーまで連れてゆきました。私は、どうか施療院に連れ戻さないで、と呻くように懇願しました。でも、とても優しい声が『元気を出しなさい、私の娘よ、戻ることが必要なのだ、世界を救済するために、お前は苦しむだろう』と言ったのです。目が覚めると、私の全身は冷え切っていました。たった今まで、凍てつく夜空を長いあいだ旅していたかのようでした」。

　神秘妄想の患者には、ほぼ常に感覚障害が現れる。患者は、この感覚を自分から引き出そうと、長い祈禱や長期間の断食をする。すると体力が低下あるいは飢餓で衰弱するために、幻覚を生じることがある（症例4参照）。それでも幻覚は、常に短いエピソードにとどまり、患者は信仰ゆえに、これに超自然的な意味を与えるのである。

　もっとも頻繁なのは幻視であり、さまざまな宗教的イメージを白日のもとに再現する。父なる神が白く長い髭をたくわえ、切り株に座った老師の姿を借りて現れる。聖母マリアが純白の衣に青い帯を締め、無原罪の宿りを象徴するルルドの聖母像の姿で出現する…これらのヴィジョンは、幻聴を伴うこともある。はじめは無言で出現したものが、たいていは「そこに何かがある」「これはまたあとで」などのお告げのような言葉で話しだす。この謎めいたフレーズは、次から次へ解釈されないと理解することができない。言語性精神運動幻覚が認められることもある。これは本当に精神運動現象なのであろうか？　それとも長時間の瞑想や無言の念禱が習慣化することで、内言語が肥大あるいは自動症になって外に表出したものであろうか？　次に挙げる患者は、聖体を納めた聖櫃の前に長いあいだ佇んでいるときに、法冠を約

束する「内なる声」を聞くが、これによって幼少時に「ぼく教皇さまになりたい」と口走ったことが裏付けられた。神秘妄想の患者は、見えることも聞こえることもない体感の変化に応じて、しばしば身近に超自然的存在を感じる。患者にはある種のそよぎ、内なるほてりが、神の息づかいであるとの錯覚をもたらす。硫黄臭がする、というような錯嗅によって、悪魔の接近が知らされることもある。多くの場合、これらの感覚障害は互いに結合して1つの場面を構成し、多少とも長時間にわたり継続する。レジスはこうした一種の「白日夢」を夢幻幻覚と名づけている。

　これらの患者は、命令してくる幻覚あるいは解釈のなすがままに、暴力、自傷、殺人に走る危険な存在となる。実際どの患者も自分の信念に従って行動し、天の命じるままに生きる。被害者だと自称する患者のいく人かは急速に加害者になる。破天荒な行動に明け暮れる患者もいる。それでもなかには平穏な患者もおり、高潔で禁欲的な生活を送り、皮肉を言うことはあっても、おとなしく静かなままである。最後に、彼らの多くにエロティックな傾向が見られることを付け加えておきたい。

　症例11　アルセーヌ・V、現在60歳。9歳のとき、彼の妄想を方向づけることとなる出来事が起きた。村の子どもたちの最初の聖体拝領の折、司祭が子ども一人ひとりに、将来どんな仕事をしたいのかと質問した。自分の番がくると、患者Vは天真爛漫に「司祭さま、ぼく教皇さまになりたい！」と答えた。「教会中の全員がびっくりした」という。この日以来、村人たちは彼のことを「教皇」と呼ぶようになった。同じころ夜驚症に襲われると、彼は自分が悪魔と闘っているのだと思いこんだ。

　17歳のとき、彼は修道院長をしている叔母を訪れた。そして、パリに住んでいた4年間に忘れていた神秘的な計画に再度着手した。このとき、もしくはこの後、いくつかの出来事が病的に解釈され、彼の信念は確固たるものとなった。ある日一人のユダヤ人から、シナゴーグに置かれた7基の燭台の蠟燭を消すのを手伝ってほしいと頼まれる。これはもしかして、彼がユダヤ教と各種の異端の教えを消し去ることを暗示しているのではないだろうか？24歳で神学校へ進み、聖体を納めた聖櫃の前にいつものようにしばらく佇んでいたとき、彼は教皇になることを告げる内なる声を初めて聞いたのである。ほどなく彼は、自分がその天命を授かっていると教皇ピウス9世に伝え

104 | 第2章 妄想の特性・類型・反応

るよう校長に頼んでから、僧職を離れる（1874年）。その後、さまざまな仕事を転々とした3年間は誇大妄想を忘れる。しかし1876年末のころ、数多の不運に見舞われたのち、彼は悲しく失意の状態に陥る。ある晩（1877年）、彼は猫の恐ろしい鳴き声で目が覚め、恐怖におそわれて寝ずに祈る。翌朝、管理人の女が「昨夜、猫の鳴き声が聞こえましたか？　真黒な猫で、あれは確かに悪魔だったと思いますね」と言う。患者は、猫が悪魔の化身であったことを確信し、神が知らせてくれたのだと思い込んだ。

　この日以来、新たな神秘妄想がおとずれ、夢を自分に都合よく解釈する。彼は、夢で見たからと言って政治的出来事を予告する。ピウス9世に、退位して自分に教皇の座を譲るよう手紙を送る。ピウス9世が死ぬとコンクラーベに立候補したが、レオ13世が選出されると、これに抗議しこの対立教皇を刺殺しにゆくと公言する。このあたりから、彼の行動は過激になる。数年間に1万5千通以上の絵はがきを、ヨーロッパの各界有力者宛てに送りつける。彼は、この絵はがきが世界の命運にとてつもない影響を与えると信じた。絵はがきのおかげで、いたるところに「V主義」が浸透し、教皇クリソストーム（自分が予定している教皇名）選任に向けた準備が進められる。彼はドイツ皇帝ヴィルヘルム2世に次のように書き送った。「神が私に、あれほど多くの小さな長方形の厚紙を閣下宛てに書かせたのには理由があります。電報をお送りした2週間後に宰相閣下が思いがけず失脚するとは、なんと奇妙な偶然でありましょう…教皇庁に絵はがきを送ったことが功を奏し、バチカンとスペインをまさに結託させようとしていた鉄の橋は完全に断たれました…スペインに関して申し上げますならば、ドン・カルロス（訳注12）宛てに打った電報が威力を発揮し、摂政妃（訳注13)に甚大な困難をもたらしたのであります…さらに私は、アルフォンソ13世に対しても将来さらなる困難を突きつける所存でございます」。

　1884年、彼は詐欺事件に関わり、数か月に及ぶ最初の入院を余儀なくされた。突飛な行動のために、どこに行っても追い払われ貧窮の底に落ちて、物乞い行為の廉で逮捕され、再びサン・タンヌ施療院に収容された（1893年）。彼は以前にも増して自分が教皇になることを確信している。彼は「私

訳注12　アルフォンソ王家に対立する王位請求者。カルロス4世の息子。
訳注13　アルフォンソ12世の王妃マリア・クリスティーナのこと。アルフォンソ13世の母親。

が教皇になることは正当です。いくつもの根拠によって完璧なお墨付きが与えられているからです。第1に、徴が2度にわたって現れました。最初は子どものころ、神さまが私に『ぼく法王になりたい』と言わせたことです。あれは神さまの声だったのです。2度目は悪魔が猫に化けたことです。第2は、睡眠中に見たヴィジョンと、そのときに聞いた言葉です。第3は、内なる声です」と述べる。入院中、彼は頻繁にものを書いていたが、この内なる声についてほとんど言及していない。ある日彼は「それは批判に過ぎない」という声を聞き、別の日には、イエス・キリストから授かった「私はレオ13世を永遠に懲らしめよう」という言葉を聞く。

　かなり頻繁に見る夢は、たいてい政治問題と関連している。彼はヴィルヘルム2世に、ある政治問題を次のように解説する。「陛下、コンクラーベが開かれるのを待つ間、私が見たヴィジョンを陛下にご披露することをお許しください。それに題を付けるなら、『はびこる社会主義者たち、串焼き共和国』とでもなりましょう。夜明け早々、寝床に座った私から霊が抜け出し、ある運河上空に連れてゆかれました…対岸を見ると、非常に高い建物の正面壁の前で、労働者たちが大きな魚を切り刻み、串刺しにしているのが目に入りました…私がその見事な串刺しを眺めておりますと、建物の最上階から、えも言われぬ声が聞こえてきたのでございます…見ると、建物の正面壁はいくつもの狭いバルコニーで覆い尽くされ、そこでは労働者たちがひしめきあい、体を運河の方にせり出しているではありませんか…私は玄関ホールに入りました。たくさんの買い物客がいました。それは、運河べりにいた人たちでした…すると子どもが一人、もの欲しげな顔でやってきました。突然もう一人の子どもが現れました。最初の子どもより頭ひとつ大きい子です。それから、さらに頭ひとつ大きい3人目が現れました。私が3人の子供たちを感心して眺めていると、彼らの後ろから、三つ目の令嬢が現れました。まんなかの目は黒いサテンの小さな裏地で覆われて、右目はほかの目よりずっと大きく見開かれていました。現実の世界に戻り、普段の感覚が戻ってから、私はこのヴィジョンの意味を悟り、次のことを理解したのです。社会主義者どもをさっさと運河に叩き落とすことは今でも十分に可能であること、串刺しの魚は、共和国とはその程度のものにすぎないということ、中央の覆われた目は政権の座にある中道左派政党がその目的を達し得ないこと。しかし、ほかの目より大きく開かれた3番目の右目から理解されるのは、君主制とロー

マカトリックを奉ずる右派勢力によって第4勢力の台頭を阻止できる、ということだったのです。陛下、即刻行動に移るべき時がまいりました。今日という日は、ヨーロッパの吉日として刻まれることでありましょう」。

1895年、彼は「単に時間の問題とはいえ、私はまだ教皇の座に就いていない。私が大衆の面前に姿を現すのは、あたかも天から流星が降るごとくではない方が望ましい。突然に即位する真のそして唯一のメリットは、私の計画を知らしめることにあるのだ」と記している。彼は「教皇空位期間」を利用し、自分の計画を発表する。すなわち、ヨーロッパに関わるあらゆる問題への介入、世俗権力の復権、スタンブールの偽予言者の追放、そして世界的軍備撤廃である。「教会！　それはこの私なのだ」。その後、錯聴ないし幻聴はごく稀にしか認められなくなった。彼は、医者を喜ばせるためにわざとやったのだと主張する。

1906年、ヴィル・エヴラール病院へ移された彼は、進行麻痺があると言い張り、ここで治療してくれないのでほかで診てもらうという理由で退院を願い出る。これまでの考えを捨てると断言した患者の表現は、注目に値するので次に引用しておきたい。「コンクラーベの一員でもなく聖職者でもない者が教皇になることを望んでいる。心神狂医どもはこのことから私を認知症扱いする…8世紀のロンバルディア人たちが、一介の在俗信徒を教皇に選出したことがある。それなのに心神狂医は、法冠に憧れる一介の世俗信徒を気違い扱いする。そこで健全な精神を有する私はこう言おう、私は教皇位など望んではいない」(原注12)。

VI. 心気妄想

かつては心気症の名のもとに、疾患分類的に異なるものが一括されていた。今日では心気症は分割再編され、解釈妄想病もその1つである。そもそも心気妄想とは、正しく感じた感覚を誤って解釈したもの、と考える傾向が強まっている。最近の観察によると、体感幻覚とみなされるあの大袈裟な訴え、あの風変わりなたわごとの原因は、実際には内臓の不調から引き起こされた痛みないし錯感覚である。

原注12　この患者をバル（Société méd. Psych., 1887, II, p. 413）とマニャン（Leçons sur les délire syst. dans les psychoses Obs. XIV, p. 123）が前後して研究対象にしている。

解釈妄想病において心気念慮は、しばしばほかの妄想とくに被害妄想と結びつく。多くの患者たちが、わずかな痛みを大袈裟に恐れ、軽い不調をこと細かに説明する。すぐ治まる程度の頭痛やちょっとした消化不良を、やれ拷問だ、やれ殉教だと大騒ぎする。「患者が怖えている病気など大したことはないといくら言っても、彼らは癌や進行麻痺のことばかり心配する」のである。こうした心気症性の懸念は妄想体系の外部に留まることもあるが、逆にそれと一体となって、自分を苛む迫害の新たな証拠になることもある。

いくつかの例においては、前景を占める心気念慮が解釈を主導し、体系化（バレの言う**妄想性心気症**）を方向づける。患者は、脊柱が折れている、顎が砕けている、心臓が引きちぎられそうだ、などと訴える。

心気症の患者は、常に自己診断を下し、印象を書きとめ、診察を求めて医師を転々とする。しばしば彼らは、誤診を非難し、有害な薬を処方されたと抗議し、医師を責めたて、危険な存在となる。自殺する者もいる。

憑依念慮は非常に稀であり、軽愚者に限って見られる。軽愚者は、ときに体内に動物が侵入した（寄生動物心気妄想）と信じこむことがある（原注13）。解釈妄想病の患者は心的な統一がとれているので、否定念慮、巨大念慮、不死念慮、身体変形念慮が生じる余地はないように思われる。私たちはこれらの妄想を、一過性の形でも観察したことはない。

VII. 自責妄想

解釈妄想病の患者が、自分に罪があると考えることはほとんどない。しかし解釈するうちに、自分が何かしら違反行為あるいは罪を犯したのではないかと想像することはある。「こうした自責妄想は、被害妄想からくる一種の憶測にすぎない。患者は、彼に対する世間の態度を見て、自分のほうに非があるのだと結論づける」（原注14）。しかしほとんどの場合、患者は自問自答して自責を修正してしまう。

ところがバレとセグラは、自責妄想がいったん定着すると、被害妄想と並行して継続する場合があることを認めている。バレの観察した症例は、「患

原注13　Dupré et Lévi: Revue neurologique, 1903, n 81.
原注14　Séglas: Leçons cliniques sur les maladies mentales et nerveuses. Les persécutés auto-accusateurs, p. 540, Paris, 1895.

者に幻覚があったことは確認されていない」（原注15）ので、おそらく解釈妄想病に属している。さらにセグラは、一次性、体系性の自責妄想が存在することを明らかにした。その特徴から、私たちはこれを解釈妄想病の一型であると考えている。

　セグラは以下のように記載している。「この妄想は、メランコリーに見られる自責妄想とはまったく違う特有な外観を有している…メランコリー性デリールは、概して同じことを単調にくどくど述べるのであるが、この妄想は、それとは大きく異なり、極めて明瞭に体系化された特徴を帯びている。ごく些細な出来事が、患者によって妄想に都合よく解釈され、それぞれが確信を裏付ける証拠となる…患者はこれらの証拠を現在だけでなく過去に遡り、いたるところで自分の卑劣さ、過ちの新たな証拠を発見する。自責妄想は、本質的に解釈妄想に依拠する。私が観察した慢性例に幻覚は認められなかった…一部を除き、患者は意識清明で、精神の潑剌さを完全に維持している。患者の多くはこれまで通り普通に仕事を続ける。こうした妄想型が最後は認知症になるのだろうか？…私の観察するかぎり、そうなるとはとうてい思われない」（原注16）。

原注15　Ballet: Leçons de clinique médicale, 1892. p. 34.
原注16　Séglas: Le délire systématique primitif d'auto-accusation. Arch. de Neurol. Juin, 1899.

第 3 章

経 過

経過の一般的特徴。
I. **自然経過** ── 図式的に3期に区分できる。
　1) 潜伏期：徐々に進行
　2) 最盛・体系化期
　　• 主導観念の出現　• 妄想追想　• 時に不完全な体系化　• 規則的経過の欠如
　　• 進展拡大
　3) 終末期
　　• 知的衰退の欠如　• 解釈と反応の減弱　• 老年退行

II. **異常経過**
　　• 寛解　• 一過性の解釈　• 躁的発揚　• 抑うつメランコリー　• 知的ないし幻覚
　　性の急性錯乱
　　• 夢幻状態　• 合併精神病：アルコール中毒、てんかん

　解釈妄想病におけるさまざまな妄想は、いくつもの要素が互いに結びつき、ある秩序のもとに一体化して、多少とも緊密に組織化された一群の体系をつくり上げる。こうした体系化は、どのように準備され、組織化され、固定し、進展するのであろうか？　その先は、どのような終末を迎えるのであろうか？　病気の経過を知るためには、これらの点について検討しなければならない。

　こうした観点から見ると、解釈妄想病は他の体系化妄想病とは異なる特徴を示している。長期にわたる潜伏期間ののち、急速に組織化してほぼ際限なく拡張してゆくが、その姿を変えることも解体することもない。認知症にいたることはないが、決して治癒もしない。こうした自然経過は、時に寛解する、あるいは発作性エピソードや、ほかの精神病が混入ないし結合することで形を変えるのである。

I. 自然経過

　解釈妄想病は、幻覚性の体系化精神病とは異なり、明確に区切られた病期をたどるわけではない。マニャンの慢性妄想病のように疑惑期、被害妄想期、誇大妄想期、認知症期を順に継起するのではなく、精神病が患者の人生全体と一体化し、患者の死まで続くのである。それでも経過を図式的に次の3期に区分することができる。1）一般に気づかれぬまま長期におよぶ潜伏期ないし熟成期、2）最盛・体系化期、3）終末期である。

1）潜伏期

　正確な情報がえられないので、いつ、どのように発病したかについて特定することはたいてい困難である。マニャンが記載した「変質者の慢性知的妄想病」の一部は解釈妄想病に該当する。彼は「多くの場合、妄想はいわば前もって育成された土壌の上に構築される。はじめは病的な性向にすぎないものが、何かしらヴェザニア性のものへ向かってしだいに特有な形を帯びるようになる」と述べている。

　クレペリンは次のように記載している。「発病の兆しは何年も前に、かすかな気分の変化、不信感、漠然とした体調不良、心気性の愁訴といった形で現れる。患者は自分がいま置かれている立場に不満をもち、除け者にされたと思いこんでいる。両親や兄弟姉妹から当然受けるべき情愛にもはや預かれず、人から無視される。患者と周囲との間に少しずつ壁ができる。家族とはまるで赤の他人のように、冷たく、つっけんどんな、敵意を含んだ態度で接する。その一方で患者は、心の奥底で何かしら偉大なものに憧れている。徐々に予感が、病的な思考連鎖が患者の現実認識に影響を及ぼし始める。人々が自分を親しく迎え入れてくれない、避けられていることに気づき、患者は過敏になり不信感を募らせる。こうして妄想解釈は、堰を切ったように繰り返されるようになり、体系化が決定的に定着する」。

　ログ・ド・フュルサックによると、発病はゆっくり進行することもあるが、ほとんどの場合は急速に出現する。固定観念は、後者の場合には妄想解釈に対して一次性に生じるが、前者では二次性である。

　実際上、医師が発病に立ち会うことはまずない。患者が診察を受けるのは、

精神病はまさに最盛期のさなかの興奮エピソードにあるか、暴力を振るっている時に限られるのであるから、病気はすでに何年（10年、ときには20年）も経過している。このときはじめて周囲の人たちは、患者の奇妙な言辞、「疑惑マニー」、理解できない振る舞いを、今からふりかえると、そう言われてみればと打ち明ける。それらはいかにも明敏な精神活動や普段のまともな行動とは著しい落差を示すので、周囲は患者のことを、変人、夢想や絵空事にうつつを抜かす人、ひいては根っからの調子はずれで、直観的なひらめきから非常識なことへ、あるいは明らかな過ちへと、一足飛びに達してしまう人とみなしていたのである。しかし、こうした出来事のつながりをうまくたどることはできない。患者に直接尋ねても困難は同じことで、自分は以前からこうだったと断言するばかりである。被害念慮も誇大念慮も、思い出せる限り遠い昔からあったと述べる場合もある。ある患者は、自分が今抱いている考えはつい最近の出来事が原因だと言っておきながら、はるか以前の解釈を告白してみせる。別の患者は、妄想追想があるために誤ったヒントしか与えてくれない。

　こうした困難はあるものの、患者の語ろうとしない部分や誤っている部分の裏から、やがて解釈へと発展する材料を蓄積していた瞑想段階とでも言うべき存在が透けて見えてくる。特定の事件、優しい言葉や曖昧な言いまわし、思春期にありがちな夢想、ささいな叱責、それ自体どうということのない一連の出来事すべてが、患者の目にとまり重大な意味を帯びて心に刻まれる。まだ患者はそれを説明しようとはせず、疑い躊躇して「だからどうだというのだ？」と自問する。こうして一度記録されたさまざまなイメージが、一層くっきり浮かび上がるとともに、患者の性向とぴったり一致した新たな材料が追加されるにつれてゆっくり形を変えはじめる。この準備作業は患者の気づかぬうちに秘かに進行するので、他の体系化精神病の発病時に認められるような不安感を引き起こすことはない。推測、予感が芽生え、それが少しずつふくらんでゆく。ちょっとした偶発的原因——何らかの出来事、多少とも強い情動——さえあれば、第2期へと移行するのに十分である。こうなると明らかに理性を欠き、非論理性が体系化してくる。異常人格の登場である。

　気づかぬうちに発病する様子は以下の症例に見られる。この女性教師は妄想が出現する10年前から、しばしば上司が不誠実である、同僚が悪意を抱いている、生徒がからかうなどの不平をもらしており、明らかに誤った解釈

をする傾向があった。彼女はほぼ毎年担任を変えさせられたが、49歳時、ついに活発な被害妄想になった。

症例 12 　女性 B、教師。55歳時（1898年）に施療院に入院。以前から気難しい性格で、自分の境遇に満足できず、何かにつけ不平をこぼし、上司と決して折り合うことはなかった。彼女に言わせると、上司たちは16年も前から、彼女を苛立たせようとたえずピンで突っついたり、面目をつぶして笑いものにしたり、配下の教師たちとの接触を禁止したり、生徒を焚きつけてからかわせたりしていたという。彼女は10回以上も転勤したが、どこの学校でも同じ悪意が待ち受けていた。6年前から敵意はさらに露骨になり、警察の密偵に見張られ（彼女は尾行していた女に日傘で一撃を喰らわせた）、上司あてに書いた手紙を盗み読まれ、あるいは嘆願の動きに先手を打たれ封じられた。自宅に何か物品を置き、盗みをしたと人に思わせて、彼女の立場を危うくさせたことさえある。これらの悪意に満ちた行為は上司の差し金だった。上司とかなり激しくやりあった後、彼女に退職金の一部が支払われたが、満額との差は部署の主任と実の兄に横取りされていると確信したので、彼女は為替の受領を拒否し、行政当局を相手取って訴訟を企てる。彼女は、警視庁で応対に出たのは「偽の主任で、その人が罠を仕掛け偽の書類をでっち上げた」と主張する。兄がとりなしの忠告を与えると、兄のほうこそ自分に敵意を向けるのだと非難する。大家から家賃を請求されると、そんなことは行政に掛け合ってくれと突き放す。彼女は管理人、もしくは実際は違うのに管理人だと自称する男が気に入らない。なぜ1日中口笛を吹いているのか？　いつかは猫の鳴き声を真似したではないか？　ほかの動物の鳴き声を真似るときもあるが、こんなことをしていったい何が面白いのか？　そもそも本当に管理人なのだろうか？　この家は実に怪しい。不可解な人の出入りがある。住人のいく人かは警察の犬だ。アパルトマンのいくつかは空き家になっている。だが彼女は転居しない。強制退去の脅しを受けても動じない。やってきた警官を変装した偽物だと言い張り、住居に入れるものかと手斧で武装する。こうして彼女は入院させられた。

　入院後も解釈は続く。職員と入院患者たちは変装した警官で、彼女を監視しているのだ。彼女はそのいく人かに、どんな役割をしているのか問いただす。そもそもカレンダーの日付が間違っている！　ドアを軋ませる、眠れな

いように大声を発するなど「特別仕立ての」からかいが続く。ある日、誰か
が幽霊の話をする。自分のことを狂人だと思わせたいのだ。足を滑らせよう
とする。視界を遮る。ここには患者も医師も一人としていない。すべては茶
番劇である。面会にくる司法官連中も本当は司法官などではない。入院患者
たちは俳優で、彼女の神経を逆なでし、苛立たせることを頼まれて百面相を
して見せる。頭をしっかりしないと気が狂ってしまう！　彼女は、治癒して
退院する患者に、「お芝居お上手ね」などと賞賛の言葉をかける。食卓では
いちばん出来の悪い料理が与えられるので、彼女は警戒して自分の皿には決
して手をつけず、隣人の皿に手を出す。彼女のほうこそ手に負えない患者と
なり、あらゆる人をからかい、入院患者たちの真似をして笑い者にする。絨
毯を持ち上げて看護師らの鼻先でばたばたさせる。掃除したばかりの場所を
すぐ汚す。ときには下品で厚かましく、窓ガラスを叩いて割ったりする。こ
の監獄から出たら、ここにいる全員を裁判所に告訴しようと本気で決心して
いる。彼女の自己評価は高いが、誇大念慮は認められない。ところが、数か
月にわたって彼女はブラウスにひとつの勲章を着けていた。その意味を訊ね
ても答えてはくれなかった。

　現在、患者Bが入院してからすでに10年経過したが、幻覚も知的衰退も
認められない。解釈は相変わらずきわめて活発である。

2）最盛・体系化期

　まさに直観的なひらめき、とでも言うべき妄想解釈が出現する。患者の理
性がすんなりと受け入れるのは、それが患者の感情状態と合致するからであ
る。解釈は、何ら問いただすことも確認することもなく、自明のこと、絶対
的な確信になる。こうして最初の一歩が踏み出されると、主導観念に導かれ
た体系化が急速に進行する。妄想フィクションは、膨らむまでに長い期間を
要することはあっても、いったん膨らむと、ほどなくそのフィクションにあ
りとあらゆる新たな解釈がつけ加わる。ある患者は「鍵を握った今、すべて
がはっきり見える」と述べている。

　患者は、知覚した現実の上に解釈を働かせる。すなわち、周囲の環境、出
来事、接する人々の態度に、都合の良い説明を見出すのである。幻覚性の被
害妄想病患者は、はじめは対象を「不特定の誰か」という曖昧な形でとらえ、
次にそれが漠然とした集合体となり、それから徐々に詮索の領域を狭めるの

で、関心が個人に固定されるまでには時間がかかる。これに対し解釈妄想病患者は逆の順序をたどり、家族の一人、特定の隣人、著名人をはっきりと名指ししてから、周囲にたえず増殖する敵の発見に至るのである。一連の帰納的ないし演繹的推論を働かせることによって、それまで曖昧だった点が解明される。いま貧困を強いられているのは、自分の富や肩書、使命が他人に嫉妬、金銭欲、猜疑心を呼び起こしたせいなのだ。患者は、つきまとう加害者が何を狙っているのか、誰を買収したのか、どんな手段を用いているのかを探し出す。蘇る古い記憶は、妄想追想として組織化され現在の解釈に適用される。ある女性患者に向かって誰かがかつて「可哀そうな私の子どもよ」と繰り返し呼びかけていたが、それは今の不幸を予告するためだったのだ。ある男性患者の父親は昔「悪巧みがある」と言ったが、現在の陰謀を暗示していたことは明白だ。別の女性患者は「私の小さなお姫さま」と呼ばれていたが、彼女が女王になる権利を有している証拠ではないだろうか？　この患者は「昔聞いた会話をすべて組み立て直してみると、事件の核心が理解できるのです」と述べている。

　このようにして患者は、多少とも整合性のある体系を組み立てるのである。体系化は必ずしも厳密であるとは限らない。妄想錯誤が一体化してより強固になる傾向はあるが、作品の出来栄えは作り手にかかっている。いろいろな材料を緊密に組み立てることのできる患者もあれば、脈絡なく繋ぎ合わせるだけの患者もいる。タンジによると、体系化は長期にわたる労作にほかならず、疑いと躊躇は何年も消えることがない。ここには患者の性格による影響が大きい。疑い深さが前景を占める奇妙な類型があり、この種の患者は見つかるはずのない説明をしきりに求めてやまない。決して確信にいたることはなく、いつまでも問いかけないし仮定の形で推論するにとどまり、取り巻く環境は同じでも安定した体系を構築することがない。

　患者のもつ優勢観念あるいは性向の周囲に、次々に解釈がまとわりつき結晶となって体系化が進展する。優勢観念は、一般に誇大的ないし被害的なものであるが、神秘、恋愛、嫉妬などの形をとることもある。妄想が進展すると、観念の意味合いが多少とも大きく変化することもあり、嫉妬妄想で発病した精神病が、最盛期に被害妄想を示すことは稀ではない。誇大妄想と被害妄想の出現順序も、感覚性の慢性妄想病では被害妄想から最終的に誇大妄想への経過をたどるが、これとはまったく異なっている。妄想の継起という観

点から解釈妄想病を見ると、次の4つのケースが考えられる。1）もっとも多くの場合、誇大妄想と被害妄想が同時に現れ、並行して進行する。実際これらは2つとも、患者の素質にある疑い深さと思い上がりが肥大したものにほかならない。2）発病時には被害妄想だけが認められ、続いて特権妄想が、かなり早い時期から、あるいはずっと遅れて現れる。3）これと反対に誇大妄想が最初に現れ、次に被害妄想が現れる。順序や最初に何が現れたかを問わなければ、1つの観念が別の観念を生み出すことに変わりはない。フォヴィルによると、被害妄想の患者に誇大妄想を生じさせ、特権妄想の患者に被害妄想をもたらす論理的思考はどちらも同じである。4）精神病が最後まで被害妄想あるいは誇大妄想だけに限定される。

　要約すると、誇大妄想と被害妄想は、さまざまな形で結びつき共存するのが一般的である。そのときの患者の気分に応じて、どちらかが交互に他を支配し、解釈に正反対の色合いを与えるが、一方が他方を排除することは決してない。注目したいのは、これらの患者において人格の特定要素が肥大することはあっても、人格そのものに変形がまったく認められないことである。重篤な人格変化を欠く理由は、解釈妄想病の患者に身体感覚や体感の異常がなく、感覚障害もないからである。

　ヴェザニア性の妄想主題は、固定し揺るぎない点に本質的な特徴があるが、必ずしも単調あるいは単純ではない。一度施された解釈は永久に消えることがない。妄想は汲めども尽きせぬほど豊穣で、終わることのないロマンである。患者のいく人かは、自作を書き直し、膨らませ、念入りに仕上げることに余念がない。1つの章が終わるとすぐ次の章が続き、結末はどんどん遠ざかる。妄想が進行するにつれて、ものごとは積み重なり、輪を広げ、拡大する。はじめに確固とした体系化が下地をつくると、空想がその上に刺繍を縫い付ける。大伽藍の設計図が変更されることはないが、新たな解釈が組石となり、より堅固により大きく規模が拡大する。被害妄想の患者は被害者であり続けるが、迫害者の顔ぶれが変わり、新たな共謀者が加わる。最初患者は、ある個人を疑っていたのだが、今では一隊をなした連中につきまとわれている。特権妄想の患者は、1つの肩書では満足できず、2つ目、3つ目の肩書を加える。ある女性患者は、最初イスラム貴族に過ぎなかったのに、後にナヴァール公妃を自称した。別の女性患者は、王女にはじまり、最後には皇妃になった。巨万の富は増え続け、社会改造計画が予言される。

妄想が拡散してゆく様子は、時に極めて強烈である。**症例1**の女性患者が非難する相手は、まず夫、次に義理の母親、そして実の母親、兄弟、親戚であり、さらには医師、司法官、病院職員、入院患者、新聞記者などにまで広がっている。彼女がたて続けに夫を非難する理由は、吝嗇、強姦、悪趣味の茶番、毒殺、さらに重婚である。対象がこのように次々に拡散してゆく理由は、解釈妄想病の患者が最初に抱いた妄想の定型パターンに固執することなく、周囲との関係を維持している（これは統合失調症の妄想患者には見られない）からである。周囲は絶えず患者に働きかけ無尽蔵の材料を提供するので、患者はたいてい自分に接触するすべての人にとどまらず、しまいには多数の見知らぬ人まで妄想に取り込むのである。

多くの患者は外界を十分正確に把握している。とはいえ、取り巻く世界が完全に変わって体験される場合がある。患者は失見当がないのに、いたるところに偽患者、偽医師、ソジーなどを見る。患者は誤認した人物が住む空想の世界に生きる。こうした再認・改変性の妄想は、ヴェザニア色の濃厚な精神病では最終段階に認める症状であるが、解釈妄想病においても、妄想対象が身近な人に留まっている時はかなり早くから出現することがある。

3) 終末期

解釈妄想病の経過には、言うなれば終わりがない。病勢が知的衰退に向かって次第に進行するわけではない。発病から15年、20年を経て高齢になっても、患者の妄想は相変わらず活発で、知的能力も維持される。自分が教皇であり皇帝でもあると信じていたクレペリンのパラノイア患者は、主治医のもとで8か国語を習得したという。20年間妄想を抱き続けた蒐集家の患者は、愛好する美術品に対する鑑識眼を曇らせることがなかった。入院して20年を経た神秘妄想の患者は、自ら紡ぎだしたフィクションに緊密な演繹手法を施して、外見をもっともらしく装うことができた。65歳になるダゴネの患者は、特権的な被害妄想に33年間も冒されていたというのに、知的衰退をまったく示さず、「思考は理路整然とし、手紙も完璧に書くことができ、出発点の矛盾にさえ目をつぶれば、会話も文章も論理的」であった。誇大要素をもつ被害妄想の女性教師は、30年間いくつもの施療院を転々とした後、家族的雰囲気の半自由な集団生活に素早く適応した。70歳になった彼女は、今でも自分の妄想を生き生きと語るが、このようなことは認知症で

はあり得ない。タンジが 1905 年に記載した 82 歳の男性例は、1834 年から妄想が続いているが、幻覚はなく、認知症の徴候もまったく示さない。すなわち、30 年経過しても明晰と知性を保ち続けるこの心的疾患は、精神衰退へ進展する傾向をもたない、と結論してよいだろう。

　もちろん解釈妄想病の患者が、心的活動のすべてを維持するわけではない。一般に加齢とともに少しずつ創造力が低下し、解釈は以前に比べて減少する。妄想の範囲が狭まり、輪が拡散しない。患者は同じことばかり繰り返し、ヴェザニア体系と無関係なことには興味を示さない。反応は弱まり、施療院の生活に順応し、退院を要求しなくなる。タンジがいみじくも言うように「パラノイア患者は治癒しないまま武装解除する」のである。これが諦念期である。退行期の薄明のなかに、すべてがぼんやり溶け込んでゆく（ツィーヘン、ブロイラーの言う仮性認知症）。仮性常同が観察される患者もあり、定期的に手紙を書くのだが、以前の手紙をただなぞっただけのように見える。解釈があまりにも馬鹿げている（語呂合わせ、等々）ために、知的衰退もしくは先天性の精神遅滞を疑わせる患者もいる。それは見かけ上、馬鹿げているように見えるだけなのである（原注 1）。

　妄想の解体ないし精神衰退が認められる場合は、精神病が進行したからではなく、老化によるものである。患者とて老年性の動脈硬化や脳病変を免れることはなく、記憶が衰え、思考は混乱する可能性がある。解釈妄想病は加齢による各種の機能減衰に少しずつ取って代わられる。しかし解釈妄想病そのものは統合失調症の妄想型とは異なり、心的統合や人格を徐々に破壊することはない。むしろ逆に、解釈妄想病はまさに精神病質性体質の深いところから生み出され、それと混然一体となったものなので、合併症を併発しない限り崩壊することはない（原注 2）。

原注 1　クレペリンは、時間の経過とともに通常ある程度の精神衰退が、少しずつ目立つようになると述べている。すなわち心的活動が低減するのに対し、妄想は非常にゆっくりとではあるが形成され続ける。
原注 2　終末期における老化の影響に関しては、J-J・ルソーの症例解説末尾（174 頁）に引用したレジスの見解を参照。

II. 異常経過

老化による知的衰退のほかに、寛解、一過性の解釈、割り込んできて併存するさまざまな精神病などの偶発変化が見られる。

寛解が数か月から数年続き、妄想の進行を中断させることがある。被害妄想や誇大妄想が消失し、解釈は一時的に止む、頻度が減る、あるいは推測の域を出なくなる。患者は、確たる証拠はない、あの点に関しては間違えたかもしれないなどと告白し、及び腰になるか堅く口を閉ざしてしまう。そもそもこうした寛解の影響は一部の妄想領域にしか及ばないので、寛解によって過去の錯誤がすべて撤回されることも、病識が出ることもない。この点で解釈妄想病の患者が頑ななことに変わりはなく、そうでなければ隠しているに過ぎない。寛解なのか、それとも故意に黙秘しているのか、判断しにくい場合がある。環境の変化によって妄想が一時的に後退したように見えることもあるが、これは一続きの解釈の範囲なのかもしれない。私たちの患者は、加害者から逃れるために何回も転居したところ、その都度1〜2年は解釈が消失ないし軽減された。その後はしばしば過剰な飲酒を契機にふたたび解釈が始まった。

症例13 ガエタン・C、50歳。父親と二人の兄弟に被害妄想病の遺伝負因がある。情緒不安定、株式投機で失敗し、1874年に農業を始めるが結果は思わしくなかった。過度の飲酒のあとメランコリー発作がおこり自殺未遂。

しばらくして患者Cは自分の不幸の原因に思い至った（1880年）。それは教会の司祭たちである。彼らはCが無神論者であることを赦さず、無理やりミサに行かせようとする。患者に非難を浴びせかけ、妻に見捨てるように勧め、女中に金を握らせて食事に毒を盛らせる。悪意は明白で、猟場の管理人がCに向けて猟銃を発射する、犬どもが夜通し吠える、等々…。

Cは敵意に囲まれて疲れ果て、1886年に農場を去り、ダンケルクに転居した。そこで1年間は静かに暮らしたが、ふたたび司祭一味が攻撃し始める。毒を盛ろうとする、道で踏みつぶそうとする、通りかかると威嚇する仕草を見せる。どこのホテルでも反動派の連中が宿の主人に彼を追い出させ、放浪の廉で2度も逮捕させた。彼はふたたび加害者の手を逃れ、アミアンに引っ

越した。だが4年後には加害者たちが彼の居所を突き止め、今度はひととき
の安息も与えなかった。Cは2年間闘い続ける。1898年、3度目の転居でパ
リに住む。転居先ではさしあたり敵意を感じなかったが、警戒を解くことが
ない。1900年5月、路面電車に轢かれそうになった彼は、この不意の出来
事を敵に見つけられた証拠だと思う。連中の数はずっと増え、若い娘とその
ひもまでグルなのだ。ある日、無政府主義者の男に襲われる。どこに行って
もつけ狙われ、何をしようとしても邪魔される。公衆便所に入ろうとすると、
女衒3人に先を越される。彼らがこちらを向いてしかめ面をする。洗濯女が
靴下に水銀を入れたので足が痛い。通りがかりにやり手ばばあからガラスの
かけらを投げつけられる。肉屋の店員が大きな肉切り包丁で脅かす。飼い犬
まで毒を盛られる。別れた家族、妻が司祭や無政府主義者と結託する。もう
酒に溺れるほかはない。彼は財産を食い潰し、一連の突飛な行動に走る。

　1900年ヴィル・エヴラールに入院すると、たちまち環境変化の効果が現
れ、1年後には退院し家族のいるパリに戻るまでになった。しかし1か月後
には前と同じ被害妄想が再発し、ふしだらな娘たちに取り囲まれていると思
いこむ。変装をさまざまに変えながらつきまとう同一人物がいるに違いない。
自分のものを盗んだと息子を責める。彼は、誰かが毒を盛ると想像したので、
わざわざ給水所まで行って自分で水を汲む。ところが翌日は給水所が閉鎖さ
れている。パリをさ迷うCの後ろから警察がぴたりとついてくる。毎日レ
ストランを変えて食事をするのだが、きまって不審な客が近くの席に座る。
よく見ると身なりを変え、顎髭を落としてはいるが、それが誰なのか見破る
ことができる。外出する際は拳銃を手放さない。

　Cは新たにアルコール中毒の発作を起こし、2度目の入院となる。患者は
疑い深くなり、自室に誰も入れない。鍵穴を塞ぎ、夜は自室に閉じこもる。
質問されても答えない代わり、頻繁にものを書く。手紙では特に過去を振り
返ることが多い。当時は気にとめなかった出来事が、息子や司祭たちが仕掛
けた罠であったことに気づく。

　Cは数か月後に退院したが、彼の解釈が変わることはなく、幻覚は一度も
現れなかった。

　こうした小康状態と対比的なのが**一過性の解釈**である。これは単純に、精
神病によく見られる症状が激化したもので、さまざまな解釈が頻発し、多か

れ少なかれ患者を途方に暮れさせる。妄想が活発化し、強い情動反応を生じ、かすかな物音を聞いただけで震えあがる。戸口で車が停まる音がすると、患者は「人殺し！」と叫び、あわてて窓から飛び降りようとする。ある女性患者は、怒りの発作を起こし、手当たり次第にものを壊し、家具を道に放り投げた。脈絡のない言辞、滔々とまくしたてる演説、あけすけな仕草、威嚇、暴力など、発作中に現れるこれらの騒々しい症状のせいで入院になる場合がかなりある。

　時には**躁的興奮**状態が見られる。1つは、知性の単純な高揚（理性マニー）に情念の肥大を伴う場合である。病的な活動性が高まり、固定観念に取りつかれた解釈妄想病の患者は、加害者として反応する。こうして解釈妄想病に復権エピソードが接ぎ木されることがあり、そうなると執拗な追跡、数え切れないほどの突飛な行動を生じるが、患者の強迫観念が満たされると突然に終息する。もう1つは、より激しい焦燥がまとまりのない思考を伴う場合で、こちらが本物の躁発作である。

　別の状況においては、**抑うつ発作**も起こる。患者は、意気消沈し、落胆し、能力がないと自分を責め、自殺を考え、心気的になる。

　そして変質者には、知的ないし幻覚性の**多形性急性錯乱**を生じることが稀ではない。急性錯乱では、妄想が主要な1つに限られるのではなく多彩で、とくに特権主題の誇大妄想は一過性である。これらは解釈妄想病とは異質な、いわば残渣のようなもので、患者は妄想に十分な批判をもち、過ぎてしまえばたちまち放棄する。これらの突然に出現する新たな予想外の修飾因子が、精神病本来の様相をまったく変えてしまう。ある被害妄想病の患者は、聖母マリアへあれこれ祈願することで頭がいっぱいになった結果、まるで神秘妄想のようになった。別の患者は、自分が特権的な計画を果たす中心にいると思い込み、それまで気にしていたことをすっかり忘れてしまった。

　これらの割り込んでくる偶発要因のなかでもっとも留意すべきは、**一過性夢幻錯乱**と呼ばれる幻覚エピソードである。このエピソードは持続が長く、ときに妄想内容に影響を及ぼし、とりわけ誤診を招きかねないからである。ここで問題にしているのは、私たちがすでに付随症状であることを指摘したような、短時間の、それも十分な間欠期をおいて単独で出現する幻覚のことではない。そうではなく、解釈妄想病につけ加わった真の感覚デリールのことで、数週間から数か月間継続する。この種の感覚発作を前にした精神科医

の多くは、そこに本質的な現象を見ようとせず、それらが精神病症状の一部であると考えた。これはおそらく中毒に起因する幻覚錯乱エピソードであり、そのせいで解釈妄想病のいくつかが幻覚を基盤とする精神病と混同されたのであろう。

例外的に、明らかな昏蒙を伴わない急性幻覚精神病が、背後に隠された体系化妄想の姿を借りて外に現れ、一見すると体系化妄想が激化したかのように見えることがある。しかし、いったん治癒した患者は、こうした不調が病的なものであったことを認め、以前の妄想と辻褄を合わせて説明しようとする。患者にとっては妄想こそが正常なのであり、一方、私たちにとっては不調が合併症にほかならない根拠になるのである。ある被害妄想病の患者は、こうした一過性症状を、毒を盛られたために生じた「狂気発作」であると考えた（症例5）。この患者には、3度にわたって夢幻エピソードが現れ、それが1週間から10日間続いた。発作の間欠期には極めて清明であるものの、急に激しい焦燥に襲われる。幻聴が活発になり、患者は複数の「声」に問いかけ、天に昇る準備はできている、とその声に答える。自分の妻は聖母マリアであると考える。さらには、ある家の屋根に描かれたSの文字を見て、本物のヘビがそこにいるのだと思いこむ、等々である。

セグラは、「患者自身によって修正された幻覚を伴う体系的被害妄想病」の注目すべき症例を引用している。その患者は、はじめ解釈に基づく妄想を抱き、多様な感覚障害が間隔をおいて出現した。その後、幻聴は絶え間なく聞こえるようになり、病像の前景を占め増強し続けた。はじめは誰の声なのか不明だったが、やがて特定できるようになり、声との対話、考想反響、感覚性の慢性妄想病が凝縮された様相を帯びた。これらの幻覚は、ほどなく患者自身によって批判、修正され、約2か月半後に消失した。妄想はその後も持続し、聞こえる「声」の正体が分かっているはずなのに、患者はそれを加害者が自分に仕掛けてくる行動の結果と証拠なのだと解釈し続けたのである（原注3）。

通常は、これらの感覚エピソードと同時に新たな妄想と反応が現れ、それまでの妄想に対立する。アルノーの以下症例には、解釈妄想病に対して感覚障害が外部から働きかける特性を明確に見てとれる。そこでは誇大と自責、

原注3　Séglas: Ann méd-psychol, janvier, 1901.

うつと反応性不安など相矛盾する要素をもつ一過性幻覚錯乱が、もとからある精神病を数か月間にわたって押しのけてしまうが、合併症が治癒すると、精神病そのものは幻覚や知的衰退の痕跡をあとかたも残さず、何ごともなかったように経過し続けた（原注4）。

症例14（要約）　海軍士官P。1894年2月、29歳時にヴァンヴの癲狂院に入院。宗教心が強く、腸チフスを患った折に劫罰念慮に襲われる。入院の1年半前、マスターベーションを人に見られたらしいが、当初は気にすることはなかった。10か月後、乗員らの態度が変化したように感じられ、ただちに例の件がばれたに違いないと結論した。まもなく船の乗員で誰一人このことを知らぬ者がいないほどになる。士官仲間は同僚意識から表向き無礼な振る舞いはしないが、心の奥では自分を軽蔑しているのだ。数か月後、特徴的な被害妄想が現れる。ある日彼が平服姿でいると、目の前にいた歩兵士官たちが海軍士官の悪口を言っている。彼は、どの都市へ行こうが自分はつけ狙われているのだと思いこむ。新聞は彼の名を間接的に示し、暗黙のうちに例の件を記事にしている。その後、症状が悪化して幻聴が生じ、街頭に限らず乗船しても侮辱される。

入院後の1週間、患者は強い不安発作を起こし、人が毒を盛ろうとしている、カンタリスを飲ませてマスターベーションさせようとしている、と確信する。噂によると自分は教皇であり、2人の人間を死に追いやったことがある、この世で最大の凶悪犯である、と言う。その後、焦燥と不安は徐々に軽減したが、幻覚はおよそ3か月続いた。誰かが自分の考えを一定のリズムで繰り返しているらしく、左より聴こえにくい右耳に声が響きわたる。6月、幻覚性の症状はすべて消失した。すると患者Pは、自分が重い脳病を患っていたことを素直に認めたが、かつて虐められていたのは本当だと相変わらず信じ続けた。

1894年7月、彼は家族のもとに戻り、まもなく復職した。しかしほどなく極度の疑念、あらゆることを自分に結びつける顕著な傾向、病的な傷つきやすさが再び頭をもたげる。彼が通りかかると人が猥褻な仕草をする、新聞紙上に彼と家族を傷つける当てこすりが掲載されるなど、皆からの悪意に曝

原注4　Arnaud: Idées de grandeur précoces et transitoires dans le délire de persécution choronique. Obs. III. Journal de psychologie normale et pathologique, mars-avril, 1904.

されていると思いこみ、眠れず、興奮し、怒りっぽくなり入院せざるをえなくなった（1898 年 12 月）。

　患者の態度は初回入院時とはすっかり様変わりして、当初に見られたようなメランコリー傾向や自責の念は跡かたもなく、逆に威嚇的、攻撃的である。穏やかでない発言や仕草をする連中は見つけしだい鞭の一撃を喰らわせてやるとか、奴らの脳味噌を燃やしてやるなどと言い放ち、以前彼に攻撃を仕掛けてきた士官との喧嘩にけりをつける決心を固める。もはや彼には幻聴も誇大妄想も見られない。あるのは被害妄想患者すべてに共通する傲慢な傾向、うぬぼれだけである。世間に迷惑をかけている、物事を知り過ぎていると言い、激怒した際には、大臣を爆弾でぶっ飛ばしてやる、とも言った。不安クリーゼが 1 週間続いたあと、妄想は激しさを増し、患者は自分の過去や家族にまつわる話を振りかえり、現在の陰謀の証拠がそこにすでに隠されていたことを悟った。彼は身を守るアイデアをいくつか思いつき、見知らぬ友人が自分を助けてくれようとした、などと確信する。過去、仕事、家族、祖国を連想させるあらゆることが数限りなく解釈され、新聞に当てこすりが載らない日はない。L 青年が水死したのは、今考えると、10 年か 12 年前にカリブ海のグアドループで起こった溺死殺人事件の犠牲者だったに違いない。商品取引所の火災、ツーロンのラグーブラン地区で起こった爆発も、自分にまつわる事件の結果であり、火薬庫が爆破されたのは、自分がてっきりツーロンにいるものと誰かが思いこんだせいなのだ。解釈はさらに続く。

　患者 P の状態は、1899 年から 1904 年になっても顕著な変化を示すことはなかった。アルノーは次のように述べている。「私たちは注意深く観察したが、ここ 5 年間患者にはいかなる幻覚も認めなかった。諸能力が何かしらの形で低下することもなく、患者が稀に自分にまつわる事件以外のことに関心をもつときも同様であった。事情を知らない、あるいは能力不足の医師が面接したら、相手が重病人であるとは疑ってもみないであろう」。

　アルノー医師の好意により私たちが参照できた診療記録には、1908 年における患者 P の状態が以下のように記載されている。「患者は、火山噴火、地震などの天災を含め世界中の出来事を自己流に解釈することに余念がない。彼は、それらを起承転結につなぎ合わせ、あらゆることを自分だけの話、昔の武勇伝に結びつける。患者 P は『現在起っていることを予測不可能と考えるわけにはいかない。すべてが互いに関連している。今起こっていること

のすべてが、15年または20年前のフランスで起きた歴史的出来事の結果なのである…』と記している。入院後15年経過したいまも、患者には幻覚も知的衰退も認められない」。

　私たちは、とりわけマニャンとデリックの研究が発表されて以来、異なった起源を有するさまざまなデリールが一人の患者のうちに共存し得ること（結合精神病）を知っている。上に紹介したいくつかの合併症も、その一種と見なすことができるだろう。解釈妄想病もまた、アルコール中毒、てんかんと結合することがあり、2つの病気は各々独立に経過して浸透しあうことがない。レモンとラグリフは、解釈に基づく被害妄想病とアルコール性デリールの合併例を報告している。彼らは、これら2つの精神病が互いにどのような影響をおよぼしているのかについて適切に見抜いた。すなわち、夢幻デリール、恐ろしい光景、自責は、過度の飲酒時以外には出現しない。メーウスは、てんかんと結合した解釈妄想病の2症例を報告している。ここでも2つの病気は、併存しつつ互いを悪化させることなく経過し、いくつかの細部において影響し合うにとどまった。二人の患者は、てんかん発作前後の感覚異常、前兆、発作中の尿失禁などを、てんかんそのものがたいていそうみなされるように、加害者が「小細工」したせいだと言うのである。

第4章

類　型

解釈妄想病の症例を、付随的ではあるが目立ついくつかの特徴に基づいて分類すると以下のようになる。

I.　早発型　　　　　　　　　VI.　軽症あるいは不全型の解釈妄想病
II.　遅発型　　　　　　　　 VII.　加害型
III.　軽愚者の解釈妄想病　　 VIII.　諦念型：ジャン-ジャック・ルソーの解釈妄想病
IV.　虚言妄想　　　　　　　 IX.　一過性の幻覚型：解釈妄想病の伝播
V.　憶測妄想　　　　　　　　　　　●伝達狂　●同時狂

　解釈妄想病の基本特性は常に同じであるが、すべてのケースがまったく同じというわけではない。これまで検討してきた妄想の多様性は言うまでもなく、発病が青年期なのか、それとも老齢を迎えるころなのか、さらには基底にある心的状態、患者個人の精神特性、すなわち知的水準がどれくらいか、特別な才能に恵まれているか、特定能力がよく発達しているか遅れているか、などで違いがある。また性格が敏感、活発であるのか、鈍いのかにもよる。このようにして妄想が豊かになることも枯渇することもあり、堅固に体系化することも不完全になることもあり、誇張されることも抑制されることもあるので、病気の最終的な表現型には、実に大きな違いが生じることになる。そこで、それらの妄想のあいだには、ある形からまったく別の形へ、一連の多様な推移が存在すると考えなければ、すべてが同一の精神病であるとは見抜けないであろう。

　私たちは類型を次のように分類している（原注1）。I.　早発型、II.　遅発型、III.　軽愚者の解釈妄想病、IV.　虚言妄想、V.　憶測妄想、VI.　軽症ある

原注1　どの特性が支配的かによって、これらをさらに細分することが可能であろう。すなわち、追想型、改変型（周囲の出来事、もの、人物のすべてが妄想に合致するように変形されるもの）、再認型、等である。

126 │ 第4章　類型

いは不全型の解釈妄想病、VII. 加害型、VIII. 諦念型、IX. 一過性の幻覚型。

　この分類には、二次的な諸特性を明らかにするという利点があるが、たまに同一症例においてそれら二次特性が結合して現れることがある。この分類は便利ではあるがいささか恣意的な面もあり、本質的に同一の事象を別々に扱おうとするものではない。

I. 早発型

　この類型に属する患者の妄想はおよそ20歳ころに始まる。追想的な解釈を伴う場合は、はじまりが8歳、13歳の思春期ないし幼年期にまで遡るかもしれない。しかしながら、なかには本当に若くして発病したと思われる患者もいる。彼らはたいてい精神不均衡者で、性本能が早く目覚め異常な形で現れる。彼らは、虚栄心が強い反面で傷つきやすく、疑い深い反面で夢想家なので、些細な叱責にめげてしまい、ちょっとした褒め言葉を聞いて舞い上がる。こうした傾向は急速に強まり、通常は高貴な出自、膨大な財産、輝かしい使命などの誇大妄想に結実する。多くの患者は、周囲の人々の態度を解釈して自らの家族を否定し、自分の本当の親は、ある皇太子、ある司教、あるやんごとない人物である、などと言う。いく人かの患者は、子供のすり替え、遺産の横取り、養父と思いこんでいる人物から受けた拷問にまつわる壮大なロマンを描いてみせる。ときとして非常に活発な被害妄想が特権念慮と結びつき、患者は実の両親ないしそう思いこんでいる人物に暴力を働くことがある。一方、人に危害を加えることなく抗議に留まる患者もおり、バレの患者はジュール・グレヴィ大統領の私生児だと信じている。かつてフランスでは、これらの患者を家族型加害者という名称で表現した（**原注2**）。

　以下に挙げるのは私たちの一人が記録した症例で（**原注3**）、妄想は18歳ころ始まったように思われる。この女性患者は、自分がアミアンの司教の娘であると信じている。その理由は、ある日彼女と出会った司教が、しばらく「石のように固まってしまっていた」のに気づいたからである。周囲の人々のさまざまな仕草や言葉が、彼女の推測を裏付けた。幻覚はなかったが、多数の解釈の結果、両親が司教を殺害させて自分への遺産を横取りしたと責め

原注2　家族型加害者の問題に関しては、259頁参照。

原注3　Magnan: Leçons cliniques recueilliers par Journiac et Sérieux. Obs. XXVII, p. 348.

た。彼女は頻繁に脅しを繰り返し、父親に向けて拳銃 2 発を発射した。20年経っても彼女の確信は揺るがず、実の父親は教会の要人で、自分には数百万もの遺産があると言うのである。

　　症例 15　マリー・B は、父親への発砲事件によりサン・ラザール刑務所付属病院で 2 か月間の予備拘束後、35 歳時にサン・タンヌ病院に入院した（1888 年 3 月）。多くの遺伝徴候があるが身体に変質スティグマは認められず、情緒不安定、性倒錯で 15 歳から 20 歳まで放蕩ならびに放浪。

　彼女の妄想はかなり以前まで遡ることができ、飛び抜けた記憶力と緻密な論理に支えられてはいるが、誤った解釈と曖昧なフレーズの上に構築されている。彼女によると、5 歳ころ教会にいると、こちらを振り向いたアミアンの司教が彼女の母親に気づき、そのまま「石のように固まってしまった」のが見えた。司教の目が彼女に向けられたので強い印象を受けた。その後しばらくして、ド・X 猊下が暗殺された。容疑者はよく彼女の母親のもとを訪れていた男だった。母親が事情聴取を受け、犯行当日に外出しなかったかと訊ねられた。母は「いいえ」と答えるが、娘は「はい」と答えたので、父親は「後ろにひっくりかえらないように椅子にしがみついた」という。このすぐ後に叔父が「私たちが着いたのは遅過ぎた。遺書はもう書かれてしまっている。カエサルのものはカエサルに返さねばならぬだろう」と述べた。すると母親は「そうですとも。彼女が死んでくれないと私たちにとって損な話になってしまうわ」と答えた。この出来事と「不謹慎」を目の当たりにした患者は、これこそ自分がアミアンの司教の娘であり、その司教を実の母と自称父親が殺害し、自分への遺産を横取りした証拠に違いないと確信した。そもそも自分は母親の夫とまるで似ていない。母親は祭礼の行列で、豪華な籠を手にしていたではないか。あれは間違いなく、可愛がってくれていた司教が私のために奮発した贈り物だったのだ。彼女は 7 から 8 歳にかけて、母親が自分をなぶり殺そうとしたと信じている。彼女は修道院で病気になったが、それは母親が修道女に命じて始末させようとしたのだ。イエズス会士が面会にやってきて名前を訊ねたことがある。彼女が「マリーです」と答えると、「でも別の名前もあるのでしょう？」と言われ「ええ、B です」と答えた。この名を口にしたとき、口の中が焼けるような感じがした。イエズス会士は「あなたの名前が B であることをよく憶えておきなさい」と言った。これは

おかしい！　自分に別の名があったなんて。彼女は、母親がある農夫に「あの子には高貴な血が流れているのよ」と話していたことを思い出す。13歳時、彼女は意味深長な言葉を耳に挟む。叔父が母親に「彼らは何をしているのだ？」と言ったのだ。殺人罪に問われた無実の人たちのことを話していたに違いない。ある日、司祭が別れ際に大声で「可哀そうな子よ！」と言った。祖母が「無実の者たちの血が復讐を叫んでいる！」と言う。誰かがこの事件のことを口にすると、母親がその男をいまいましそうに睨んだ。その後、この男は姿をくらましたが、おそらく軽率さを恥じたのだろう。患者によると、胃痛を診てもらった医師が、訊ねもしないのに「解毒剤を試してみよう」と所見を述べた。ということは、母親に毒を盛られたのだ。これから10年経ったあとも、彼女は自分が毒殺されかかったと確信していた。それは、当の医師が福祉事務所（**訳注1**）を去ったからである。

　13から18歳にかけて、彼女の被害妄想、妄想解釈は一段と強まる。「とてもおかしなことに、どこに行っても皆が私にしかめ面をするのです。声をひそめ、『あらそう！　本当に！』などと話しあい、何か奇妙な動物でも見るような目でこちらを見ていました。尋ねられることがあっても、ただ私に話させたいからなのです」。ある人物が、彼女のために仕事を見つけてやろうと世話してくれたが、それは呪われたイエズス会士だったという。

　母親が、憎悪から彼女をつけ回す。夜になると彼女が眠っているか覗きにくる。娘の顔にランプを近づけ、夫に「あと少しだわ。じきにこの子を厄介払いできるわね」と告げる。ある晩、患者は母親がこう言うのを聞いた。「ちょっと行って彼女を見てご覧なさいよ…まるであの瀕死の男みたいだから。だから私はいま大仕事に備えて心積りをしようとしているのよ」。彼女の死について語っていたことは明らかだ。19歳時、彼女は虐待を受けたと母親を告訴した。彼女は短剣を肌身離さず、それを使う相手は母親である、といく度も言った。25歳時、司法当局の関心を惹こうとして、母親を偽文書作成、窃盗の廉で告訴した。

　患者は結婚するが、夫婦は窃盗容疑で逮捕された。しかし事件というより「彼女に対する陰謀」は頓挫する。彼女は、子供のときから脳裏を離れなかった確信を夫に打ち明け、公証人に書類を作成させ、「アミアンでの犯罪」

訳注1　Bureau de Bienfaisance。フランス革命後、教会に依存しない貧民救済施設として1796年に設置された。

を告発させる。母親が再び彼女に何度も毒を盛ろうとしたので、患者は毎朝自分で食品店へ行く。そんなある日、ナイフを手に母親に飛びかかる。32歳時、自分は高貴な生まれで横領された、という妄想がかつてないほど高まり、一層攻撃的になる。彼女は母親にあてて12枚にわたる手紙を書き、行動を非難し、窃盗と偽文書作成を弾劾する。手紙の宛先は、村の司祭、村長、風刺週刊誌「ラ・ランテルヌ」（訳注2）、共和国検事にもおよぶ。1887年12月、ついに回転式拳銃を購入した彼女は、釈明を求め父親に会いにゆくことを思いつき、通りで父親を待ち伏せ工場まであとをつける。工員らの目の前で、アミアンの犯罪を申し立て、父親が無実の人間をギロチンに送ったと非難する。夕刻、工場前で待ち構えていた彼女は、出てきた父親に拳銃を発射する。彼女によると、殺すためではなく、司法当局に対して捜査に着手せざるを得なくするためだという。入院後も彼女の確信は揺るぐことがなく、判事の介入を要求し、自分の行いを悔いることがない。幻覚ならびに全般感受の障害はまったく現れなかった。

　1889年7月、彼女は退院したが、8月には再入院する。そして1890年5月、妄想が不変のまま退院する。1895年5月、ナイフで静脈を切ろうとしていたところを保護され、3度目の入院となる（妄想は変わらず持続）。

　10年後の1905年、患者は入院継続中で、以前と変わらぬ確信を抱いている。私たちが患者から受けとったは手紙には、「私は鉄の壺に叩きつけられた土の壺です」と書いてあった。母親からの威嚇が頭を離れない。彼女はいま、誰かから幼い少年を強姦したと非難されている。ある医師から奈落の底に突き落とされ、そこから這いあがることはできない。彼女は遺産の取り分である9百万の3分の1を取り分け、2百万を入院中の病院があるロゼール県に、残り百万を院長の子どもたちに分配しようと考える。

　病院のノレ医師の好意で、私たちは1907年11月時点での患者の様子を次のように知ることができた。「サン・アルバンへ転院したのちの12年間、妄想の様相は、本質的にも、表面的にも、ほとんど変化しなかった。時期や取り巻く環境に応じて程度に差こそあったが、根底にあるのは、出自、財産に関する変わらぬ特権念慮である。周囲にいる他の患者たちを見下す気持ちが強く、より自分にふさわしい病院へ転院させるように要求する。そんなこと

訳注2　実際は1876年に廃刊されている。

をすれば入院費を払えないだろうと反論すると、自分の父親だと思いこんでいる司教——もしかすると今は枢機卿かも知れない——からの例の遺産の話をもちだしてくる。当局宛てに書かれた何通もの手紙には、彼女がそれまで耐え忍んできた、この先も耐え忍ぶであろう精神的な拷問、そのほかのあれこれが、ときにはあえて黙して語らずに、ときには意味ありげにほのめかして、これでもかとばかりに書き連ねてある。それがあまりに確信に満ちているので、少なからぬ人が、彼女の要求に妄想的な側面があることをつい見逃してしまうほどである。1904 年 2 月、彼女は何かを怖れ不安な表情を見せる。理由は、彼女に転院を不用意に約束した司法官が辞めたからである。3 月、彼女は放火未遂をおこしたが、それは 2 つの入院病棟に火が回るよう周到に計画されたものだった。数か月後、自殺未遂（あるいは離院未遂）」。

II. 遅発型

　遅発型の患者には、早発型に比べて先天性の精神不均衡者が少ない。これらの患者が妄想を抱くには、老化による影響が不可欠であるように見える。レジスは、理性型被害妄想病を煩った注目すべき 73 歳の女性例を報告している。毒を盛られるという観念が支配的ではあるが、彼女が抱く種々の妄想内容がいかにも本当らしかったので、相談を受けた代訴士や弁護士はすっかり同情してしまったほどである。

　このようなケースは例外である。遅発型解釈妄想病は 40 歳過ぎに発症するが、それ以前から特徴的な徴候を示している。彼らには、かつて誰かに悪意をもたれたことがある、ひどく潔癖な面がある、自分には人の知らない優れた能力がある、正直なことをしきりに自慢するなどがすでに見られるので、妄想は退行期にはじめて出現したわけではなく、もともとの姿が誇張されたものに過ぎない。しばしば患者は、加齢による心身の衰退をあれこれ解釈しながら、被害から心気へ円を描くように循環する妄想のなかに生きる。私たちの症例のいくつか（症例 2、症例 12、ほか）は、この類型に属している。

III. 軽愚者の解釈妄想病

　妄想は脳が働かないと体系化できない。ペトランは、痴愚に生じるパラノ

イアは、幻覚を欠き、妄想は漠然として体系化しない不全型になると述べている。

　軽愚者にみられる解釈妄想病は、知的能力の欠落をそのまま反映する。解釈は内容が貧しく、多少とも型にはまった、何ともばかげたものになる。多くの場合、動機もはっきりせず、子どもっぽい理屈をならべて自己弁護に終始する（原注4）。誇大妄想になると、まったくあり得ないことまで受け入れてしまうので、ある患者は自らを全世界の皇帝であると宣言し、別の患者は神の子であると言う。これまでの類型と大きく異なり、患者は容易に自己満足し、奇抜な勲章をつけ、奇妙な服装を身にまとう。身なりや話し振りのせいで周囲から笑い者にされるが、患者は空想の中で仕返しをするだけである。ごく普通に話している限りどうということはないのだが、彼らをからかったりすると、突然に怒り出して暴力を振るうなど大きな危険を招く場合がある（症例19参照）。

IV. 虚言妄想

　この類型は、もっとも複雑に体系化され、解釈妄想病の究極の姿を示すものである。この類型では、患者の確信は絶対、説明は明晰、挙げる証拠に議論の余地がない。虚言妄想の患者は、実に堂に入った手さばきで推論の連鎖を紡ぎだし、解釈の錯綜する迷宮のなかにあっても、決して話の筋道を見失うことがない。患者が物語をよどみなく語る様子は、しばしば感興をそそるほどで、大袈裟な身振り手振りに加え、あるときは陽気に熱をこめ、あるときは打って変わってそっと秘密を打ち明けるのである。しかしこうした語り口には、必ず親密に言葉をかわす雰囲気が漂っており、語られる出来事があまりにももっともらしいために、まともに議論する気さえ起こらない（ナイサーのいう作話妄想）。

　妄想は、遠く離れた人々と切れ切れの出来事を互いに結びつける。解釈妄想病の患者でなければ、これほど込み入ったフィクションの中で道に迷ってしまうだろう。それは、こうした辻褄の合わない論理にあふれた推論を、ほんの少したどるだけで分かる。時には1つの解釈の痕跡がまだしっかり残っ

原注4　知的に高い患者もばかげた解釈をする場合があるので注意が必要である。この特徴だけを根拠に軽愚者の類型を鑑別することはできない。

ていることもあるが、ほとんどの場合、何もないところから書き起こされた新作小説を読むような印象を受ける。ある部分だけを切り取るなら、それは非の打ちどころのない完璧な物語になっているからである。ツィーヘンが指摘しているように、妄想体系の内容を豊かなものにしているのは暗示である。旅行や出来事など、どんなことでも質問すると、虚言妄想の患者はそれをきっかけに新しいフィクションを、次から次へ際限なく思いつくのである。患者は自分の判断が正しいと頭から思い込んでいるので、現実の出来事を材料に、それを好きなようにつなぎ合わせて妄想を構築する。現実の断片がいくつかそのまま残っていることもあるが、患者はそれらを自分たちに都合よく取り込むので、まるで話の筋書きをあれこれ考えている小説家にそっくりで、その想像力が生みだす物語は生きるために不可欠なのである。患者は栄光に包まれた人生のエピソードをいくつも捏造するが、それはヒーローやヒロインが大活躍する武勇伝であったり、単純に誰もがうらやむ境遇であったりする。虚言妄想においては、解釈妄想病の他のいかなる類型より、理性と狂気が驚くような形で混在しており、ヴェザニア性思考の異様なところと、それを表現する精神の活発なところとが、際立った対照を見せている。

　こうしたいくつかの虚言は、途方もない大言壮語の外観を呈しており、デュプレのいうミトマニーと完全に一致しないまでも、おそらくはそれに近い。これは、**ミトマニーから解釈妄想病に進展した患者**と、ペテン師でほら吹きのミトマニーのままとどまっている患者とを比べてみると分かる。デュプレは「病気により患者が現実を改変し、世界の構成単位をすべて空想から創りあげ、純粋に主観だけのロマンを生きる心神狂の例」を除外している。しかし解釈要素のすぐ隣に、奇想天外な物語の様相が明らかに認められる場合には、これはもしかするとうぬぼれの強いミトマニーの先天的傾向によるものではないか、いま患者が「実際に経験した」かに見えるフィクションは最初の部分が意図的に空想されたものではないか、という疑いが生じてくる。

　次に挙げるのは、少なくとも 32 年間妄想状態にある女性例である。彼女の錯綜した体系には多数の人物と出来事が登場し、数多くの解釈は超人的な冒険にまつわるもので、彼女はそのなかで常に輝かしい役割を演じている。被害妄想と誇大妄想が、周囲の状況に応じて交互に出現し並行して経過する。70 歳に達した彼女の精神は驚くほど潑剌としており、知的衰退のきざしはまったく見られない。

症例 16　ジュリー・ロール、1877 年、39 歳で入院。幻覚を伴った被害妄想があり、子どもの一人が毒殺されたと信じ込んでいる。彼女自身もベルギー警察の犠牲者で、人から石を投げられ、名声を横取りされたという。サン・ロの施療院で 23 年間過ごしたのち、1900 年、ダン・シュル・オロンの集団治療施設に転院。現在 70 歳。遺伝歴と既往歴はともに不詳。孤児として修道院で養育され、20 歳で教員となる。生涯は波乱に富み、3 度結婚し、フランス、イギリス、ベルギーを転々とした。

　30 年の長期にわたる入院にもかかわらず、彼女の精神活動はいささかも衰えることがなかった。話したいことが山ほどあり、あれもこれも話さねば気がすまないので、どれほど長く面接しても満足しない。追想解釈のために発病時期を正確に特定できないが、おおよそ 1875 年、37 歳ころと思われる。以下は、彼女から聴取した多くの物語を要約したものであるが、妄想の経過をたどることは不可能である。

　「私の家族は、海賊ロロン（名前に類似性がある）、ノルマンディー公、フランス国王の娘婿、征服王ウィリアムの先祖の末裔です。ですから私は、フランスとイギリスのどちらの国王とも血が繋がっているのです。父はシェルブール近郊に 18 の農園を所有しており、財産は 5 千 8 百万にも上りました。父は毒殺されたのですが、それを命令したのは国会議員の叔父です。司祭と修道女もグルでした。ある医者が父にクラーレを飲ませ、それを提供したイギリス人の技師と、私は後に結婚することになるのです。父の遺産は横領され、私は修道院付属の貧民養護施設に入れられたのですが、そこにいた修道女たちは、私を抹殺する使命を与えられていたのです。実際、医者は私に 48 回も毒を盛ろうとしました。優しくしてくれたシスターがいなかったら、私は助からなかったでしょう。彼女がいつも解毒剤をくれたのです。ほかの修道女たちはとても意地悪でした。なかでも一人は、私を殺すために夜中まで無理やり働かせ、愛人である同僚の性病を私にうつそうとしました。当時まだ 4 歳でしたが、私は自分で身を護ることができました。私は闘い、修道女たちに好意的だった市長を辞職させることに成功しました。そして新任の市長が、私の言うことを聞いてくれて、例の修道女を別のところに配置換えしてくれたのです。新任の医師は、私の知能が優れていることに気づきました。12 歳のときにナポレオン 3 世がお見えになった折、私は陛下に紹介されました。陛下は私を馬車にお乗せになり、お前の評判はよく聞いているよ、

とおっしゃって私に助言を求めました。陛下の話を聞き終わった私は、彼に
4百万の債券を発行する許可を与えました。ノルマンディーで絶大な信用を
誇る私の名をもってすれば、債券の担保などわけはありません。ナポレオン
3世は私のことを決して忘れず、毎年絹のドレスを4着贈ってくれました。
でも、私がそれを手にすることは一度もありませんでした。修道女どもが横
取りしてしまったのです」。

「16歳のとき、やっと修道院を逃げ出すことに成功しパリに出ました。ほ
どなく皇帝が、私を女性教員養成学校に無試験で入学させてくれました。そ
の後私はイギリスへ渡り、そこで結婚しました。夫を亡くした後、私はフラ
ンスに戻り、国家に関わるもっとも重大な案件に関わりました。皇帝のお側
近くの顧問となったのです。早朝1時にしばしばチュイルリー宮殿に呼ばれ
ました。ヴィクトリア女王ご訪問の折には、ナポレオン3世の不適切な振る
舞いを私がうまく機転をきかせて、戦争を回避することができました。第二
帝政末期に、私はあるイギリス人技師と知り合いになりました。彼は私から
さまざまな品を盗んだうえに、私を強姦しました。そして子どもができたの
です。しばらくして私たちは結婚しました。彼はハンガリー国王のコルヴァ
ン家の出身でした。私の父を殺した者たちの共犯者でもあります。彼の事業
のすべてをとり仕切ったのは私です。彼と一緒にカレー港の掘削工事を行う
とともに、エノー地方の炭鉱の大株主になりました。その経営者はとあるP
という人物でした。それはほかでもないアルフォンス・ド・ロスチャイルド
男爵のことで、国会議員の私の叔父と結託し、父の遺産とさきほど話した事
業で私自身が築いた財産を盗んだのです」。

「1870年、重要な使命を帯びてドイツへ行く夫に私も同行し、夫がスパイ
容疑で逮捕されるのを見事に回避させました。この少し後、私は当初ローマ
教会への自由献金に当てる予定だった4百万を、国民防衛政府（訳注3）支
援のために提供しましたが、教皇へは、あとで穴埋めすることを約束しまし
た。当時私はブリュッセルに住んでおり、そこで知り合ったラン（訳注4）
に色々と忠告したところ、彼はその通りにしてよかったと、とても喜んでく
れました。私はすぐレオポルド国王とも親しくなりました。当時私はエノー

訳注3　普仏戦争敗戦後による第二帝政崩壊後に結成された政府。
訳注4　Arthur Ranc (1831-1908)。急進派ジャーナリスト、政治家。パリコミューンに
参加し死刑判決を受けるが恩赦により1879年までブリュッセルに居住。

炭鉱ともめごとを抱えていました。経営者が私への支払いを頑なに拒んでいたのです。ロスチャイルドは、ひどい犯罪人です。最近も彼の悪行に関してポール・ドゥメール大統領へ告発の手紙を送りつけたばかりです。この手紙の余波を怖れた彼は、自らの病を放置して死にました。新聞を読んで分かったのですが、彼は後悔のあまり養生する気にもなれなかったのでした。私の叔父の議員が死んだことも報道されました。でもこれはでっちあげです。叔父は私の復讐を恐れているのです。この二人は結託していて、その手下には、聖職者、修道女そして警察がいたのです。1875年、私がブリュッセルにいたとき、警察がつきまとい、家のドアを破り年金書類を奪ってしまったので、私はホテルを転々とすることを余儀なくされました。私は百万長者だというのに、浮浪者扱いされて牢屋に入れられました。でも釈放せざるを得なくなり、フランスに帰国したのです。ところが、それは虎穴に飛びこむようなものでした。数日後に私はヴィル・エヴラール病院に監禁され、続いてノルマンディーのど真ん中にあるサン・ロの病院へ移送されたからです。私はここで顔を知られていますから、これからしっかり監視されることでしょう」。

「ここサン・ロは施療院とは名ばかりで、実際はもっぱら警察官相手の売春宿なのです。修道女、警察官、売春婦、そのひもたちが結託して私を除け者にしています。かつて面識のあった昔の修道院長は、殺人の廉で有罪判決を受けていました。修道女たちも似たりよったりで、一人は私にぬけぬけと赤ん坊用の肌着を作れと言ってきました。彼女は妊娠していたのです。別の修道女は、毎日嬰児を殺していました。胎児を入れた大きな箱がよく病院から運び出されます。修道女たちがこっそり出産するため、特別に医師が一人いたくらいです。入院してまもなく、10スーで売春しないかと誘われ、私は憤慨しました。修道女のほとんどに見覚えがあり、以前に私がひどい不幸を被ったのは彼女たちのせいなのです。ある修道女が司教補佐とグルになって、私の子どもの一人を埋葬する真似を演じたことがありました。その狙いは、五体満足な世継ぎがどうしてもできないR男爵のために、私の子どもを奪うためでした。ベルギー皇后のために、もう一人の子どもも盗まれました。私はこのことをレオポルド国王に話しました。今この子はサクレ・クール寺院（訳注5）の建築家となっています。彼がアバディ（訳注6）の跡を継

訳注5　宗教心の退廃が普仏戦争敗北を招いたとして、贖罪のために建設されたパリの寺院。1875年着工、1914年竣工。

136 | 第 4 章　類型

いだのです。アバディの設計図を見たことがありますが、それは確かにあの子が描いた図面でした。修道女たちは私をありとあらゆる拷問にかけました。与えられたのはパンと水だけで、ずっと独房に閉じこめられました。あるとき彼女たちが『11 時のスープ（訳注 7)を出そう』と言っているのが聞こえました。わたしは 3 回も電気をかけられました。彼女たちは調剤室においてあるヴォルタ電池から鍵に充電し、私に電流を流すのです。その衝撃があまりにも強烈だったので、私は階段から転げ落ちたくらいです」。

　「こうしたあらゆる拷問にもめげず、私は自分の影響力を維持しました。購読していた新聞のおかげで外部との連絡を保ち、そこには必ず何かしら私に向けたシグナルがありました。小さな紙切れに返事を書き、きちんと紐でしばって壁越しに外に投げると、友人たちがきてそれを拾ってくれるのです。この手段を用いて私は、キューバを失ったスペイン国王アルフォンソ 13 世に対し、私名義の 4 百万をシェルブールで起債することを許可したのです。たちまち満額の応募が集まりました。今の私には、こうした尽力がまもなく実を結ぶことが分かっています。フランスでは、修道院の食器をようやく磨き始めました。もっと前からやっておくべきだったのに。でもこれでも不十分です。私は正義を要求します。望みは、国会議員の叔父こそが私に代わって監禁されること、現在では 70 億に達するはずの私の財産が返還されることです」。

　これらの話に、解釈がどのように絡み合っているのかはとても理解できないが、それが存在することは疑いなく、いくつかの解釈は今も頭をもたげるのである。青春期や数々の手柄にまつわる解釈のすべては、サン・ロ入院中の妄想追想によるものである。そこにはいく人かの患者が何かしらの役割を演じ、例えばある農婦が伯爵夫人に変身する、という具合である。たいてい患者は、新聞を読んでいるとき、何かについて会話しているときにヒントを得るようである。

　しかしながら、そこには虚言が一部含まれている。例えば、患者がギベール枢機卿に面談したと主張するくだりである。彼女はこう話す。「ある主任

訳注 6　サクレ・クール寺院の最初の建築家。彼が 1884 年に死亡後、3 人の建築家が工事を引き継いだ。

訳注 7　毒入りの飲みものを指す。

司祭がやってきて、悲しそうな顔で任地が変わったことを告げました。私は『気を落とすことはありません。すぐ枢機卿のところに伺いましょう』と言ってやりました。私が急いで赴くと、入口で秘書に呼び止められ押し問答になりました。『入ることはできぬ、猊下は散髪中だ』『そんなことに構ってはいられません、お伝えしなければならない極めて重要な知らせがあるのです』。こう言うと私は、啞然としている司祭も、それに輪をかけて啞然としている大司教の目も気にせず、半開きになったドアをすり抜けたのです」。彼女は枢機卿に署名するばかりの書類を差し出し、相手が拒んでも食い下がり、とうとう転任命令を取り消させることに成功したのだという。

　これに劣らず奇妙なのは、セダンの戦い（訳注8）の後、ブリュッセルのとあるカフェで彼女がナポレオン3世と会談したという作り話である。彼女は数人の友人とそのカフェで話していた。すると敗軍を非難する者がいたので、彼女は「そんなことを言うなんて卑怯よ。もしあの方がここに現れたなら、わたしは喜んで握手するわ！」と叫んだ。この少し後、ウェーターが近づいてきて、隅に座っている客のところへ行くようにささやいた。なんとそれは皇帝その人だったのである。彼女にはすぐ分かったので皇帝に話しかけた。「陛下、こんなところでいったい何をしていらっしゃるのですか？　お辛いのですか？　奥様はいまどこに？」「ロンドンのホテルにおいてきたのだよ」「なんとご軽率なことを。陛下は奥様の側にこそいらして差し上げなければ」「だが…なあ」「ええ、分かりますわ！　お金がないのですね。そんなこと何でもありません。銀行に行って私の名前をおっしゃればよいのです…」。そこから馴れ馴れしい口調で、助言や数百万に上る資金援助の申し出の話が続く。彼女は同じようなエピソードを、5つも6つも滔々と語る。

　今（1900-1908年）この患者は、ダン集団治療施設の家族的雰囲気に素早く順応し、静かに暮らしている。だが彼女の妄想は相変わらず活発で、消えてなくなる兆しはない。妄想は、とりわけ重大な時事問題に触発された多くの解釈から形成されている。患者はそこに、遠くから監視し続ける修道女、彼女と結託し指示を受けている治療所の医師など、周囲の人間を入れ込む。彼女は、新聞に書かれている出来事を見て自分の予告通りだと思いこむので、自分には見えないものを見る神通力があるのだと断言する。彼女は、妄想に

訳注8　1870年9月、普仏戦争におけるフランス敗退を決定づけた最後の戦い。

よるものとはいえ文章的には正確な文書をしたため、それを欧州諸国の元首、大臣、大使らに送りつける。質問を受けるたびに、それはフランス共和国大統領の指示なのだ、と考えている。彼女は、あらゆる国家元首と親しげにふるまう。「レオポルドは親しい友人で、ほとんど『お前・私』の関係です。私の庇護下にあるアルフォンスに、ケース入りのオレンジを送ってくれるように頼むこともあります。従兄のエドゥアールが旅行するのは、私が用事を言いつけたときだけです。ルーベ大統領は私の友人でした。ファリエールとは、彼が上院議長だったころから定期的に文通していました。昨年彼は、私の都合を確かめるために一人の大佐を送ってきました（当地に連隊を宿営させる件）。また最近私はある覚書をしたため、ツァーに渡してくれるよう、秘かに彼にそれを送りました。皇帝のニコライは私にこのうえない恩を感じているはずです。ロシアが日本と和平できたのも、この私がルーズベルトに助言したからなのですから」。

　身なりや外見を見る限り、彼女がこれほど活発な妄想をもっているとはとても思えない。彼女の精神は鋭敏で、妄想体系と無関係な問題に関しては正しい判断を下す。与えられた仕事は率先して手際よく行う。冗談は理解するが、人が妄想をからかったり反論したりしようものなら、決して容赦しないだろう。幻覚はまったく認められない。

V. 憶測妄想

　通常、解釈には曖昧なところがない。目についた1つの出来事から、確固たる1つの結論が導かれる。だがこれとは逆に、あり余るほど解釈しても、結論をはっきりと断定することができないケースがいくつかある。患者は不確かなまま考えあぐねて、体系化が不完全となる。これがまさに憶測妄想、疑問妄想で、形成するのは確信ではなく、**妄想疑惑**（タンジ）である。

　この種の解釈妄想をもつ患者は、逡巡を反映して次のように述べる。「不気味な仕草、曖昧な発言、不可思議なほのめかし、秘かな企みが目の前に次々に現れては消えてゆきます。まるで予測ができません。解けぬ謎を解こうとして途方に暮れてしまいます。闇の底に沈み、暗黒のなかでもがくばかりで、もう何がなんだかさっぱり分からないのです…これらの漠然とした敵意は、いったい私にどうしろというのでしょう？」。患者はある人物を非難

したかと思うと、次にはもう別の人物を非難するが、疑いの的が定まること
はない。今日聞いた言葉がヒントを与えてくれたのに、明日には不審な出来
事が起こってすべてが振りだしに戻る。多様な憶測の底に潜むものを、明解
な文章に置き換えようとすると、患者はきまってこう反論する。「私にはす
べてが疑問です。仮説を立てているだけで、仮説以外の何ものでもありませ
ん」。これら多種多様な疑惑、憶測を寄せ集めてみると、そこにはやはり1
つの秩序だった妄想が浮かび上がる。しかし妄想が体系化して固定すること
は決してない。

　妄想が不確定であっても、精神病が一過性の経過をとるわけではない。こ
の類型は、より組織化されたものと同じくらい治りにくく患者を蝕む。患者
は、くる日もくる日も疑惑の新たな種を発見し、ついには生活を取り巻くあ
らゆるものの真実を疑い、周囲にいるのは誰かの変装ではないかと自問する。
確かにそうだとも思えないので、一瞬この矛盾を受け入れる。ところがすぐ、
またあれこれ考え始めてしまうのだ。患者は「頭のなかを探ってみると、あ
らゆることが想定できます。私は何かのせいで非難されているのでしょう
か？　そうならそうとはっきり言っていただきたい！　考えられる限り可能
な仮説を立てているのですから」と言う。

　こうした疑惑傾向と、それがもたらす解釈が際限なく拡散すると、あれこ
れ迷い困惑する感情が高まり、ますます空しく詮索することになる。すると
妄想は、判断が相矛盾して体系化を妨げるので、ほぼ絶え間なく形を変え続
ける。時には罪業念慮が出現することがある。メランコリーに見られるもの
とはまったく異なり、患者はそれを受け容れず、かえって慣って頭から否定
するが、完全に消滅することはない。この不確かで困惑した状態と、絶えず
湧き起こる解釈が入り混じり、この種の患者は特有の容貌をたたえる。

　以下に挙げる被害妄想病の患者は、死亡するまでの12年間、百花繚乱と
言えるほど多くの誤った判断を繰り返したが、体系化せず、感覚障害も認め
られなかった。極めて奇抜な諸観念にとらわれ、しばしば困惑性の不安発作
を引き起こした。

　症例 17　患者マリー・Sは、1890年（38歳）、ヴォーキュルーズの施療院
に入院した。遺伝歴としては、酒癖のある父親が17歳時に妄想発作で入院、
叔父は心神狂患者である。患者Sは19歳のときに父親の家を離れ、愛人と

暮らしたが、愛人は 1887 年に死亡した。その後患者は色恋沙汰の多い暮らしを送り、1888 年に妊娠、1889 年に流産している。

　妄想は最初の愛人が死亡した後から明らかになった。患者によると、1885年（33歳時）にはすでに人から害を被り始めていたが、これはまだ序の口だった。1886 年 4 月、彼女は界隈の住民が自分に隠し事をする、くだらないことで言いがかりをつける、通りで跡をつけまわすことに気がついた。

　1887 年、患者の家の周りで不審な人の往来が始まる。玄関先に警官がいく人か立っている。彼女が外を覗くと、ちょうど時を同じくして隣人が窓辺に姿を表す。道を歩いていると、荷馬車引きが「女衒の野郎はどこにいる？…あの女ときたら、こってり口紅を塗りたくっていやがるぜ！」と言う。

　1888 年（8 月に妊娠）、解釈は激しさを増すが、体系化されることはない。患者の家には秘密組織の男が住み、父親がこの男に「彼女は消えるだろう」とほのめかす。「私は、なぜだろうとそのわけを考えました。この日以来私は、誰かがこの男に金を渡し、嘘をついて私を苦しめているのだと感じていました」。通りでは、人がひっきりなしに彼女に向かって叫んでいる。商人らが大声でわめく。「おたんこなす！　やり手ばばあ！」乗合馬車の前で人が「シャラントン―ヴァンセンヌ行き」（訳注 9)と言っている。彼女の気が狂いつつあることを分からせるためだ。また、隣家の婦人が「ほら、あの女よ、堕落した女っていうのは」と叫ぶ。患者は、太鼓腹の女、エレファントなどと呼ばれる。ある日、とある女性が彼女に向かって居丈高に「私のポケットには、捜査票が入っているのよ」と言い放つ。警察が彼女の身辺を洗っていることを意味しているのだ。女工たちが「あの女をカードに登録しよう」（訳注 10)と話しているのが聞こえた。子どもたちが「彼女は尾羽打ちからしている」とか「君、羽ペンもってる？」（訳注 11)と叫んでいる。3 階の婦人がシャンソンの「俺はよく浮気したものさ」を歌っている。一人の女性が彼女を見つめ「この娘はあまり性格が良くなさそうだ」と大声で言う。商人らは、彼女から受け取ったコインを見て「こいつはいい、贋金じゃないぞ」と言ってから、わざとらしくコインを調べる。どこのカフェへ行っても、

訳注 9　ヴァンセンヌに近いパリ郊外のシャラントンにはエスキロールが院長をしていた名高い精神科病院がある。
訳注 10　売春婦登録を暗示している。
訳注 11　フェラチオの隠語。

彼女にはみんながひそひそ話しているように見える。愛人から郵便為替を受け取ると、同じ封筒に異なった2つの筆跡があるのに気づく。なぜだろう？彼は彼女を盗人扱いしようとしているのだろうか？　彼は彼女に会いにくるなりカーテンを閉める。どうしてこんな用心をするのか？　一緒に外出すると、彼女を不安にさせる言葉が聞こえてくる。人が「あいつはうまい居場所を見つけたね」、「仕立屋」、「ヌイイーの男」と言っている。患者は煩悶する。ほぼ切れ目なく解釈の大群が押し寄せるが、どうしても納得できる説明を見つけることはできない。彼女は苦しみを何度も警察署に訴える。

　出産後、妄想はふたたび激化する。産院に入院していたとき、雑役係りの若い女性に頼まれて、彼女は竜騎兵に手紙を書いたことがある。このとき以来、子どもの父親は軍人であると、まことしやかな噂が流れはじめる。人が彼女の家の窓の下で竜を行き来させる。隣家の十字窓に軍服が吊るされる。あの赤いカーテンはいったい何を意味するのだろう？　ふたたび彼女は当局宛てに何度も苦情を送りつけ、逮捕されるために3度外出する。そしてついに入院させられた。

　施療院に収容されたとき（1890年1月）、彼女は非常に興奮しており、父親と愛人の一人が、自分のことを狂人扱いしている、厄介払いしようとしている、と非難した。解釈を重ねた末に、彼女は極めて突飛な考えにたどり着いた。自分は3歳の子どもを殺した罪で告発されている、グーフェ（訳注12）を殺害したのは自分の父親に違いない、というのである。回診の度に彼女は怒りだし、医師を罵るが、話しかけられるとすぐ落着きを取り戻し、極めて詳細に話してくれる。出来事を解釈する段になると、彼女は絶えず躊躇してなかなか確信にいたらぬ様子である。毎日起こる些細な日常の出来事が、妄想を新たに変質させてしまうからである。

　1890年4月、不幸のすべては、父親がC氏から金を受け取ったことによる。解釈がたえず続き、病院の中庭で彼女を当てこするさまざまなことが繰り広げられる。ラフェ（Lafay）という名の患者が隣に座ると、「彼女がそれをした（Elle l'a fait／エル・ラ・フェ）」を意味する。彼女は「もう何が何だか分かりません。人がほのめかす例の売春組織のことも、司祭とか、シラミの

訳注12　1889年、裁判所執務吏グーフェが金銭目的の男女二人組に殺された事件。共犯者に催眠術をかけていたかが争点になり、シャルコーを巻き込んでフランス中の関心を集めた。

たかった貧乏人とか、殺人犯とかに関する質問も、さっぱり分からないのです」と記している。人は彼女が売春婦と関係をもっていると非難する。ちょっとした発言、ちょっとした仕草、あらゆることが解釈の口実になる。

1890年7月、誰かが彼女に向かって、B氏（最初の愛人）が幼女を強姦したと言う。彼女に聞こえないと、目で分かるように示す。すべてが符丁を用いてなされる。料理用の焼き型を探しに行く、トイレに行く、特定の色のエプロンをつけている、どれもそれぞれに象徴的な意味がある。白い（blanc/ブラン）エプロンは、ブラン（Blanc）氏のことだ。管理人が毒殺され、X氏は患者が贋金づくりだという噂を流している。

1890年9月、病院にいる女性はすべて、患者に白状させることを目的に配置されている。彼女の父親は、冬の間いつも鞄を抱えていた。だから彼は殺人犯である。C氏は、L字模様のついた靴下を履いている。だから彼はあらゆる名前を使い分けるのだ。彼は隣人を何人も殺した同性愛者だ。同性愛者がいつもするように、C氏も懐中時計の鎖を右側に留めているからだ。彼女は叔父の顔を見て、かつて人を殺したことを見破る。患者はたえずからかわれる。彼女が鼻をこするたび、体を洗うたびに人が嗤う。彼女の脇を通り過ぎる人は、やれやれといった様子を見せる。患者は、なぜ自分が軍人の愛人だと非難されるのかと、また考えるようになる。「この1年というもの、私は自分の貧しい頭の隅々まで分け入って、なぜ軍人のことがこれほど問題になっているのか、その理由を考えているのです」。彼女は回想録を書き、4年間に起こったこまごまとした事象を、病院で習得したシンボルを用いて説明しようと試みる。彼女は「バラ色はかわいい赤ん坊、白い三角頭巾はブランさん（最初の愛人）、エプロンは義理の母を指していることが分かります」と記している。人が額をこするのは、愛人の誰かを示している。別の愛人を指す場合には、手をうなじあるいは背中にもってゆく。そうでなければ、トイレの方に目をやる。人が手をポケットに入れるのは「金銭」を意味する。「黒」と言いたい場合、人は黒い肩掛けを纏うか、指で眉毛をこする、等々。シンボルが無尽蔵にあるため、患者の考えは混乱するばかりで、明確になることも、1つにまとまることもない。彼女は、とりわけ父親と最後の愛人のことを気にしている。あの人は、あの日、なぜ玄関先で立ち止まったのだろう？　その後、なぜ奇妙な具合に窓を固定したのだろう？　父親が「シャルル、シャルル」とわめいていた。それがある中尉の名前であることは承知の

上だ。「これまでお前が何もしなかったのなら、これからお前には何も起きないとでも言うのか？」とも言っていた。どういう意味だろう？　彼女は考えあぐねる。最初の愛人への疑念が浮かぶと、彼女はそれを受けいれまいと抵抗する。今でも彼女は彼を崇拝しているが、人は彼が卑劣な行いをしたと言いたてる。

　彼女は、思いがけずこみあげてくる自責の念を、いく度も追い払おうとする。人は彼女に梅毒をうつされたと非難する。符丁をあれこれ用い、青色やピンクの室内履きを見せびらかしたり、さまざまなあてこすりを使ったりして、彼女が自分の子どもを殺したと糾弾する。部屋の窓の向かいに子どものシャツが吊るされ、隣の窓に「わが子を虐待する母、子牛の頭、緑色の頭」と書いてあった。ある日一人の女性患者が「あたし、子どもが3人いるの」と言う。患者S自身が3人の子どもを生んだことをあてこすっているのだ。彼女は反論するが、少しすると「本当なのかしら？」と自問する。彼女は弁明するために長文の手紙を書き、どうか赦してほしいと末尾に書き添える。その後、彼女はまた気を取り直し、すべての苦悩の原因になっている卑劣な誹謗家たちを思い切り罵倒する。このように、つい先ほど罵り威嚇していたかと思うと、急に涙を流し哀願するような急な変化が頻繁に起こる。「なんて不思議な人生なのだろう！」これが彼女の結論である。

　1890年11月、患者は妄想状態のままサン・ロの施療院に移された。同病院医師からの手紙には「1898年に死亡するまで、患者は同じ症状を示したままであった」と記載されている。

VI. 軽症あるいは不全型の解釈妄想病

　フリードマンは、妄想がほとんど拡散せず、2、3年で消褪する特徴をもつ軽症の非幻覚性パラノイアを記載している（原注5）。私たちは、精神病の本質的特性はその経過にあると考えている。誤った解釈に基づく妄想を呈しながら数年で完治する患者は、いずれも解釈妄想病ではなく別の精神病に、解釈性急性錯乱が症状として出現したものに過ぎない。そこで私たちは、以

原注5　Friedmann: Contrib. à l'étude de la Paranoia. Monats f Psych und Neur, t. XVII, 1905, n 5 et 6. フリードマンの考えを紹介したアルベルスタットも、私たちと同じ考えを述べている。

下のような慢性の病態を不全型と呼ぶことにしたい。それは妄想の表出が弱く、解釈はほとんど見られず、うっすらとした体系化の輪郭を示し、緩慢ないし停滞する経過が際立つもので、優秀変質者に認められる。メビウスが推測するように、この種の患者では知性が防波堤となり、妄想が一定の限度を超えて浸蝕するのを阻止していると考えられる。ただしこの時には、知性が感情の過敏性をかえって促進してしまわないことが条件となる。実際、知的に優れた人物が、信じられないような解釈をほどこして錯綜した妄想を構築するケースに遭遇することがある。また逆の理由から、この軽症かつ不完全な病態は、堅固な体系を構築し得ない軽愚者にもしばしば認められる。知能の低い自称発明家、自称社会改革者の多くはこの範疇に入る。彼らは狂気との境界線上におり、その大半は世に暮らし入院することはない。

VII. 加害型

性格が活発な解釈妄想病の患者は、自らの権利を頑なに護ろうとして攻撃的な反応を示す。例えば、親あるいは家族を目の敵にする加害者の大多数は解釈妄想病の患者であり、ほかに被害妄想、恋愛妄想、嫉妬妄想をもつ患者の一部も同様に加害者になる。

加害型の基本症状には何ら特別なところはなく、ここでも他の類型と同じように数多くの空想的な解釈がなされる。患者は、一人あるいは複数の人物を猛烈に攻撃するが、対象となるのはたいてい周囲にいる人である。加害型の解釈妄想病患者は、激しい闘争心と危険な反応から特異な容貌になるが、そこには、同じように攻撃的に反応する他の心神狂患者に共通する特徴をいくつか見てとることができる。例を挙げるなら、ド・ブログリ神父を殺害した加害型の女性患者（83頁）、父親に拳銃を発射した女性患者（症例15）、数年の間隔をおいて2度の夫殺害未遂を起こした女性患者（症例1）、そして症例20の女性患者である。

私たちは特権妄想をもつ被害妄想病の女性患者を診察したことがある。ルロワは学位論文のなかでこの症例を、幻覚エピソードを伴う加害的被害者の典型例として引用しているが、実際は解釈妄想病である。この患者は13歳時すでに被害妄想があり、自分はサラ・ベルナール（訳注13）と英国皇太子の娘であると信じていた。自分にさまざまな困難がふりかかるのは、サラ・

ベルナールが陰で糸を引いているからだと思いこみ、当の女優を追いかけ回した。街頭で彼女を待ち伏せ、要求を突きつけ、罵り、殺してやると叫ぶ。入院後17年経過した現在、被害妄想は以前と同じく活発であるが、誇大妄想には変化が見られる。今は、自分が生まれたのはインドのとある寺院で、出産直後に誘拐されたのだと言う。彼女はカーリー（訳注14）に仕える偉大なバラモンで、書面にはコドゥハ・ロータスと署名する。幻覚も知的衰退も見られない。

症例18（原注6）　患者ベルト・L は、1891年（27歳）に母親と同時に入院した（二人狂）。彼女は、性倒錯者、精神不均衡者で、素行不良と規律違反により2回たて続けに放校処分を受けている。

13歳、彼女は母親と被害妄想を共有し、母娘は敵の陰謀から逃れるために絶えず引っ越しを繰り返した。誰かが住人を焚きつけて悪い噂を流し、家主を脅迫するので、二人は管理人から罵られ、隣人から命を狙われる。ベルトは何通もの訴えを警察署や共和国判事宛てに送りつけた。ある男が彼女を付けまわし、彼の送った報告書のせいで自分はあらゆる学校から追い払われたという。彼女は、警察の監視下におかれていると思いこみ、自分宛ての手紙を女友達の家に送らせたが、いたるところにスパイが張りこんでいるのに気づいて局留め郵便しか使わなくなった。また彼女は早い時期から過剰な自信を抱いていた。彼女によると、13歳にしてあまりに優れた朗読能力を示したので、教師から高等演劇学校を受験するよう勧められたほどで、ほかにも例を挙げれば枚挙にいとまがないとのことである。

1889年（25歳）、ある銅像の除幕式で大女優サラ・ベルナールの姿を見かけた。彼女は「しげしげ眺めていると、名前しか知らなかったあの人が私をファーストネームで3度も呼んだのです。本当にびっくりしました」と述べた。2年後、局留めで送られてきた手紙を、大女優の姪が盗みにきたと思いこんだ。患者の想像では、サラがベルトの書いたドラマを横取りしようとしている。それは「見事な作品」で、金銭的利益を得ることが期待できるから

訳注13　19世紀に活躍したフランス女優。多くの愛人のなかには英国皇太子もいたとの噂がある。
訳注14　インド神話に登場するシヴァ神の妻の一人。戦いの女神。
原注6　ルロワの診療録にルウォフ、トレネルおよび私たちの観察をまとめて要約した。

146 | 第4章 類型

である。そこで彼女は、あの大女優がなぜ自分に関わろうとするのか考えを
めぐらせ、ほどなく自分はサラと英国皇太子の娘であるとの確信に至った。
彼女は「すべてをどうして知ったかですって、簡単なことです。何もするこ
とがないとき、私はブーローニュの森の大通りに座っていたのです。すると、
私が英国皇太子とサラの娘であるとの噂が耳に入りました。皆が私のことを
話していました。父にとってどうやら私は邪魔者だったようです。理由はよ
く分かりません。サラはこの父がいちばん頼りにしている手先だったので
す」と述べた。当然ながらベルトは、実の母親を他人扱いするようになる。
彼女が生まれ落ちるとすぐ、ヌイイー（訳注15）のユダヤ教長老会議が彼女
の誘拐を企てた。その後、母親が虐待しているという口実で、誰かが彼女を
母親から引き離そうとした。それは彼女の謎に包まれた高貴な出自を証明す
る動かぬ証拠なのである。それからというもの、彼女は女優に対する執拗な
抗議をやめなかった。かの女優が人を使って中傷する、売春婦や馬車の御者
に金を握らせて侮辱する、陰謀を企てている、などと糾弾するのである。さ
らに女優を道で待ち構え、罵声をあげ、殺してやると脅すようになった。

　入院当初（1891年）、彼女はかつてサラ・ベルナールに大量のラブレター
を書いたことを否定し、誰かが自分の筆跡を真似たのだと言い張った。サラ
が彼女に催眠術をかけ自宅におびき寄せるために暗示を与えたのだと言い、
自分はレスビアンがしかけた策略の犠牲者であることを言外に匂わせる。入
院後1週間、彼女は興奮して乱暴な振る舞いを見せた。妄想による確信が強
まり、英国大使館に手紙を書き、父親だと信じている皇太子に連絡してほし
いと依頼する。彼女は、自分だけに通用する論理を引いて妄想を正当化する。
ある女性患者が彼女を「プロシャ人」呼ばわりするのを聞いて、確かに自分
の高貴な出自の証拠であると次のように述べた。「私がフランス人でない以
上、カトリーヌ（実の母親）の娘ではあり得ません。出生証明書は贋物で、
私は間違いなくサラと英国皇太子の娘ということになるでしょう。真実は2
つに1つ、どちらかです。あなたはきっと明確な質問はあまりお好きでない
のね。おあいにくさま、私はとてもポジティブで論理的なのよ…それに私の
国籍をとやかく言うのは、なにもあなたに限らない。そもそも謎めいている
のですから。私たちがある街に住んでいたころ、警察署から外国人登録をし

訳注15　パリ西部に隣接する郊外都市。

ろ、さもなければ罰金を支払ってフランス国外へ退去しろと、4度も命令書を受け取りました」。

ベルトの要求に攻撃性が加わり、憎しみは警視庁長官、医師にも及ぶようになる。まったく知られていない支持者の存在をほのめかし、上部機構が自分を救出してくれる、やがて軍隊も介入するだろうという。パリ社交界の重鎮たちは自分の味方についており、欧州諸国の領事も状況をよく承知しているので、これから本件を検事局に付託するところなのだ。これまでにとてつもないことが起きたし、これからも起こるだろう。彼女によると、カルノ暗殺（訳注16）は「天罰」なのである。

あらゆることが新たな解釈を引き起こす。かつての隣人が職員として病棟に配属されると、自分を監視するためだと思いこむ。そもそも患者の大多数は、スパイ目的で病院に送りこまれているから「自称病人」なのである。彼女は無数の手紙を書いて医師を攻撃するが、文章はよどみなく、才気さえ感じさせるほどである。さらに興味深いことに、ベルトは本当に新聞や議会まで味方にしてしまった。新聞がキャンペーンを張り、代議士が病院にきて彼女に面会し、下院議会で彼女の証人喚問が実現しかけたという。

入院後17年を経過した現在、患者には知的衰退がまったく認められず幻覚もない。解釈に基づいた被害妄想は極めて活発である。夜になると、ありとあらゆる拷問にかけられるので、朝目が覚めると体中に痛みが残っている。髪を切り裂かれ、うなじを殴られ、指をねじ曲げられ（瘭疽）、臓器や骨を腐食させられる。彼女は自分が入院を強いられ、不法手段が用いられていることに抗議し続ける。彼女を貶めようと、看護師と患者が結託して茶番を演じ、恥ずべき誘いをもちかけ、あらゆる手段を使ってうろたえさせ、強姦をそそのかし、唾を吐きかけ、乱暴に扱う。彼女はこう記している。「ここにいる女たちは、極めて卑劣で、臆病で、とんでもないポン引きばかりです。知的、芸術的、造形的に私の方が優れていると見れば、それが何であれ、あさましさ丸だしに妬み、手段を選ばず私を脱走させるよう仕向けているらしいのです。脱走が不可能なことは分かっています。でも脱走させて私を取り押さえ、私の文学作品、芸術作品を奪おうとしているのです。あの人たちは何よりこのことを夢見ているのです…私を消してしまえば、財産を返却しな

訳注16　第3共和国大統領カルノ Carnot は、1894年無政府主義者に暗殺された。

いで済みますから」。

　こうした被害妄想に加えて誇大妄想も進展し続ける。ベルトは3か月ほど前からカーリーに仕える偉大なバラモンとなっていたので、もうサラのことを口にしない。1907年、インドシナで看護師の口を探すために、中国大使、「パゴダの尊師」宛てに次のような手紙を書いた。「私の戸籍が必要でございますね。私はコドゥハ・ロータス。1869年または73年、デリー（インド）生まれです。もっとも、これについては先生がたの方が私よりもよくご存知のはずです。ハイダル・アリ（訳注17）と巫女のあいだに生まれた娘であること（嘘偽りを並べてやっと真実に至ったのですが）、女神カーリーの神殿で拉致されたこと、これが私の知るすべてでございます。身許がかくなるものである以上、イギリスは私を保護する義務を負っております…ところが母が手紙で知らせてきたところによると、最近になって私に関する極めて激しい論争が巻き起こったとのことです。それも新聞記者たちではなく『外交官たち』のあいだで」。

　1907年11月付書簡のいくつかの個所には、自己中心的な解釈と加害傾向が見てとれる。彼女は医師にこう記している。「この手紙を書く理由は、次の質問に先生がどのようにお答えになるのか知りたいからです。レスビアン（おまけに気の狂った）の職員たちの偽りの報告や、筋違いの助言や、言いつけ通りに人が動くのは、いったいなぜですか？　どんな卑劣な魂胆が隠されているのですか？　私は彼女たちの言いなりになる気など毛頭ありません。彼女たちの盗癖といったら低レベルの卑劣な復讐で、まるで狂気の沙汰です。私の夕食と日曜の食事に、これでもかと塩胡椒して湿ったパンが出されるのはなぜなのか説明してください。それなのに普通の日の朝は、私が食べられないのを承知のうえで、青野菜入りのおいしいスープが出てくるのです。人のせいで体をこんなにされてしまい、節制を余儀なくされているのです。教えてください。なぜ青野菜を昼食に出してくださらないのですか？　そうすれば私も食べることができますのに。私に青野菜がだされるときは、その量といったらスズメの涙ほどしかなく、おまけに塩か胡椒がどっさりかけてあります（このせいで歯は次々に歯茎すれすれまですり減ってしまいました）。私が病室にいることが分かっているのに、なぜボイラーマンらはすぐ暖房を入

訳注17　14世紀から20世紀初頭まで南インドに存在したマイソール王朝の国王。

れないのですか？　私がホールに残っていたり、お風呂から上がってホール
に戻ってきたりするときも同じです。説明してもらいたいことはほかにもあ
ります。病院の女性職員は私のことを、なぜプロシャ人とか、売女（処女な
のに）とか、放蕩女とか言うのですか？　これは全部彼女たちのことではあ
りませんか（このつけは最後に先生にとってとても高いものにつきますから
ね！）。挑発されても私が黙っていなければならない理由がありますか？
なぜ私はこんな目に遭わなければならいないのでしょう？　どの法律に書い
てあるのですか？　どうしてですか？　これが全部たわごとだとおっしゃる
積りですか？　お分かりになりませんか？」

VIII. 諦念型

　この類型は加害型とは対蹠的である。同一の精神病であるが、解釈する側
の反応のしかただけが異なる。その理由は患者の心的な個性にあり、受動的
な性格で諦めやすい傾向がある。この種の解釈妄想病患者を施療院で見かけ
ることはほとんどない。患者は孤独を好み、何ごとも諦めて敵を避けるので、
入院することがないからである。
　諦念型の例として、ジャン−ジャック・ルソーを挙げることができるであ
ろう。彼は 40-45 歳に被害妄想が生じ、66 歳で死ぬまで続いたが、疑いな
く解釈妄想病である。すなわち、解釈が多様なこと、最初もっともらしく見
えたものが最後には空想的な色彩を帯びること（**原注 7**）、感覚障害を欠く
こと、進行性に経過していること（百科全書派から実際に被った敵意から、
徐々に周囲全体に反対陣営が存在するとの確信に至っている）、知力が失われず

原注 7　ルソーと同時代の人たちはこの点を見抜いていた。「ルソーは、必ず自分の傷つ
いた空想に基づく大前提から論を始めた。彼はその大前提を理に照らして検討することが
できなかったが、そこから彼が引き出す結論のすべては、ごく健全な論理規範に則ったも
のだった。このため、ルソーが同一事象に関して全体的にかくも賢明で、同時にかくも狂
っているのを見て、私たちは呆気にとられるほかなかった」（コランセ、1778 年）。ルソ
ー本人は「自分はもっとも正しき人間である。だがこれは私が潰瘍に苦しんでいるときで
あって、ものごとをありのままに見ることはめったにない」と記している。現代の批評家
たちの意見も同様である。「感受性によるものごとの歪曲化、拙速な一般化、これらはル
ソーに当てはまる」（ルマットル）。「ジャン−ジャックはロマンティスト、幻を見る人であ
り、世の出来事は彼にとって単なるきっかけに過ぎない。彼はそこから結論を導き、キマ
イラのごとき絵空ごとを生みだし、亡霊相手に剣を交えるのである」（ランソン）。

に持続したこと（著作は発病早期から終末期に亘っている）など、解釈妄想病のすべての症状を示している。しかし、こうした妄想は決して攻撃的な反応を伴うことはなく、自己防衛に用いた常套手段は、逃亡と孤独への逃避だった。彼は、ときに辛辣な手紙で抗議するか、あるいは自分への非難と思い込み「回状」で反論するにとどまった。『告白』は自分を正当化するためである。ときおり一過性の恐怖や自殺念慮に襲われることがあったが、最終的にはすべてを諦め、将来の評価すら期待することなく生涯を閉じたのである。レジス（原注8）はこれらの特徴をつぶさに検討し、ルソーはメランコリー性の被害妄想病であると結論した。しかし、ルソーがメランコリー（うつ病）の主要症状をまったく示していない点に注目すべきで、むしろ私たちのいう諦念型の解釈妄想病と見なすべきである。

ジャン-ジャック・ルソーの解釈妄想病（原注8）

　ルソーには解釈妄想病をもたらす素地があり、その上に多くの偶発要因が働いて発病したと考えられる。体質は明らかに精神病質で、これが本質要因である。ここでは彼の体質性の不均衡に関するものはすべて脇に置き、ひとまず不安定、「放浪癖」、心気症傾向、性的異常、精神衰弱、病的な内向性、案じやすい傾向、ミトマニーなどを挙げるに留めたい。さらに強調したいのは、感情が病的なほど動かされやすいことである。ルソー自身が自らを次のように表現している。「何ごとによらず入念さを求められると怖気づいてしまう怠惰な魂。怒りっぽく、自分に向けられたことに過敏な胆汁気質…のなかには、ほぼ両立不可能な2つが一緒になっている。一方には熱烈な気質、活発で激しい情念がある。その反面、考えが錯綜してなかなかまとまらず、うまくまとまったときには、いつも手遅れになる。心と頭がまるで別々の人間に属しているようだ。感情が湧きあがり、稲妻さえも及ばぬ早さで魂を満たすのに、光明を与えるどころか、私を焼き焦がし、私を眩惑する。私はすべてを感じるのに、何も見えないのだ」（原注9）。ルソーは「心をむしばむ

原注8　Régis: Etude médicale sur J-J. Rouseau. Chronique médic. fév-juill., 1900.—Möbius: J-J. Rouseau's Krankheitsgeschichte. Leibzig, 1889.—Brédif: Du caractère intellectuel et moral de J-J. Rouseau. Hachette, 1906.—Lemattre: J-J. Rouseau. C. Lévy, 1907.

原注9　ヒューム（訳注18）は「全生涯を通じてルソーは感じることしかしなかった。

黒い胆汁」について語るなかで、「この焦燥の根本原因は放埒な想像力にある。これにかかるとあらゆるものが怖ろしく、すべてが極端な様相を帯びる」と述べている。批評家たちはルソーのうちに、判断が病的な感受性の支配下に完全におかれてしまい、批判精神を受けつけないことを指摘している。

　ルソーは早い時期から、人間嫌い、猜疑心、高慢に傾きがちな性向を示している。ブレディフによると、高慢はルソーがもって生まれたウィルスである（原注10）。20歳時、ローザンヌで自分がスパイと思われていないかと心配し、28歳のときには次の詩を書いた。

　　毎日毎日、続くのは苦しみばかり
　　軽率なときもあったろが、いつも迫害されどおし

　マルモンテル（訳注19）は、38歳のルソーを、傷つきやすく猜疑心の強い人間として次のように描写している。「彼は疑い深く目を伏せて、すべてをじっと観察していた…つとに有名な彼の自己愛は、ひりひりと敏感で傷つきやすいものであった」。同じころデュクロ（訳注20）は「まるで番犬の気性だ」と述べている。

　生まれつきこうした素因をもつ彼の頭脳に、40歳ころ実際に起こった一連の不運と確執、不安に満ちた生活が影響を及ぼした。屈辱、侮辱、中傷、辱めのどれもが、彼の過敏な感受性をおびた魂、「愛し、また愛される必要」にかられた魂を傷つけずにはおかなかった。これが発端となり、彼自身が述べているように、「絶えざる不幸が私を気難しくし、さらに不信感と猜疑心を抱かせるにいたった」のである。ルソーがグリム（訳注21）、ディドロ、

この点に関して言うと、彼の感受性の強さは、ほかに例を見ないほどである」と述べている。
訳注18　英国の哲学者。ルソーは当時、在仏英国大使館に勤務していたヒュームの誘いで1766-67年イギリスに滞在した。
原注10　ルソーは、いくつかの場面で未来を予告したと自慢し、「昔から魔術師になる偉大な素質があった」と述べている。ヒュームは1765年に「私が自信をもって言えるのは、ルソー氏は何かインスピレーションを得ると、神と直接交信したおかげだと信じていた」と書いている。
訳注19　百科全書派の哲学者。
訳注20　啓蒙思想家と親交のあった作家。
訳注21　ババリアの外交官、文人。ルソーの庇護者であったデビネ夫人の愛人でもあっ

ドルバック（訳注 22）、ヴォルテール、ダランベール、ヒューム、ショワズーユ（訳注 23)などの人物に非難の矛先を向けたのもまんざら理由のないことではない。彼は、ある者からは無視され、ある者からは嘲弄され、多くの人々から嫌われ攻撃されたからである。実際にあったこれらの迫害が解釈の傾向をいっそう助長し、ひいては彼に陰謀や世界的規模の敵対陣営が存在することを信じさせることになった。ルソーは、当局の命令ないし誰かの敵意によっていくつもの場を追われ、ついにはまわり中に自分に対する罠が張りめぐらされていると信じ、それから逃れようとして「永遠の旅人」、漂泊の被害者になった。

　ルソーの解釈妄想病は 40 歳を少し過ぎたころに始まり、非常にゆっくりと進行した。この種の患者にはよくあることだが、発病時期を特定するのは容易ではない。彼は『告白』のなかで、グリムとのあいだで起こった「些細ではあるが忘れ難い事件」にこと寄せて「忌まわしい陰謀が始まった」のは 1752 年、すなわち 40 歳の時だとしている。しかし彼は後から振りかえってそう確信したのであって、当初は漠然とした懸念を覚えたに過ぎなかったらしい。それによっていくつかの出来事が記憶に刻みこまれ、後になって解釈されたのである。実際に彼は、例の事件を「あとから思いかえすことによって」はじめてグリムが「あのときすでに腹のなかで陰謀を暖めていて、やがて実行に移し見事な成功を収めた」と結論づけるに至ったと断言している。同じく『人間不平等起源論』を執筆していたころ（1753 年、41 歳）、「私はディドロとグリムの大掛かりな陰謀をまだ疑いもしなかった。もしそうであったら、ディドロが私の信頼にどれほどつけこみ、私の著作をあのように手厳しく陰険に批判していたかを容易に見抜いたであろう。だが私が彼の支配から離れると、二人はさっと手を引いてしまった」と記している。

　この時期に関する解釈のいくつかは、おそらく 1753 年ころには頭をもたげていたようである。『村の占い師』（1752 年 10 月）の成功以降、「グリムも、ディドロも、そして私の知る限りの文人のほぼ全員が、それまで彼らと会うたびに感じていたはずのあの親しみ、あの気のおけなさ、あの喜びをもはや

た。
訳注 22　ドイツの哲学者。フランス語で著作活動を行い百科全書の執筆者でもあった。
訳注 23　ルイ 15 世の下で大臣、大使を務め、ヴォルテールをはじめ百科全書派と親しかった。

VIII. 諦念型 | 153

私に感じさせなかったのである。私が男爵の家に顔をだすと、たちまち皆の
あいだで弾んでいた会話がやむ。数人ずつに分かれて、互いに耳元でひそひ
そ話しだす。そして私は誰と話してよいやら分からないまま一人とり残され
てしまう」。驚くような偶然が重なり、彼は、誰かが『占い師』の作者は自
分ではないとの噂を広めようとしているのではないかと自問する。実際、ル
ソーはドルバック男爵から執拗に頼まれ、このオペラに男爵の楽譜帳にあっ
たディヴェルティメント1曲を挿入せざるを得なかった。男爵はこの楽譜帳
を絶対誰にも見せないと約束した。ところが、ある日ルソーがグリムの家に
ゆくと、クラヴサンの周りに人が集まっており、演奏されていたのは、まさ
にこの曲だった。このしばらく後、ルソーはドルバックの同じ楽譜帳を、今
度はデピネ夫人（訳注24）の家でもう一度見た。以来ルソーは、自分が盗作
の廉で非難されたことは明らかだと確信するのである。

　この少し後にルソーが出版した『音楽に関する手紙』という小冊子が、
「国家を挙げての」非難を呼び起こし、結果として高等法院と聖職者を巻き
こむ大論争の渦中にあった賢人論争をそっちのけにしてしまった。いわば
「この小冊子がおそらくは国家における革命を防ぐ」形となったのである。
ルソーの命は危うくなり、オペラ座のオーケストラ連中がルソー暗殺を企み、
パリ市長はルソーの入場を公に拒否した。この奇妙な逸話は部分的には事実
であるものの、ルソーのいつもの誇張癖を示している。

　1754年6月1日、42歳になったルソーは、かくなるうえは、もって生ま
れた人を信頼する性格をかなぐり捨てざるを得ない、と述べている。しかし
「疑惑マニー」、被害妄想、誤った解釈が定着しはじめるのは45歳ころ、
1756〜1758年にレルミタージュに滞在していた時期、すなわち「私の生涯
のこの時期は、その後に影響し、それは私の最後の日まで広がるだろう」
（訳注25）と記された時期まで待たねばならない。それはルソーがグリム、
ディドロと初めて仲たがいした時期であり、彼の取りもちによってトロンシ
ャン医師とデピネ夫人が、「のちにルソーを除け者にするほど強い関係」を
築き始めた時期でもある。このときすでに周囲の人たちは、彼が病気である
ことに気づいている。デピネ夫人はグリムに「あの方は頭脳が沸き立ってい

訳注24　ルソーの庇護者の一人で、レルミタージュにルソーを迎える。後にグリムの愛
人になる。
訳注25　『告白』第9巻（ルソー全集第2巻、白水社、107頁）。

る不幸な人です…友達にまで悪口を言っています…いたるところに、不快、危険、陰謀を見るのです」と書き送っている。ルソー自身は書簡のなかで、周囲をとりまく人間の横暴で何かを企んでいる態度、話の端々に聞こえる曖昧で疑い深い調子、一見して罠が仕掛けられた危険な手紙が送りつけられてくることを嘆いている。誰もが悪だくみに満ちている。彼はデピネ夫人を、自分を召使い扱いしようとしている、あるいは彼女の隠し事のために自分をだしに使っている、と非難している。ディドロはひどい手紙をよこし、居丈高で説教臭い調子で話しかけてくる。ディドロの戯曲『私生児』のなかに出てくる「一人でいるのは悪人だけ」という台詞は、自分への信頼を裏切る当てこすり（訳注26）に違いないと、ルソーは怒り心頭に発する。

　1758年、グリムがディドロ、ドルバック男爵と結託して動き始めた。「まず、私のまわりに暗黒の壁をめぐらし、私がそれを突き破って、彼の策略を明らかにし、その仮面をはがすことができないようにすることからはじめた…私はドルバック一味の陰険な非難によって、この仕組みの最初の効果を感じたのだが、その非難の内容が何であるかは、知ることも推測することもできなかった。ドレールは何通かの手紙のなかで、人々が私の腹黒い行為を責めていると言う。ディドロも同じことを、もっと意味ありげに言った…ドゥドト夫人（訳注27）の手紙のなかに、徐々に冷たさを感じていた…私には数多くの残酷なことが予想されたが、何もはっきりとは見えない。想像力が容易に燃え上がる人間にとって、もっとも我慢できない状態であった」（訳注28）。彼は叫ぶ。「おお神よ！　私は極悪人でしょうか？　この私が極悪人だなんて！　今ころになってそれを知るとは。グリムのせいだ。昔友人だったというのに。この男が友人を得たのはすべて私のおかげではないか。それなのに今度はその友人らを私から奪う始末だ。おまけに彼は、大発見をしたと言ってそれを大ぴらにしている」。

　1758年から1762年まで妄想は顕著には進行していない。だが新顔がそこに加わる。マルモンテルがルソーにとって「狂暴かつ抗し難い」敵となったのだ。『新エロイーズ』、『社会契約論』、『エミール』の書かれたこの時期が

_____

訳注26　ルソーは内縁の妻テレーズ（1768年結婚）との間にもうけた5人の子を養育院の戸口に捨てた。
訳注27　ルソーの愛人。
訳注28　『告白』第10巻（ルソー全集第2巻、白水社、112-114頁）。

VIII. 諦念型 | 155

もっとも実り豊かな創作期である。1761年、『エミール』の印刷が一時期中断された。この遅延に気をもんでいたルソーは、あるイエズス会士がこの作品について語っていたことを知る。これですぐルソーが想像したのは、彼の死は遠くないと踏んだイエズス会が、作品の一部を死後に削除ないし改竄する魂胆から印刷を遅らせようとしているということだった。しかし彼の批判的考察力はまだ消滅してはおらず、マルゼルブ（訳注29）に諭されたルソーは自らの誤りを認めた。その際のルソー自身の発言から、彼が強い解釈傾向をもっていたことが見てとれる。「驚くのは、私の頭にどっと浮かびあがる無数の実際の出来事と情景が、気違いじみたこの考えの上に貼りつき、それをもっともらしく見せてしまうこと、いやそれ以上に、私に証拠を突きつけ、証明してしまうことなのです」。実際この当時のルソーは、自分の状態をある程度自覚していた。「孤独のなかにあって恐ろしい苦しみによってかきたてられた、なんだかわからぬ盲目さかげん、暗い気分によって、自分の一生と他人の名誉を傷つけようと、あの恐怖の綾織を作り出し、偏見のある私の精神のなかで、それについてほぼ確信にまで変わってしまった疑いを、あなた以外の他の人にも、うまく隠しきれませんでした。しかしながら、この狂気の源は私の心のなかにはなかったと感じています。苦悩による妄想が、生命より先に理性を奪ったのです」（1761年12月23日付、ムルトゥ牧師宛て書簡）（訳注30）。

　パリとジュネーヴにおいて『エミール』の発禁処分、ルソーに下されたベルン追放命令が、彼の想像力と感受性に新たな刺激剤となった。1762年、彼は滞在中のモティエからリュクサンブール元帥夫人（訳注31）へ次のような手紙を書き送っている。「ジュネーヴとベルンで演じられた人形芝居ごとき茶番のすべてを裏からこっそり操っていたのは、日和見主義者ヴォルテールとその片棒トロンシャンでした。パリで演じられたものも誰かに操られていました。しかしその手口はさらに巧妙で、糸を引いていたのは、あなたがよくご存知の別のおどけ者でした。問題はベルリンでもこうした人形劇が演

訳注29　名門貴族出身で開明派の高等法務官。検閲を担当する図書監督局長として百科全書を保護した。
訳注30　「終わりです。もう正しい人々の住む国でしか、お目にかかれないでしょう」で始まるこの書簡は、ルソーが自殺を考えていたことを示したものとされている（ルソー全集第13巻、白水社、559頁）。
訳注31　元帥夫妻はともにルソーの庇護者だった。

じられているかです。私の気違いじみた考えをどうかお許しください。しかし、私が今おかれた状況では、人を嘲ってやるか、さもなければ自分の喉をかっ切るかしかないのです」。実際に彼は当時いく度も自殺を考えた。同じ1762年、「策動を開始した魑魅魍魎の策にまんまとはまった」50歳のルソーは、10年来構想を暖めていた『告白』の執筆に着手する。彼は「公の場で人が私のことをあまりに歪曲して話していることを知っていた。だからこそ辛いけれども、何も隠さずにありのままの自分を示すことで、私は多くのものを得こそすれ、失うものはまったくなかった」と述べている。

モティエ滞在当初に書かれた書簡には、彼を当てこすったシャンソンや中傷文に対する、辛辣で、おどけた調子の、能弁な回答がよく見られる。ところが彼は不安の渦中にあった。すなわち、暗黙の敵意が自分を取り巻いているよう感じられる。誰かが裏でモンモラン牧師（訳注32）を焚きつけ敵対させる。何かしらの罠におびき寄せるために、モティエにわざわざ外国人らが送りこまれる。誘拐する計画ばかり耳に入る。そのうえ彼をより悩ませていたのは、心気症的なこだわりと持病の尿道不調であり、そのせいでアルメニア風の服を着ることを余儀なくされていた。ルソーは死が遠くないと感じていた。

1765年、53歳のルソーに一連の出来事が降りかかり、猜疑心は一段と強固になる。彼は多くの友人を失い、モティエを歩いていると、子どもたちから嘲りの声を浴びせかけられる。「人殺し」の投げた石で家の窓ガラスが割れる。ルソーは「モンモランの衒学者は、おおっぴらに殺し屋連中のお頭に成り上がった」と記してモティエを去り、ヌーシャテル、サン・ピエール島へと向う。だがそこからも追い出され、向かった先のビエンヌでもやはり追放の憂き目に会う。彼はストラスブール、さらにパリへ居を移した。1766年、彼はヒュームの誘いを受けイギリスへ旅立つ。この1766年は、彼の精神病の最盛期が始まった時期（原注11）であり、このときから徐々に妄想追想が組織化され、死ぬまでほぼ絶え間なく、解釈が次から次へと繰り返され

訳注32　モティエの牧師。ヌーシャテルで文学教授をしていたこともある。
原注11　ルソー自身は『告白』第10巻に「私をもっとも迷いから覚ますはずの、あらゆる仕打ちを受けながら、この盲目的で愚かな信頼を持ち続けたことに注目してほしい。この信頼は、1770年にパリに戻って以後、やっと終わったのである」（全集第2巻、167頁）と注釈しているが、彼の病歴とは一致しない。発病が1770年以前に遡ることは確かである。

ることになる。

　1766年3月31日、彼はディヴェルノワ（訳注33）にこう書き送っている。「私は親愛なる貴殿宛てに一昨日手紙を書きました。そして同日夕刻、貴殿からの15日付の手紙を受け取ったのですが、いったん開封されたあとふたたび封印された跡がありました。この手紙はヒューム氏を経由して私に届いたものです…いくつかの事実が、私にヒューム氏に対する大きな疑いを抱かせます。彼の熱中ぶりまでが疑わしく思えます。彼の意図がどこにあるのか、私にはまだ分かりませんが、それが危険なものであると考えずにはいられません」。ジュール・スリーは次のように述べている（原注12）。「ジャン-ジャックがあれこれ想像をめぐらせた不満以上の空想産物はほかにない…このことを理解するためには、熱にうかされ、妄想による信じ難い幻覚について、ルソー自身が驚嘆すべき雄弁さで語るのを実際に聞く必要がある」。そこで、4月9日付ヴェルドラン侯爵夫人宛て（訳注34）書簡のなかにルソーが並べたてた事柄を以下にそのまま列挙する。

　「奥様の善良な心を悲しませることになるのは残念ですが、静かな運命を与えてくださるおつもりで、私をゆだねられたあのデイヴィッド・ヒュームの正体を絶対知っていただかねばなりません。彼以外にだれも知る人のないイギリスに着いて以来、非常に事情に通じていて、私のことをすべて知っている人が、ひそかに、絶えず、私の名誉を汚そうとし、驚くほどの成功を収めています。スイスで起こったことすべてが別のこととされ、この前のパリの旅と、そこで受けた歓迎は曲げて伝えられ、フランスでは悪行のため一般に軽蔑され、非難され、主にそのために人に顔を見せようとしなかったと言われています。新聞は、ヒューム氏の保護がなければ、フランスを横切り、カレーで乗船できなかったであろうし、使っている旅券も彼に取ってもらったものだと書きました。ダランベールがでっちあげ、共通の友人ウォルポール（訳注35）によってパリで流されているプロシャ国王のにせの手紙が、本物として翻訳され印刷されました。ロンドンではルヴァスール嬢（訳注36）

訳注33　医師、植物学者。ルソーは植物への興味を通してディヴェルノワ一家と親しくなったが、後に彼らまで迫害側についたと非難するに至った。
原注12　Jules Soury: Bréviaire de l'histoire de matérialisme. Paris, 1881, p. 518.
訳注34　ルソーの庇護者であったコンティ大公の愛人。原文はド・ブフレール伯爵夫人宛てとなっている。
訳注35　イギリスの貴族、政治家、小説家。

と私を紹介し、私が滑稽に見えるように描こうとしたのです。本屋で出すはずのデュ・ペールー氏の手紙の翻訳出版は中止させられました。6週間もたたないで、すべての新聞は、当初は敬意をこめて語っていたのに、言葉を変え、軽蔑と虚偽をこめてしかもう語らないのです。

　宮廷と公衆も同じように急に変わりました。とくにヒューム氏のもっとも親しい人々が、私を軽蔑することに際立っていました…彼は旅のあいだ、ペテン師トロンシャンについて、裏のある、信じてはならない根拠を申し出た男として話していました。ロンドンではそのペテン師の息子と一緒に住んで非常に親しくつきあい、ベルリンの大臣ミッチェル氏のところに職を見つけてやりましたが、おそらく、この若者は、私に関する情報を伝えることをまかされてベルリンに行くのです。不幸にも田舎からロンドンに来て2日間ヒューム氏の、そのいわくつきの家に泊まりました。女性の客たちや女中たちからどれほどひどい憎悪と侮蔑が示され、ルヴァスール嬢がどれほど不名誉な歓迎を受けたか、申し上げられません。結局、憎しみと軽蔑の口調から、ヒューム氏と話をしたばかりの人はかならず分かってしまいますし、何度も見たことですが、私の眼の前でも、彼が話している人々に私への悪意を抱かせるような話をぶしつけにするのです。彼の目的がなにかと推測するのは、言葉を知らない国で彼の言いなりになっているだけに、困難であります。私の手紙はこれまですべて彼の手を介しておりますし、いつもそれを見たがり、自分の手にしたがり、書いた手紙のうちほとんどが着いていません。受け取ったもののほとんどすべてが開封され、なにか説明が得られる手紙は、おそらく捨てられたのです。ちょっとしたことを2つだけ述べておかなければなりません。1つは、パリを出発した最初の夜、同じ部屋に3人寝ましたが、夜中に何度も大声で「ジャン=ジャック・ルソーを手に入れた」と叫ぶのを聞きました。そのときは好意的にしか解釈できませんでしたが、口調にはなにか恐ろしく不吉なものがあり、けっして忘れられないでしょう。2つ目は、次に述べます別の手紙の件のあとで、彼に一種心のたけを打ち明けたことから起こるのです。夕方、彼の机でド・シュノンソー夫人への手紙を書きました。なにを書いたか知りたくて落ち着かず、どうしても読みたがっていましたが、それを見せずに封をしてしまいますと、翌日郵便で出すからと言って、

訳注36　ルソーの内縁の妻（1768年に結婚）テレーズのこと。ルソーのロンドン着から2週間後に合流した。

どうしても欲しがったので、手紙を渡さねばならず、机においたままになりました。ニューンハム卿（**訳注37**）がやってきて、デイヴィッドはちょっと外へ出ましたが、なぜだかわかりません。私は明日手紙を出す時間があると言って、また手紙を取り戻しますと、ニューンハム卿が、フランス大使の小包で送ってくれると申し出、同意しますと、デイヴィッドが戻って来て、ニューンハム卿が自分の封筒を作り、封蠟を出しているあいだに、デイヴィッドが自分のものを熱心にすすめ、そちらを使わざるを得なくなり、呼鈴をならし、ニューンハム卿はすぐに大使のところへ持って行くように手紙を召使に渡しました。きっとデイヴィッドは召使を追いかけると思いました。彼はそのとおりにし、きっと私の手紙は返してもらえないか、開封されたのです。

夕食のとき、ルヴァスール嬢と私を、ぞっとさせるするような目つきで私とを交互に見つめていました…ルヴァスール嬢が与えられたむさくるしい部屋へ寝に行ったとき、私たちはしばらくなにも語らずにいましたら、また同じ態度で私を見つめたのです。私も見つめようとしましたが、彼の恐ろしい眼差しに耐えられませんでした。魂が混乱するのが分かり、恐ろしく興奮して、ついには、こんな立派な人に外見だけで悪い判断を下すことへの後悔が強まりました。涙ながらに彼の腕に身を投げだしました。叫んだのです。いや、デイヴィッド・ヒュームは裏切り者ではない、そんなことはありえない。最良の人間でないならば、もっとも陰険な人間にちがいなかろう、と。これに対して、この男は、私と同じように興奮したり怒ったりせず、説明を求めもせず落ち着いたままで、私の興奮に冷静な対応をし、背中を軽くたたき、何度も、どうしたんですと叫んだのです。本当に、私の心のたけの告白を受けるこうした態度に、他のこと以上にびっくりしました。翌日この地方へ向けて出発し、ここで死ぬのを待ちながら新たな事実を集め、考え、組み合わせ、結論を出したのです。別のことはお話しできないようにする混乱のなかにあって、心身とも健全です…」。

このときからルソーは、「ヴォルテール、ダランベール、ヒュームの3人が、古代ローマの3執政官のごとく確実に結託している」と考えるようになる。6月23日、彼はヒュームに宛ててに「あなたのことはよく分かっています。あなたも知らぬはずはありません…あなたは私をイギリスに連れて行

訳注37　ジョージ・シモン・ハーコート・ニューンハム子爵（1736-1809）。ルソーの崇拝者。

きました。表向きは安らぎの場を提供する振りをしながら、実は私の名誉を傷つけることが目的だったのです」と書いている。7月10日にはヒュームに15頁におよぶ手紙を書き、3月と同じ解釈を繰り返した。こうした一連の出来事に、ヒュームは「ルソーは、理性と狂気のあいだを絶えず揺れ動く脆弱な頭脳の持ち主であると信じざるを得ない」と述べ、後には「**まぎれもない本物の狂人** real and complete madman」と評している。ルソーは、ディドロによると「気がふれて」おり、ヴォルテールから見ると「**心神喪失** mentis non compos」ということになる。一方、ド・ブフレール夫人はルソーの言い分を真に受けて「あの方は情念と不機嫌に惑わされた不幸な人なので、あなたが親切にしなかったので、いらついて理性をそこねたのでしょう」とヒュームをいさめている。

　英国中部のウートン（**訳注38**）に滞在したルソーは、大陸とのあらゆる通信手段を敵が奪おうとしている、自分を死なせようとしていると信じこみ、従兄の一人を「善人面をしたデイヴィッドの呪われた魂が乗り移っている」と非難し、テレーズまで疑い、1767年5月フランスに帰還するまで周囲への警戒をかたときも解くことがなかった。「誰かが私の原稿（『告白』）を虎視眈々と狙っている。そのために厳重な監視下におかれているのだ」。とうとう彼は動転し、金も荷物ももたずに逃げだして道に迷う始末だった。

　ドーヴァーに着くと、ルソーはコンウェイ将軍宛てに次の手紙を書いた。「私はイギリスに、あるいは生きることそのものに別れを告げたいのです。しかし、私に選択の余地のないことは十分承知しています。目の前で繰り広げられている陰険な策謀を見れば、私が乗船するそぶりを少しでも見せたとたんに、運命がどうなるかは明らかです」。レジスによると当時のいきさつは「港に着くと向かい風だった。彼はこのありふれた状況を陰謀にちがいない、上層部から出発を遅延させる命令が出ているのだと考えた。英語を話せないのに周囲の人に見下した態度をとり、まったく理解できない大衆に向かってとうとうと演説をまくしたてたが、そうするうちに順風が吹き出港となった」のだという。

　フランスに戻ったルソーは、「名前から身許が発覚するのを怖れて」ジャック氏と名のる。ド・ミラボー（**訳注39**）からフルリー・スー・ムドンへの

訳注38　ルソーはイギリス滞在の大半を、中部スタットフォードシャーのウートン・ホールで過ごした。

招待が届く。ルソーは「ウートン滞在中にこの人物から何回か受け取った手紙が、奇妙な調子の、一風変わった言い回し」が気になったものの、それに応じる。しかしほどなく「誰かが周囲の出来事から自分を完全に遮断しようと画策している」ことに気がつき、この安息の地にただちに別れを告げてジゾール近郊のトリーに赴き、1767年6月コンティ公の城館に身を寄せ、迫害者の追跡をかわすべく身許を隠すことに万全の注意を払う。ルヌーという偽名を使い、文通相手に対して、自分宛ての手紙にはルソーの名を絶対に出さないように念を押す。しかし「敵が待ち構えていないところがどこにあろう？」。彼が到着したその日から、「城館の全員、司祭、農民、土地の者だれもが敵対するようそそのかされる」。ルソーはスパイだとみなされ、まもなく「ひどい侮辱と不当な扱いの渦巻く大海に飲みこまれる」。城館の従僕の一人が急死すると、ルソーはコンティ公に、自分が疑われないよう「遺体を解剖してほしい」と懇願した。友人のペールー（訳注40）が自宅で病気になったのも、自分が彼に毒を盛ったと人から非難されていると想像する。このころはまだ時おり、彼は自分の精神障害を自覚することがあったらしい。「私は心配になってきた。実際これほど多くの災難に見舞われた結果、空想に見舞われ、頭脳に作用しているのかもしれない」（1768年3月）。しかし、活発な解釈が持続する。城館の執事マヌリについて「このならず者は、ご主人様から私を保護するよう命令されたにもかかわらず、彼を操っている者の計略を実行している。彼のさしがねで、唯一の気晴らしである植物採集の機会すら奪われる。近在の村民をそそのかし邪魔をさせる」と書いている。これが引き金となり、ルソーは親友ペールーまで疑うにいたる。「貴兄しか友人がおらず、貴兄以外に信頼できる人間のいないこの私に対し、状況の如何を問わず、貴兄がいかに常軌を逸した態度で接したかをこの目で見た以上、率直に申し上げて、これらのことすべてをまとめて考えると、結論は2つしかないと考えざるを得ません。すなわち、私が貴兄の心根を正確に見抜いたことが一度としてなかったのか、それとも、貴兄の頭のなかでとんでもない変化が生じたのか、このどちらかです」（1768年4月）。ついには、城館の使用人たちの計略のせいで逃げだすことを余儀なくされる。「私のようなろくでなしは、この地の善良な人たちのなかには居られぬということか！」。

訳注39　侯爵、重農主義経済学者、文人。フランス革命で活躍するド・ミラボーの父親。
訳注40　ヌーシャテルの裕福な名士。ルソーの友人で、彼の死後、最初の全集を出版。

1768年6月、ルソーはノルマンディーを離れスイスへ旅立つ。「トリーで怖ろしい出来事に遭遇した直後だけに、グルノーブルでどんな続きが、どんな騒ぎが私を待っているか思いやられる」。

7月、ルソーはテレーズ宛てに次のように書いている（原注13）。「悪意に満ちた監視の目が私の跡をぴたりとつけてきます。それが私の国境到着を待ち構えているに違いない証拠は、トリーを出発したときから日ごとに動かぬものとなりつつあります…いっそのこと、敵が手駒を全部張って最後の勝負に出てくれたほうがましなくらいです。なぜなら、彼らにへつらうことしか知らない狡猾な手下どもに四六時中取り囲まれて暮らすことは、私にとって、死にもまさる最悪の事態だからです」。

1768年8月21日付のセルヴァン氏宛て書簡では次のように記している。「隠された罠、侮辱、そして公衆の面前での屈辱などに煩わせせられない平安な避難場所を見つけることを、私が今なお望んでいるなどとはお考えにならないでください。そうではなく、私はもう誰からの哀れみも同情も期待していません…彼らが望んでいる以上、私は休息の甘美な安らぎも植物学の愉しみも諦めます。彼らは私が苦しむのを望んでいるのです。それならいっそのこと、自分から進んで世界中を当てなくさ迷う苦しみを味わった方が、彼らに私が落ち着こうとする場所をさとられ、待伏せされるよりずっとましです。これから私は、町から町へと居場所を常に変え、放浪することにします…私はパンを乞いながら道中を続け、パンが手に入らなくなったら、後悔せずに死ぬのみです」。

旅を重ねるうちに、どこに行こうと心安らかに過ごすことは決して許されないことを悟ったルソーは、疲労困憊してブルゴワンに留まることにした（1768年）。彼は1770年まで、ドーフィネ地方のブルゴワンないしモンキャンに滞在したが、そこでも人は彼を苛むことをやめなかった。どこに落ち着こうとも、敵は必ず先回りして彼を迎え撃つ態勢を整えていたからである。イギリス人、文人、極めて高い地位にある者たちから、ルソーはペテン師で

原注13　テレーズがルソーの妄想確信を助長した可能性（二人狂か？）がある。彼女に関してルソーは「スイス、イギリス、フランスで大災難に巻き込まれたとき、彼女はしばしば私に見えないものを見抜いた…見境を失い、危険に陥ろうとしていた私を、彼女が救ってくれたのだ」と述べている。

あるとの噂を流布され、彼に金を貸したと言い張るテヴナンなるいかさま師とひと悶着を起こすはめになった。1768年9月3日、ルソーは次のように述べている。

「悲嘆のあまりこの地で病気になった私は、気晴らしのために、ドアの裏側に鉛筆で数行の走り書きをしたのですが、部屋を出るとき消すのを忘れてしまいました。たまたまそこを通りかかった悪意をもつ連中が、走り書きの単語をいくつか消し、別の単語を書き加えました。なぜそんなことをしたのか分かりません。この走り書きを原文通りに写したものをお送りします。改竄されたものが万一出回ったとき、どこが改竄されているかを、ご兄弟たちに分かって頂きたいからです」。

さまざまな立場の人々が私に対して抱く感情

『…司法官たちが私を憎むのは、彼らが私になした悪ゆえにである』
『哲学者たちは、なんとしても私を破滅させたがっているが、私は彼らの正体を見抜いている。彼らはそれをやり遂げるだろう』
『哲学者に身を売った司祭どもが、私に向かって吠えるのは、人の歓心を買うためだ』
『才人たちは、私が彼らより優れていることを感じるから、その腹いせに私を罵る』
『熱愛した大衆が私のうちに見るのは、ぼさぼさのカツラと、よぼよぼの男ばかり』
『女たちは、女々しい二人の男に軽蔑されて騙され、一番尽くしてくれた男を裏切る…』
『もの書きは、私から盗作するくせにこちらを非難する。ペテン師は私を呪い、ごろつきは私に罵声を浴びせかける…』
『ヴォルテールは、この走り書きを茶化すだろう。彼の安眠を邪魔してやる。彼の粗野な罵りは、意に反して私に捧げざるを得ない讃辞なのだ』」。

ヨーロッパ中で逃げ場を失ったルソーは、アメリカやエーゲ海の島なら平安を乱されないことを期待し、そこに終の棲家を構えることを望むようにな

る。「ところが、それ自体まさに期待し過ぎだったらしい」。彼はパスポートを申請するが、誰かがじっくり策略を練る時間を稼ぐために、待ちぼうけを食わせられる。あるときは、イギリスに戻った方がよいのではないか、と自問する。「今なら自分がイギリスに舞い戻ってくるとは誰も考えていないはずだ」。中央山塊のセヴェンヌ地方に行こうかとも迷った挙句、最終的にはブルゴワンを離れず、ほぼ絶え間ない不安の毎日を送る。不幸を忘れさせてくれるのは植物採集だけだ。彼の解釈は日を追って活発となる。彼が書いたという触れこみで、偽造文書が印刷される。手紙と原稿が盗まれ、そのなかから最も取るに足りないものを選び、作中に「下手くそなくだらない文章」が挿入される（1769 年 2 月）。まともなインクが取り上げられ、残されたインクは紙に書かれると白色に変化する。ばか騒ぎをしている盗賊一味に妻ともども引き渡され、罵詈雑言を浴びせられる。誰かが自殺に追い詰めようとする。それまで想像だにしなかった友人ムルトゥの心変わりを非難する。ついにテレーズまで疑い「あなたは、私のいないところで誰とでも気ままに振る舞っている。取り巻き連中のすべてがあなたの秘密に通じている。知らないのは私だけだ。ほかにも多くのことがあるが、あえて触れまい」と記している。ピラ山に旅したときの話、すなわち一行のサンチョ・パンサとして彼が格別の待遇を受け、シラミだらけの寝床をあてがわれた話は、フランス中に知れわたり、まもなくヨーロッパ中がこの話に笑いころげることになる（1769 年 10 月）。

1770 年 2 月 9 日以降、彼の書く手紙の大半は、$(17\frac{9}{2}70)$ といった奇妙な方法で日付が記され、次の 4 行詩で始まっている。

　　　哀れな盲人であることか、われわれは！
　　　天よ、ペテン師どもの正体をあばき
　　　その野蛮な心を、人々の眼に
　　　開いて見せざるを得ないようにしてください。

58 歳になったルソーが、ド・サン・ジェルマン（訳注 41）宛てに 20 頁におよぶ雄弁な手紙を書いたのは 1770 年 2 月 17 日で、そこでは妄想の体系化

訳注 41　クロード・アグランシェ・ド・サン・ジェルマン（1718-88）は軍人で、1765 年以来、引退してブルゴワンに住み、その地を代表する名士となった。

がさらに進行している。以下はその抜粋（訳注42）である。

「私の洞察力は、当然非常になまくらですけれど、暗闇のなかで行われたために研ぎすまされてはいまして、私には隠そうとしている多くのことを、相当に正しく推測させてくれるとは言いますものの、この黒い神秘はまだ私には窺い知れぬヴェールで覆われています。しかし、組み合わせ、比較し、ふともらされたときすばやくとらえた片言隻句により、消え去ってはいたが、偶然にも戻ってくる思い出によって、グリムとディドロが全策謀の第一の張本人であると推定しています。18年以上も前に、彼らが、私には何も分からないが、確かになにか秘密で覆われているのが分かり、彼らを心から愛していましたし、同様に私を愛してくれていると思っていましたから、それほど不安にもならず、策動が始まるのを眼のあたりにしたのです。この策動はなにを目的にしていたのでしょうか。もう1つの同じように不可解な謎です。もっとも合理的に私が推測できることは、彼らが嫌悪すべき著作をなにかでっちあげ、それを私のものだとしたことだけです。しかしながら、彼らの話で、そのことが信じられることはまずありませんから、文体や書き手のことは忘れることなく、真実らしさを積み重ねたに違いありません…。

ドルバック派の陰謀を導きいれたのはダランベールでした…いかにしてショワズーユ氏（訳注43）がこの特別な事件のために陰謀団と結びつき、その親玉になったかは、容易に想像がつきます。このことにより、そのとき以後、グリムがおそらく計画を練った地下活動によって、成功は確固たるものとなりました。この陰謀はまったく別様に仕組むこともできたでしょうが、私が分かっていることで手掛かりを組み合わせて一番うまく辻褄があっているのはこれです。公衆の側でなにかを試みるまえに、前もって私を遠ざけておかなければなりませんでした。そうしなければ、いつでも陰謀は見破られ、その主謀者は裏をかかれる怖れがあったのです。『エミール』がその手段を与えてくれ、威嚇的な命令によって私を脅かそうとしてあらゆる手を尽くしま

訳注42 ルソー全集、第14巻、書簡集（下）、1762-1778年、原好男訳、白水社、1981、この手紙は自筆書簡が失われ多くのコピーがあり順序が入れ変わっている。一部は訳文を変更した。

訳注43 18世紀フランスで政治・外交面で指導的地位にあった貴族。ポンパドゥール侯爵夫人の庇護を受け、1758-70年外務大臣。ルソーは彼に好意をもち、『社会契約論』のなかで間接的に賞賛したが、1768年11月、彼に頼んだ旅券の到着が遅れたことから疑念を抱くようになった。

したが、しかしながら、その命令は、私が逃亡する決心をしたときになって出されるようにしたのです…そのときから、ド・ブフレール夫人とヒューム氏とのあいだで私を始末しようという計画が整えられたように思われます。彼女は私をイギリスへ送り込もうとあらゆる手を尽くしました。私は抵抗しスイスへ行こうとしました。それは陰謀団のためではなく、陰謀団は策動して、私をスイスからやっと追い出したのです。イギリスへのさらに強い新たな誘いがありました。私もまた抵抗しました。私はベルリンで元帥卿に落ち合おうと出発しました。陰謀団は私が彼らの手から逃れようとする瞬間に会い、もしストラスブールに多くの罠を仕掛け、ついに私がそれに掛かり、ヒュームの言いなりになり、彼と一緒にずっと以前から待たれているイギリスへ向けて出発しなかったら、その陰謀は煙と消えようとしていました。この時から、彼らは私を捕えました。もう逃れる術はないでしょう。

私がイギリスで過ごした16か月間は、陰謀団にとって無駄ではありませんでした。帰って来ると、フランスとヨーロッパは私に対する態度を一変させていました。デイヴィッド・ヒュームとその仲間たちの策動にあまりに驚いてしまったので、私は愚かにも先入見を働かせて、トリーで受けた恥辱の原因をロンドンに求めようとしたほどでした…。

この陰謀は、あれほど巧妙に、神秘におおわれてたくらまれ、まさしくいま実行中であります。いや、もう終わったのです。10年前には、尊敬、好意、あえて申しますと賞賛すら受けていたその同じ国民から、なんといま私は、軽蔑、嘲笑、嫌悪の対象となっているのでして、この驚くべき人心の変化は、たとえ私ごとき一介の庶民に向けられたものであるとしても、ショワズーユ氏の大手柄になるのであります…。

私への遺恨をきっぱり晴らすために彼が望んだのは、私を殺すことでも、投獄することでもありませんでした。殺せば苦悩から解放することになるし、投獄は少なくとも休息を与えることになるからです。そこで彼は、誇り高く栄光を恋焦がれる魂にとって最大の苦痛は軽蔑と恥辱であり、嫌悪されること以上に私を苦しませることはない、ということを考えついたのです。こうした二重の目的を追求して、彼は計画を練ったのです。私を恐るべき怪物に見せかけようと、ひそかに私を誹謗する仕業を共謀し、手下どもを使って私をすっかり包囲し、泥水の中で引きずり回し、私を民衆の物笑いの種、ごろつきどものもてあそびものにしました。大衆の憎しみでさらに苦しめるため

に、私の周囲に送りこんだペテン師どもにわざと私をちやほやさせることで、大衆の憎しみを掻き立てました。挙句の果てに彼は、私がどこに行こうと、人々の視線、注目が絶えず私につきまとうように仕向けることで、侮辱されることに過敏な私がついに何か弱音を吐き、私が自己嫌悪に苛まれた人間に見えるように、自分に対する不満を他人への悪態にすり替える人間に見えるように仕組んだのでした…。

かの高貴なお方の企てを実現するため、すべてが総動員されました。一大王国がもつ全権力、策略家の某大臣が誇る全才能、その手下どものあらゆる悪巧み、大臣に雇われたスパイどものあらゆる監視の目、著作家らのペン、中傷者の弁舌、友人たちの誘惑、敵たちへの激励などでした。悪意に基づく調査が開始され、私の生涯の汚点がでっちあげられ、私の言辞が悪意に解釈され、著作が改竄されたのです。このように事実を曲げることは、権力者にはいとも容易なことです。これによって私は全階層の人々からおぞましい存在とされ、あらゆる国々で名誉を傷つけられました…。

結局、あらゆる点で私の姿を変えようと、いかなる配慮も省略されることはなく、思いもつかないでしょうが、私の真の姿を表した肖像画をすべて取っ払い、代わりに一眼巨人のように獰猛な様相をした私の肖像画を、鳴り物入りで広めようとしたのです。こうして描いたなんとも麗しき肖像画の横に、デイヴィッド・ヒュームの肖像画がおかれました。実際には彼こそ一眼巨人の顔をしているのですが、そこに描かれた顔は愛想のよいものでした。顔を描くのと同じように、彼らは同様の忠実さで私たち二人の魂をも描いたのです。要するに、私を狙った計画はどんな細部も見逃さずに実行され、その結果たるや膨大で想像もつきません…。

ひとたびこの点にまで達しますと、あとは自然に難なく進みます。私を意のままに操る任を帯びた者たちを邪魔するものはもうありません。腹黒い周到なスパイどもの大群に私は包囲されています。彼らは上におもねるすべをよく知っていて、良いところを見つけると報告しないか、もしくは念入りに歪曲してしまいます。悪いところがあれば、それを誇張し、何もないと何かをでっち上げるのです。彼らは私を思う存分攻撃することができますし、私が反論するのを怖れたりしません。誰も彼もがお祭り騒ぎにひと役買い、一番の手柄をあげようと望んでいるのです。いったん私がよこしまな人間であるとされたら、あとは誰が私にいちばん多く濡れ衣を着せるかが勝負となり

ます。いちど犯罪に手を染めた者は百回繰り返してもおかしくないというわけで、そのうち私は、ささやかな気晴らしのためそこら中で狼藉を働き、放火し、毒を盛り、人を殺しているあいだに、私の頭の上の天井には目があり、周囲の壁には耳があり、私が歩いた歩数が数えられ、指の動きも記録されて、思いもよらない人間に仕立てられるでしょう。私にこんな恐ろしいことをし続けられないように、公共の治安に備えようという慈悲心をだれも持たず、私が彼らの眼の前で罪を犯しているあいだに、まったく静かにそれを記録しているだけであることがお分かりになるでしょう。しかし、あれこれ言っても始まりません。私に罪をなすりつけるためなら、人のよいショワズーユ氏は証拠についてとやかく言うはずがありません。私が死んでしまえば、連中のたわごとのすべてがそれぞれ動かぬ事実とされてしまうでしょう。なぜなら、彼の地この地の紳士連中、どこそこの令嬢たちなど、もっとも誠実とされる人たちが、それらを事実だと証言してしまっているでしょうし、反論しようにも私が生き返ることはないからです。

　実際には、私は表立って告発も、逮捕も、裁判も、罰を受けることもないでしょう。その代わり、人々は私の人生をおぞましい、耐えられない、死よりはるかに悪いものにしようと陰であれこれ画策することでしょう。私は厳重に監視され、一歩でも外出すれば尾行され、私に関わることも無関係なことも知る手段を一切奪われ、もっとも平凡な新聞から雑誌の類まで読むのを禁じられるでしょう。手紙や小包は、私を裏切る者たち宛てのものしか配達されず、それ以外は文通の道が断たれるでしょう。私が何を質問しても、みんないつも決まりきって、知りませんと答えるでしょう。あらゆる集まりで私が到着すると、みんなたちまち黙り込み、ご婦人方はおしゃべりをやめ、理髪師は慎み深く寡黙になり、もっともおしゃべりな国にいるというのに、口のきけない人たちの国に住んでいるかのように暮らすことでしょう。旅をすると、どこでも人が先回りして準備万端整え、ゆく先々で私を意のままにあしらうでしょう。馬車に乗り合わせた旅人、御者、居酒屋の主人らは、私と関わることを禁じられるでしょう。旅籠に着いても、誰かと一緒に食事にありつくこと、隔離されていない部屋に泊まることは困難で、行く先々に私の破廉恥な噂が広められているので、一歩進むごとに、見るものごとに、私の魂は引き裂かれます。ところが、サンチョ・パンサ並みの待遇を受けた私に対して、人はいたるところで、尊敬と称賛のこもったお世辞を口にしなが

ら、こちらを揶揄するようにぺこぺこして見せるのです。これは虎の挨拶というやつで、あなたにほほ笑みかけているように見える虎が、まさにこれからあなたを食おうとしているのです」。

　1770年7月、ルソーは、「頼れる人もないままに、彼を意のままに操る者どもの術中におかれた」田園地方を離れ、「公平無私かつ目配りのきく司法官として、当時パリ警視総監であったサルティンの目の届くところで暮らすために」パリに舞い戻り、ふたたび本名を名乗る。最初の数か月、彼の暮らしを乱そうとする者はなく、手紙はいつも「Post tenebras lux」(訳注44)という格言で始まるようになる。しかしほどなく彼の頭上に、「前代未聞の陰謀のヴェールがふたたび垂れこめ、彼を覆い尽くす」。そこで彼は「大掛かりな陰謀団の存在を暴き、その企てを挫くため」に『告白』の朗読会を開く。ルソーは、人々が共謀者らを殲滅するために「細心の注意を払って見張っている」ことを想像して、聴衆に『告白』の抜粋を新聞に送ることを許可する。彼自身は、さまざまな宛先に回状を配布し、そのなかで「あらゆる旧著、印刷所の如何を問わず私の名のもとに現在印刷されている、あるいは今後印刷される新たな書籍は、私の迫害者たちが極めて残酷な悪意をこめてでっち上げたものであるか改竄されたものであり、骨抜きにされ、変造されたものである」と宣言する。彼との面会を希望した某伯爵夫人に対する彼の返答は、「誰であれ、動物のサイを見たいだけのお方は、お望みなら縁日の出し物を見にゆけばよろしい。わが家にはご免こうむります。このような侮辱的好奇心に薬味を添える冷やかし根性は、新たな侮辱以外の何ものでもありません」というものであった。ルソーは自著の成功さえ歪めてしまい、『村の占い師』が再演された際に観客が示した熱狂ぶりを、「この作品が完全に盗作され、他人のものとされてしまったこと」の証明と受けとった。彼はいわば「生きたまま棺桶に押しこまれた」のである。1774年5月10日、ルイ15世死亡。それまでフランス人にとっての憎悪の対象は二人いた。これからは、憎悪の矢がすべてルソー一人に向けられ「彼の運命を語るためには、彼のためのみに用意されたまったく新しい語彙を用いねばならない」と嘆いた。
　1773年から1777年（61歳から65歳）にかけて書かれた『対話』は、一種

訳注44　旧約聖書ヨブ記にある言葉。「暗黒の後に光が近づく」。

の自己弁護の書であり、その美しい表現と高みを極めた考察によって、ルソーの強靱な知性がその力を失っていないことを示している。ところがこの『対話』は、妄想と何度も繰り返される奇妙な解釈に満ちている。ド・サン・ジェルマン宛ての書簡でルソーが予見していた恐るべきことが現実のものとなった。「彼は、軽蔑、人々の嘲弄の対象となり、ヨーロッパ中の人が彼の姿を、もっとも卑劣な人物、存在し得るもっとも卑しい放蕩者、梅毒もち、盗人、毒殺犯、殺人犯として描きます。**極悪人**という表現でさえ、この怪物の卑劣さを十分に表してはおらず、ろくでなしの方が、魂の卑しさと下劣さをよく言い表しているのです…彼は、多分に破廉恥なサテュロス（訳注45)のごとき人間として有名にされてしまいました。このため、パリに戻った彼をこぞって招待した家々でさえ、彼が現れるとすぐに娘を家から離れさせ、彼の話や仕草が娘の目に触れないように気を配ったくらいです」。彼の敵たちは「必要とするすべての人物を、あの手この手を使って徐々に自分たちの陣営に抱きこみました。すなわち、高い地位にある人、著述家、医師（これは容易でした)、あらゆる実力者、社交界の麗人、著名な職業団体の構成員、行政を司るすべての高官、世論を支配している者たちです」。とりわけ気を配ったのは、ルソーに対する「激烈な嫌悪感」を若者たちに植えつけることだった。「警察さえも陰謀に加担し大衆を欺いた」のである。

「彼の身に起きたあらゆる偶然、一見すると不慮の出来事は、事前の打ち合わせ通りの手順を踏んで実行されたもので、その段取りは実に万全で、今後彼に起こるはずのすべてが予定表のしかるべき場所に書きこまれ、あとは所定の日時に実行に移されるばかりでした」。

同じ文章のあとの方でルソーは、人が公共の場で彼を見つめる様子について語っている。「通りを歩いているとき、人が彼に向ける目つきを見ただけで、出くわした人間が困惑し、ときには気持ちをこらえていることがはっきり分かります。隠そうとしても、彼らの気持ちが透けて見えるのです。野次馬のように露骨に立ち止まってこちらを振りかえり、彼から目を離さずについてくる様子、あざけるようにひそひそ話をしながら、厚かましい目つきでいっせいにこちらを見る様子は、不幸にも怖ろしい怪物に遭遇した善良な人間というよりも、獲物をしとめて大喜びし、不幸な相手を罵って面白がって

───────────────

訳注45　ギリシャ神話に登場する半獣神。野性的で酒を好む好色家。

いる、ごろつき連中のようです。彼が劇場に足を踏み入れると、たちまち、差し出された手や杖で辺りをびっしり取り囲まれるのです。こんなことをされて、寛いだ気持ちになれるものか、誰にも容易に想像がつくでしょう。こんな人垣が何の役にたつというのでしょう。彼が突破しようとしたら、抵抗するのでしょうか？　そうはしないでしょう。ならば一体なぜでしょう？　それはただ、檻に閉じ込められた不幸な男を見るのが面白いだけなのです。取り囲んでいる全員が、不幸な男を相手に牢獄番や射手の役を演じるのを楽しんでいることを、当人に見せつけるためなのです。彼が通りかかるたびに、必ず唾を吐きかけられます。それも気づかないように。善意でこんなことをしていると言う積りなのでしょうか？　唾を吐きかける同じ相手に乾杯のワインを捧げるのは、侮辱よりもさらに残酷な栄誉を与えることにほかなりません。露骨な侮辱を用いずに、一人の人間に暗黙のうちに示す憎悪、軽蔑、憤怒のしるしのすべてが、彼に向けてそこら中から投げつけられるのです」。

　「口には出さず、血も涙もない侮辱を繰り返し、寄り集まったり、ひそひそ話をしたり、からかったり、残忍、獰猛、侮辱、揶揄するような目でこちらを見つめたりすることによって、連中は彼をあらゆる集会、劇場、カフェ、公共遊歩道から追放することにとうとう成功しました。連中の目論みは、彼を最後には街路からも追放し、自宅に閉じ込め、手先の者どもに見張らせ、最終的には生きる苦しみを増大させて、それに耐えられなくすることなのです」（原注14）。

　ルソーは些細な出来事をも解釈する。「彼がどこかに居を構えると、それはいつも前もって分かっていることで、すぐに壁や天井や鍵など彼のまわりのあらゆるものが計画した目的のために按配され、適切な隣人を住まわせることを忘れません。つまり、ずる賢いスパイとか、口先のうまいペテン師とか、色目づかいの娘たちとかをよく訓練しておくのです…

　彼に面会を求める人々はもれなく記録されます。彼の家の扉に向き合って、道の反対側に画廊が店を開いています。常時閉められているこの扉には、あるからくりが仕掛けられ、家に入ろうとする者はすべて隣人に申しでなければなりません。隣人はもちろん指示、命令を受けているのです…。

　彼がどこか公共の場に足を踏み入れると、まるでペスト患者のようにじろ

原注14　ルメートルは「これらの迫害のほぼすべては、彼に対する大衆の好奇心、そしてこの好奇心から彼を守ろうとした警察の配慮によって説明され得る」と述べている。

じろ見られ、それにふさわしい扱いを受けます。みんなが彼を取り囲み動けなくしますが、彼からは身を離し、話しかけもせず、ただ人垣になるだけなのです。彼のほうがあえて話しかけた場合、それに返事をしてくれたとしても、いつも嘘で答えるか、ぶっきらぼうに、さも軽蔑したような調子で質問をそらすので、話を続ける気をなくしてしまう。劇場の平土間席では、十分注意してまわりの人を紹介し、いつも彼のそばには番人か執達吏をつける。そうすることによって、その者たちが何も言わなくても、彼がどういうやつかをきわめて明瞭に語っているのです。どんな劇場でも、カフェでも、床屋でも、商店でも、露店でも、本屋でも、ありとあらゆるところで、郵便配達夫にも、店員にも、番人にも、スパイにも、サヴォワ人にも、彼を示し、合図し、紹介をしました。本屋で一冊の本でも、暦だろうと小説だろうと探そうものなら、それはパリ中から失せてしまうでしょう。彼にとっては、どんなものであれ、ある物を見つけたいという願望を表すだけで、間違いなくそれを消してしまえる手段となるのです。パリに着いたとき彼は、20年ほど前に印刷させた12篇のイタリア語の小唄集を探しましたが、歌詞集も曲集も、その版木もすべて、その途端に消え失せ、破毀されてしまい、一部たりともふたたび取り戻すことはできなかったのです。さんざん細心の注意を積み重ねたあげく、ついに彼をこの広大な都会で、恐怖の眼差しで見る下層民の監視下に引きとどめておけるようになりました。彼が向こう岸の四国民学院のほうへ渡ろうとしても、渡し舟の貸切料金をそっくり払っても彼のためには行ってくれないでしょう。靴を磨いてもらおうとしても、靴磨き、とりわけタンプルやパレ・ロワイヤルにいる靴磨きたちは軽蔑して彼のための仕事など拒否するでしょう。チュイルリー宮もしくはリュクサンブール宮へ私が入ろうとすると、入口で切符を配っている者たちは、横柄極まりない態度で彼を通してやるか、きっぱり断るようにさえ命令されています。こういったことはすべて、重要な意味があってそうするのではなく、彼をますます目立たせ、よく知れわたり、忌み嫌われるようにするためなのです…。

　大小を問わず反故1枚でも、たった2行しか書いていない紙片1枚でも、彼の手から離れた途端にかならずどんなものも回収すべく手配してある人々の手に落ちるわけです…彼が生活に必要な食料雑貨を買う場所の情報を得て、同じ値段でもっと上等なもの、つまりはもっと高いものを彼の手に渡らせるように配慮しました（原注15）…彼の卑しさとお歴々の気前よさが民衆のあ

いだに知れわたり、この手で、彼の生活福祉をはかり有無を言わさず幸福にしてやることしか考えていないように思わせながら、まんまと彼を卑しい軽蔑すべき男に仕立て上げることができたのです。彼が計算間違いをすると、それはわざと間違えたのだとされ、得をすると詐欺に、損をすると罠になるのです…」。

　彼が必要とするもの、さらには生活の潤いを人から与えられると、「不名誉のパンと恥辱の盃で腹は満たされ…侮辱の水を無理やり飲まされる」ということになる。アミアンでは彼のために酒宴が設けられ、タンプルではコンティ公が彼のために起床の音楽を奏でさせた。ロンドンでは、近衛兵が彼の戸口まで出向いて太鼓を打ち鳴らすことになっていた。これらは「人を揶揄するためのつまらない配慮」であり、こうした表敬は彼を「大衆の目により滑稽に映るようにする」のが目的で、「15年来いまだかつて人類が経験したことがないほどに侮辱された彼は、裁判を要求した。しかし、説明を求めてもすべて拒絶された」とある。

　『対話』を書き終えたルソーは書店を信用できず、写本をどこか教会の祭壇に供えることに決めた。準備万端を期すため、彼はノートルダム寺院に何度も足を運び、内陣の配置を下調べした。それから彼は写本を包み、「これは神に供託せしものなり」と書きつけてからノートルダムに赴いた。着いた彼は目を疑った。これまで一度も気づかなかったのに、格子が内陣をぐるりと取り囲んでおり、そのうえ鍵がかかっている。これを見た彼は目のくらむ思いだった。動転のあまり、天すらも人間どもの不正に手を貸しているのではと疑った。我に返った彼は、さらに原稿の写しを作り友人である文人に預けたうえに、3冊目の写しをあるイギリス人へ渡す。しかし、誰に預けようとも、たちまち猜疑心に襲われる。そこで彼は『正義と真実を忘れずにいるすべてのフランス人へ』と題した抗議文をしたため、複製を何部も作る。遊歩道や通りを歩いている人のなかに自分の気に入る風貌を見つけてはそれを手渡そうとしたが、受け取る者はほとんどいなかった。

　死ぬ前の2年間、精神病は老衰の影響により緩和されるが消滅することはない。レジスは、妄想のこうした変化が動脈硬化によるものであるとして次

原注15　「これは、ド・リュクサンブール夫人の細やかな配慮をルソーが誤って記憶したものである。彼女はモンモランシーの食料品店に対し、差額は自分が払うので彼へのつけを軽減するように事前に依頼していたのだ」（ルメートル）。

のように述べている（原注16）。「私たちはこの点に関して、ルソーが残した自己観察のなかに、脳が衰退してゆく病相の印象深い姿を見ることができる」。「私の想像力は、すでに以前の生気はもたず、それをそそる対象を眺めても、もはやかつてのように燃え立つことはない。私は夢想の喜びに以前ほど酔いしれなくなっている。今後、私の想像の生み出すものには、創造より記憶の回想のほうが多くなる。ふぬけたようなけだるさのために私のあらゆる機能は麻痺し、私のなかで生命力は徐々に生気を失って消えようとしている。私の魂は、今ではもう衰えきった肉の被いの外へ抜け出すのもやっとで、自分にはその権利があると思うからこそ焦がれてもいる境地への希望がなければ、私はもはや思い出によってのみ存在しているにすぎないだろう」（訳注46）。

　こうした初老期の衰退にもかかわらず、ルソーは『告白』と並んで全作品中もっとも美しく、もっとも独創的な『孤独な散歩者の夢想』を執筆する。私たちが目にするのは、以前と変わらない苦渋に満ちた思い込みと、そこに新たな解釈が加わることである。散策するルソーは、働く農夫たちや、戸口で子どもを抱いている女たちを眺めることに愉しみを見出した。彼はこう記している。「私がそんなささやかな楽しみにも敏感なのを人々が見てとったのかどうか、そしてそんなものまで私から取りあげたくなったのかどうかは知らない。しかし、私が通りかかると人々の表情が変わるのが眼につくことや、私を見つめる様子から、人々がこういう名前を知られていない気楽さまで、私から取りあげようとやっきになったことが、いやでも分かってしまう」（訳注47）。彼は、ある子どもの父親から話しを聞くのを愉しみにしていた。ある日のこと、ルソーがこの男に会いにゆこうと歩いていると、彼につきまとって離れない密偵の仲間とおぼしき一人の顔色の悪い男がルソーを追い越して行った。するとたちまちこの父親が、親愛のかけらも窺えない目つきで彼を迎えたのだった。同様に、彼が会話を交わすのを好んでいた廃兵たちが、「共通の命令を受け」もはや彼に挨拶しなくなった。「人を寄せつけない態度と憎々しげな眼つきが、はじめのころの礼儀正しさにとって替わり

原注16　Régis: La phase de présénilité chez J.-J. Rousseau. Congr. de Genève, aout 1907.
訳注46　佐々木康之訳：孤独な散歩者の夢想、第二の散歩。ルソー全集、第2巻、白水社、1981。
訳注47　第九の散歩。

…彼らはこのうえない憎しみを、なんともあからさまに私に見せる」。

このころのルソーには、もうどんな希望も残っていなかった。『対話』を書いた当時、彼は将来の世代を信じていた。しかしこのとき、もはや彼はいかなる幻想も抱いていない。彼は次のように記している。「たとえ時代は別であっても、世間の人々が私の方へ戻ってくれることをあてにしていたのがいかに間違いであったのかを、あれこれ反省し直しては、あらためて確信しないような日はほとんどない。なにしろ世間は、こと私に関しては、私に反感を抱いた集団のなかからたえず新しく生まれかわる指導者に導かれるのだから」（訳注48）。

ジャン-ジャック・ルソーは、おそらく卒中発作によって66年の生涯を閉じた。

ルソーにおける解釈妄想病の経過を、特にその反応形態（諦念型）に注目して、3つの時期に区分することが可能である。ジャン-ジャック自らが言うように、これらの反応は、穏やかで善良な彼の以前からの性格が表われたものにほかならない。「私のそれ（彼の魂）に、ほんの少しでも何か悪いパン種が入っていたのであれば、これ（彼の逆境）によってとてつもなく発酵し、私を熱狂型の人間にしたであろう。しかし私は逆境のせいで無能になったに過ぎない」。

最初の時期は、準備期（1752-1766年、40-54歳）である。このときのルソーは「自尊心が憤慨して煮えたぎる」のを抑えられないでいる。敵たちに対する彼の雄弁で力強い反撃はしばしば辛辣になった。敵対者に対峙することを怖れず、怒りの発作に襲われたときもあったと彼自身が認めている。ヴォルテールからの手紙に唾を吐きかけて踏みにじり、ディドロからの手紙を歯で食いちぎった。攻撃的な行動にでることは決してないが、言葉づかいには激しいものがある。彼は些細なことを口実に、人を悪党、泥棒、猛獣呼ばわりする。「私の力は、行動にではなく、抵抗のなかにある」。敵たちは「相手が誰かを思い知る」だろう。彼はモティエで「彼らは私に人殺しをさせることはできるかもしれないが、私を逃げださせることはできない」と述べている。

第2期は、1766年から1770年（54-58歳）にかけて、妄想が体系化され

訳注48　第一の散歩。

た時期である。第1期と較べると、防衛はもはや勇敢なものではなくなり、彼は逃げ惑う被害者となる。ルソーは、敵があまりにも強力で多勢になったのを怖れ、待伏せしている暗殺者から逃れられないと絶望し、自殺に追いこまれるのではないかと自問し、汎恐怖の不安発作を起こした。彼は逃げだし、どこに行っても追跡者たちに足取りを摑まれないように注意を払いながら、地方から地方へと放浪する。まだときに書簡のなかで攻撃的になることはあるが、多くの場合、人からなすりつけられたあらゆる犯罪に慄き、自らを弁護しなければと思う。陰謀があまりにも巧妙に仕組まれているために、すべての努力は水泡に帰し、ついに彼は自分の運命を受けいれる。

こうして第3期（1770-1778年、58-66歳）を迎える。もはやルソーは、自分の過去しか護ろうとせず、最後にはそれすらも諦める。彼は逃げることをやめてパリに留まり、敵たちの意のままになる。もはや敵たちを憎みも軽蔑もしない。彼の目には、彼らがどうでもよい存在と映る。「あいつらはどうせ月世界の住人なのだ」。この時期は妄想が最大限に影響を発揮し、彼は哲学者ばかりか、イエズス会士、ジャンセニスト、医師、オラトリオ会士も怖れる。敵対陣営は世界規模となり、世代を超えて連綿と続く。これはまた「卓越した不動心」、諦念の時期でもある。「これからは、わが身を運命にゆだねること。意地になってそれに歯向かおうともうしないこと。迫害者たちの餌食として、彼らの好きなようにさせること。ずっと彼らのおもちゃであり続け、老いぼれて暗澹たるわが余生の尽きるまで、いかなる抵抗もしないこと。わが名の誉れとわが名声を敵どもが好なようにすることを、もし天が望むのであれば、それらを将来にわたって敵どもに譲り渡すこと、さらには、何ごとが起ころうと、それを少しも苦にしないこと。これが私の最後の決心である」。

病気は約25年間続いた。それはもっぱら誤った解釈に基づくものであり、幻覚症状の痕跡は見られず、知的衰退をもたらすこともなかった。

IX. 一過性の幻覚型

解釈妄想病の経過において、感覚障害が現れることは一般的に極めて稀である。しかし例外的にそれが一定の強度をもつことがあり、その場合の解釈妄想病は、通常とはかなり異なった様相になる。

夢幻性の幻視を伴う神秘妄想の特異性についてはすでに述べた。これ以外では、幻聴はある期間前景を占めた後に消えてしまうが、深層部に痕跡が残るので、患者はそれを説明しようとして妄想に取り込むのである。こうして生じた妄想は奇妙で、現実ばなれしたところがあり、通常の解釈妄想とは異なっている。

　私たちが経験したある患者は、この観点から興味深いもので、解釈があたかも体感幻覚のように、体の内部にほぼ限定されていたので、すべての妄想が感覚に由来するように見えた。さまざまな異なる間隔をおいて、患者は遠い声を聞くが、声は罵ることもあれば、脈絡のない演説をすることもある。患者は声が実在することをまったく疑わず、気が狂いそうになると、強い苦痛を訴えた。彼は、敵が科学的手法を用いて自分を操作する、音波管や鏡から放出される波動が心身の不調をもたらすと確信していた。妄想は10年以上続いているが、知的能力はまったく衰退しなかった。

解釈妄想病の伝播

　ラゼーグとファルレ・フィスは、二人狂に関する論文において、妄想のいかにも本当らしく見えるところが、人から人へと伝播しやすくすると次のように指摘している。「患者が明らかに誤った事実を語れば、すぐにペテン師のレッテルが貼られる。幻覚領域に無縁の人に、患者の見る幻視は見えず、聞こえる幻聴は聞こえない…そうではなく、患者が推測と解釈の世界に留まり、過去の出来事を語り、将来への不安を述べるだけであるなら、それを直接確認することは不可能である。患者が詳細に物語る出来事が実際には起こらなかったと、第三者ないし自分自身にどうして証明できるだろうか？　患者の思い込みは、単調かつ明快であるからこそ、伝播可能なのである」。

　したがって解釈妄想病は、説得力をもつ狂気の典型である。数多くの患者が周囲の人々に受け入れられ、社会改革者、発明家、理想主義者の患者は遠方の地に思想を広め、新聞や議会においても支援者を獲得する。これまで挙げた症例のいくつかは、母親、息子、兄弟に妄想を信じ込ませてしまったので、二人狂の範疇に含まれる。レジスは、幻覚が欠如し、病的観念が明らかに論理だっているところから、理性型被害妄想病に分類した嫉妬妄想例を報告しているが、この症例では母親が自分の確信を娘に共有させている。

178 | 第4章 類型

　以下に挙げるのは4人を巻きこんだ解釈妄想病の症例である。発端者は軽愚の女性で、被害妄想は母親から幼い子ども3人に容易に伝達した。母親の暗示にかかった子どもたちは、幼い想像力を働かせて作り話考え、それを母親に返している（原注17）。

　症例19　アデル・B。1888年、37歳時に入院。遺伝負因（母親はアルコール中毒、兄は性倒錯）あり。患者はほぼ文盲で、青年期に夢遊症の発作に襲われることがよくあった。

　最初の解釈は27歳時（1878年）に現れた。人から嫌がらせを受ける、子ども殺しを責められる、大家が理由もなく喧嘩を吹っかけてくる、夫の態度が変わり、自分に向かって子どもたちをけしかける、夫がわざと自分を怒らせるような真似をするなどである。3年後、家のなかを散らかり放題にしていると言い触らされる、友人らに見捨てられる、と言い始めた。患者は、義理の母が腹黒く、借金を断ったことを根にもって夫に告げ口する、と責める。

　1882年、夫が死亡すると、義父が子ども一人の養育を申し出たが、患者は不審に思い断る。それから、人が子どもたちを奪おうとしていると推測する。人が親切に振る舞うのは、自分を騙そうとしているだけなのだ。両親からの贈り物を送り返してしまうが、後になるとそれも非難の的になる。こうして、彼女は義理の両親に非難の矢を向ける。彼らが隣人たちと結託して、嫌がらせを働いているのだ。それまで親切だった隣人の女性が、態度を豹変させ、彼女を罵倒し、服に唾を吐きかける。患者は幻覚ないし錯覚のエピソードに襲われる。人が扉越しに自分を罵るが、扉を開けると誰もいない。仕事の邪魔をされる、無駄なものを買わされて散財させられる、無理やり引っ越しさせられ浮浪者呼ばわりされる。住む界隈を変えても迫害は止まず、どこに行っても、隣人たちは義父母と通じていて、ドアを叩き、悪口の書かれた新聞を送りつける。彼女は何度も警察署に訴え出る。

　さらにひどいことに、義父母は彼女の子どもたちを使って悪さをする。その都度彼女は、ばかな真似はよしなさい、みんなおばあ様の言いなりなのだから、と子どもたちを諭す。しまいには子どもたちも母親の妄想を受け入れ、

原注17　当初この女性患者を受け持ったのは著者の一人である。15年後、もう一人の著者が患者を担当したが、以前同様の妄想状態にあり、知的衰退も、幻覚も認められなかった。

自分たちのなかでそれを育むようになる。患者は次のように記している。
「少しずつ私は、マルタの性格が変わり、お金をくすねるようになったこと
に気づきました。誰の入れ知恵なの、と尋ねると、おばあ様から言われたと
のことでした。娘の話によると、義母は毎朝家の前で娘を待ち受けて一緒に
登校し、養っているのは自分なのだと吹き込んでいるとのことでした…私は
義母をつかまえ、なぜそんな嘘をつくのか、なぜいつも裏でこそこそ子ども
たちと会っているのか、と訊ねました。すると、そんなことはしていない、
自分は子どもたちとは一度も会っていない、という答えが返ってきました」
（実際のところ義母は身体障害者だった）。1887年4月、誰かが子どもたちに命
令して、わめかせ、壁を叩かせ、反抗させ、服を汚し引き裂かせ、夜尿をさ
せ、マスターベーションをさせる。患者が子どもたちに注意して躾けようと
すると、隣人らが喧嘩を売りにくる。子どもたちは小部屋に入れられ、殴ら
れて痣をつくる。そうしておいて、患者が子どもたちを虐待している、子ど
もたちといかがわしいことに耽っている、という噂をたてられる。

　1887年7月、マルタが、荒れた畑に叔父がいるのを見た、黄色と青色の2
本の瓶をもっていたと話す。叔父は、青い瓶をさもうまそうにラッパ飲みす
る振りをしながら、こっちにおいで、と子どもたちに手招きする。翌日、ワ
イン商の店に隠れていた祖母が、子どもらにまた青い液体を勧める。子ども
たちは断り、何度か押し問答したあと、祖母が子どもらに無理やり飲ませる。
子どもたちは、もしわざと大騒ぎしなければ毒を飲ませるぞ、と脅かされた
と断言したので、この出来事は患者の不安をあおった。子どもたちは、祖父
母が変装して扉の裏から自分たちの会話を盗み聞きしていた、とも言い張る。
彼らは、手に負えない不正直な子どもに仕立てられている。子どもたちは、
祖母とワイン商が、ある晩、寝室に忍びこんで下着を盗むのを確かに見たと
言う。また別のときには、夜遅くやって来た祖母に、扉を開けなければ殺す
と脅かされた。患者は、子どもたちは嘘をついていない、その証拠に、翌朝
鍵がいつもと違う場所にあるのを見つけたと言う。彼女は鍵を玄関マットの
下に隠したが、誰かが窓から侵入し、子どもたちに青い液体を飲ませて病気
にして、責任を患者になすりつける。子どもたちは、彼女を殴れ、縄につか
まって腹めがけて飛びかかれ、八つ裂きにしろ、とそそのかされている。

　管理人と激しくやりあった後、患者は、アリス（11歳）、エルネスト（9
歳）、マルタ（8歳）の3人の子どもたちと一緒に特別医務院に送られた。そ

このガルニエ医師の質問に、アリスはこう答えている。「はい、先生。私たちはとてもつらい目に会っています。しょっちゅう荒れた畑に連れてゆかれ、無理やり口を開けられて青い液体を飲まされるのです。それでみんな青く染まってしまうのです」。加えて彼女はこうも述べた。「それから、毎晩のようにおばあ様がやってきて『さあみんな起きて！　アリス、お前はお母さんを起こしてぶちなさい。それから弟を呼んで、お母さんを踏みつけさせなさい』と言うのです」。残り二人の子どもたちも同じことを話し、完璧な紋切り型の言葉を繰り返す。話の中身をひと言も変えさせることができず、三人そろって「荒れた畑」を繰り返す。代わりに「空き地」といくら言い換えさせようとしても結果は同じで、まるでずっと前から学校で習った教科を暗誦しているように見える。

　母親から引き離すと、ほどなく子どもたちは治癒した。反対に母親の方は、環境に応じた新たな解釈を加えて、妄想を拡大させ続けた。最初に入院したヴィルジュイフ、ベガールの病院において、被害妄想が止むことはなく、1905年ダン集団治療施設では、いく度かの寛解期を除き、常に何かしら新しい訴えの材料を抱えていた。子どもたちから見捨てられたと嘆き、届く便りには、「どうでもよいことしか書かれていないのですが、そのこと自体が私に対する憎しみと軽蔑を表しているのです。悪口がまったく書かれていない場合でも、私を裏切っていることには変わりありません」と言う。15年前に受けた迫害について、青い液体で毒殺されかかったことについて長い回想録を書いている。彼女を拷問にかける新たな方法が考案され、下着が汚され、黒くなったり、黄色くなったり、緑色になったりする。洗面器を何度洗っても、リング状に錆のようなものが残る。最初は患者の洗面器だけだったのに、やがてすべての患者のものにまでリング状の錆がつく。それは策略だったのだ。何をしても笑い者にされる。人が彼女の真似を繰り返すのは「ほら、これがお前だ」と示すためだ。こうした一切に白黒をつけ、自分は狂ってはいない、正常であることを証明するために、彼女は汽車でパリに向かい、県庁に嘆願書を提出してから集団治療施設に戻った。

　ほどなく、同じ策謀がふたたび動き出す。黄、黒、緑とあらゆる色の物質が、彼女の服、ブラウス、ベッドに塗りたくられる。時々、はかったようなタイミングで耳に「これをあいつにやってやろう」という声が聞こえる。例の物質が、血液、尿、肉体を分解する。夜になると、誰かが髪の毛をシーツ

IX. 一過性の幻覚型 | 181

に入れるので、まるでノミに食われているような気がする。こうしたひどい
ことをやらせているのは施設の監視人で、世話係がその言いなりになってい
る。

　30 年来続く妄想があまりにも活発で、身近にいる人を対象とした解釈が
あまりにも頻繁なので、患者は閉鎖病棟に移された。

　伝達狂のいくつかの例において、継発した患者も解釈妄想病に罹患したの
ではないか、という疑問が生じる。実際、感覚障害を伴わないこの精神病は、
解釈妄想病と非常によく似ているが、類似しているのは表面だけで、経過は
大きく異なる。二人狂の場合、一般に継発者は知的低下があり、いったん発
端者から離されると、かなり急速に考えを訂正する。継発者は、主体性を欠
き、人から影響を受けやすいので、進む道が正しくても誤っていても、どち
らにも従順に応じてしまう。すなわち、これは妄想解釈に基づく症候性精神
病であり、慢性解釈妄想病ではない。

　それでもやはり、二人の患者が徐々に本物の解釈妄想病を構築することも
起こり得る。それはレジスが指摘した同時狂であり、二人の素因者が直接に
接触し、同時かつ相互に影響し合うことによって生じる。「出来事を記録し
解釈するのが一方の場合もあれば他方の場合もある。しかし各々の解釈が、
どれも二人の共同体にとって納得できるものなので、結果として完全に同じ
二人の人間ができあがることになる」(原注 18)。アングラードとジャカン
は、姉妹が解釈に基づく妄想を形成した同時狂の典型例を報告した。そこで
は二人の患者が、同一の妄想主題、同一の誤った解釈、同一の復権行為を示
し、動作、書字、反応に至るまでまったく同じである。

原注 18　Vigouroux et Jaquelier: La contagion mentale. Paris.

第5章

形成と原因

I. 病因に関する諸見解
　1）知性因説
　　●ヒツッヒ、ベルツェ
　2）感情因説
　　●サンドベルグ、スペヒト、グリマルディ、ティリング、リンケ、マルグリーズ
　3）知性・感情因説
　　●ジエルリック、ブロイラー
　＊解釈妄想病発生の概要

II. 解釈妄想病のメカニズム
　＊症候性の解釈精神病
　＊生理学から見た解釈状態
　　情念、知的分野への特化
　＊解釈妄想病と錯誤の類似性
　＊解釈の加工過程における心的機能の役割

III. 解釈妄想病の原因
　＊根本原因：変質、遺伝、教育、パラノイア体質
　＊知的・感情性の異常
　＊主導観念の起源と役割
　＊決定因：情動ショック、社会的軋轢

IV. 解釈妄想病の発症頻度

I. 病因に関する諸見解

　今のところ私たちは、解釈妄想病を引き起こし得る解剖学的病変、機能的変化ないし特殊原因を知るに至っていない。したがってこの精神病に関する病因論、病態論の多くは仮説の域にとどまり、大いに議論の余地が残されて

いる。専門家が展開する病態試論の多くは、体系化妄想病、パラノイアといった均一でない群をひとまとめにして取り扱っているために、この点に関する諸家（グリージンガー、シューレ、クラフト-エビング、デュカスとヴィグルー、ブレスラー）の見解は実に千差万別である。そこで私たちは、解釈妄想病の発病状況に的を絞り、非幻覚性の体系化妄想病（クレペリンのパラノイア）に関する諸理論のみを検討の対象とする。これらの理論には3種類あり、第1は、パラノイアを知性に由来し感情基盤を欠いた脳の一次性産物とみなす理論で、長いあいだ支配的地位を占めてきた。第2は、これとは反対に感情要因のみが本質的な役割を果たすと考える理論である。第3は、この病気を知性と感情の両方に由来するとみる理論である。

1) 知性因説

ヒツッヒは最初の理論に与する立場から、おおむね解釈妄想病と復権妄想病を一括したものに相当する好訴狂に関する重要な業績（**原注1**）を発表している。好訴ワーンジンは、とりわけ表象と連合が低下する心的衰退状態であり、患者は不合理な表象に対してそれに拮抗する表象を対置させることができない。こうした抑制が生じるのは、ある強烈な表象が前景を占めることによると言われてきたが、これは1つの仮説に過ぎない。実際、ヒツッヒによると、この心的衰退は脳の病的変化に起因するはずである。正常な状態においては、ある特定の神経細胞と神経線維に生じた興奮——これが表象の条件である——は、非常に多くのシステムを通じて拡散する。したがって、こうした放散の結果として正常な思考がもたらされるためには、複数の中枢が同時に機能する必要がある。患者の場合には、いくつかの細胞グループは通常通りに機能し続けているが、特定の連結ニューロンが機能しないために、興奮がグループ間で伝達されなくなる。結果として、全例において不完全な表象が形成されるが、損傷した領域が特別な役割を担っている場合には、それがとりわけ顕著に表れる。パラノイアの知的障害とは、つまるところ恒常的な脱落症状、すなわち脳の各領域を結ぶ連合が少なからず遮断されるために、本来の表象の数と強さがかなりの程度減退した表現をみていることになる。ヒツッヒによると、このことは臨床的な見地からは確実で、解剖学的に

原注1　Hitzig: Über den Quärulantenwahnsinn. Leipzig, 1895.

184 | 第5章　形成と原因

見てもその可能性が高いという。

　ヒツッヒの学説は確かに魅力的ではあるが、まだ組織学では確立されていない。心理学的観点からは、患者に極めて顕著に見られる病識の欠如に光を当てたという点で評価できる。この意味からすると患者は、ある種の欠陥状態、何かしら心的衰弱状態にあると言って差し支えない。しかしながらこうした欠落が、ある機能ではなく特定の表象カテゴリーに限って認められることを、どのように説明すればよいだろう？　なぜ特定の観念が介入してくるまで、連合中枢は無傷であるように見えるのだろう？

　ベルツェ（原注2）は、パラノイアの基礎に統覚障害、すなわちある心的状態を意識の前景に維持できないことを想定している。統覚障害に陥ると、意識野の狭窄が生じて誤った連合を助長し、ものごとの批判ができず誇大妄想を膨らませる。一方、統覚が受け身にまわると苦痛の感情に結びつき、はじめに自分の権利が侵害されたという疑いが生じ、次いで被害妄想が引き起こされると考えている。これに対してヴェイガントは、この説が該当するのは統覚に重大な障害があるパラノイド認知症の場合だけで、パラノイアには当てはまらないと反論しているが、その通りであろう。そもそもベルツェは、パラノイアの中に幻覚性の体系化妄想病を含めているのである。

2）感情因説

　パラノイアにおいて妄想の発生を、知性が一次性に損傷するためであるとする考えは、しだいに地歩を失いつつある。今日私たちは、むしろ感情障害のほうが一次性であるとの考えに傾きつつある。すでにギズラン、ファルレ・ペール、グリージンガー、コタールらが、一次性に障害された感情と生まれついての性向が重要な役割を果たすことを強調している。シューレは、非幻覚性の体系化妄想病には知性に一次性の障害があり、理性が不完全になっていることに起因するとしつつ、「内的な心的緊張が積極的な役割を果たしている…注意過敏下に置かれた自我は、曖昧模糊としたあらゆる観念を強力で明瞭な知覚に変えてしまい…やがて何もかも解釈されてしまう」と述べている。

　ナイサー（原注3）は、感情状態の果たす役割を強調し、自分に関係づけ

原注2　Berze: Paranoïa oder Dementia praecox. Psych Woch, 1904, n° 4. Über das Primärsymptom der Paranoïa. Halle, 1903. Centrbl f Neur u Psychiat, juin, 1906.

る妄想をパラノイアの一次症状すなわち基本症状であると考えている。サンドベルグによると、被害妄想を引き起こすのは、特徴的な一次性の感情状態すなわち不信に満ちた「悲観的な困惑」状態である。同様にメランコリー性抑うつと自己卑下妄想、躁的多幸と誇大妄想のように、妄想を導く特有な感情状態があるとしている。スペヒト（原注4）は、パラノイアを不信感の支配する病的状態から発生するとみなし、躁病とうつ病と同列に位置する第3の感情精神病としている。グリマルディ（原注5）も基本的に同じ見解であるが、最初の役割を不信感ではなく本能的な不安感と見る点でやや異なっている。

　ティリング（原注6）によると、パラノイアにおいて損傷を受けるのは、性格の基盤をなす感情状態であり、感情生活がこのように変化すると、感受性、思考、活動など全人格が変容し、疑い、疑惑、やがて確信に至る感情から衝動性がもたらされるとしている。「パラノイア患者の抱く苦痛は、圧倒される危機感、不全感である。患者はその原因を、うつ病患者のように自分の内部ではなく外部に探す。患者は猜疑心にかられて、絶えず原因を突き止めようとして精神を疲弊させる。しかし、当惑状態のまま外界を観察するので、出来事も人々も以前とは違って見える。患者はそれまで何とも思わなかったことを気にしはじめ、自分にかけた謎に対する答えを、些細な出来事のうちに発見する。難問を解決するアリアドネの糸が見つかると、ほっとして希望をつなぎ、愛と信頼をこめてその答えにしがみつこうとする。それは患者にとって、ようやく水底を探り当てて降ろす錨であり、これを境に、奇異なことは当然なことへと転じてゆくのである」。

　リンケ（原注7）によると、予期不安こそパラノイアにおける一次性の感情障害であり、ここからパラノイアを躁病とうつ病に隣接する精神病と見ている。予期不安があるとすべての知覚はある感情一色に染められてしまい、自分の感情状態を自覚しなくなった患者にとっては、どうでもよい知覚がとりわけ重要で意味深長なものに思われてくる。このように妄想の根底には、

原注3　Neisser: Erörlerungen ub. d. Paranoïa. Centr. f. Nervenh. 1892.
原注4　Specht: Über den pathologischen Affekt in d. chron. Paranoïa. Erlangen, 1902.
原注5　Grimaldi: Annali di Nevrol. (Naples) 1903.
原注6　Tiling: Zur Paranoïafragen. Psychiat. Wochensch. 43-44, 1902.
原注7　Linke: Zur Pathogenese des Beachtungswahns. Allg. Zeit. f. Psychiat, t. 53, f. 4, 1896.
Noch eimmal der Affect der Paranoïa. Allg. Zeit. f. Psychiat. t. 59, f. 2, 3, 1902.

病的な感情状態に起因するひときわ強まった知覚が見出される。しかしリンケは、非常に緩慢な潜伏期を伴う純粋な結合例のいくつか（解釈妄想病が該当する）においては、不信感が妄想を引き起こす一次性障害になりうることも認めている。厳密に言うと、感情状態ではなく、生まれつきの性格が病的に発展した「疑惑」状態が問題になるので、この点はティリングの考えに一致する。

マルグリーズ（原注8）は、パラノイアの初期においては多様な感情状態が存在する可能性があり、不信感と心配とを区別すべきだと主張している。これらの感情状態にはすべて、なにか先の見通せない懸念と、その結果として生じる注意肥大が共通している。その後、妄想が加工される過程には、一過性で二次性の感情状態が頻繁に現れるという。こうしたリンケとマルグリーズの説にはピックが賛意を示している。

3）知性・感情因説

こうした理論は、従来あまりにも軽視されていた感情の影響が明白であることを強調している。これらは一部に真理を含んでいるが、どの要素に決定的に働きかけるのかについて、いささか恣意的なところが否めない。いく人かの精神科医（ジョリ、クレペリン、パーシー・スミスなど）が、これらの理論は一面的であり、現実には分離不可能な要因を切り離していると異を唱えている。彼らは、感情説に立つ学者が感情とみなしている不信感と心配も、実は表象が感情に結びついた混合状態なのだから、知性の障害と感情の障害を分離するのは人為的だというのである。ブロイラーによると、不信感は知性的なプロセスかもしれないという。不信感に伴う情動は量的にも質的にも変化し得るが、不信感そのものを変化させることはない。知的要素を除外すると、不信感はもぬけの殻となり意味を失ってしまうからである。同じく心配も、精神に提示される思考が喜びを軽減するものか、苦痛を増大させるものかに応じて、喜びの感情を伴うことも苦痛の感情を伴うこともある。さらには、被害妄想のある患者の微動だにしない確信は、ある程度までは不信感に拮抗することもあろうし、誇大妄想をもつ患者になると不信感は見られない。

原注8 Margulies: Die primäre Bedeulung der Affekte in erslen Stadium d. Paranoïa. 1901. Anal. Par Neisser, Centr. f. Nerv. u. Psych, 15 mars 1903.

ジエルリック（原注9）は、不信感をパラノイアの病初期の感情ではなく二次的なものと見ている。この病気は純然たる知性でも、感情のみによるものでもなく、期待、不安、後悔、羨望などの情動が強く長く続いたために感受性が変化して起こる。感受性が変化すると、観念や表象は極端に強調されるので、これらに向き合う判断力も低下するのだと述べている。

ブロイラーは、パラノイアに必発する特徴として、感情に伴う表象系が意識の前景を占め続ける（ウェルニッケのいう「優格観念」と類似）ことを挙げている。日常ありふれたこと、多少珍しい出来事などは、ある情動を契機に、あるいは「集合化」の働きによって、支配的な観念・感情コンプレクスを形成する。これは頑固な信念に凝り固まった健常者と何ら変わるところはない。患者とは無関係の多くの事象が、錯誤によってこの観念・感情コンプレクスに結びつくと、結果として自分に特別な意味をもつ関係妄想（解釈妄想）が生じるのである。すべての観念・感情コンプレクスは自我と緊密な関係をもっているので、自我が前景に押しだされているように見える。したがってブロイラーによると、自己中心性、自我の肥大はこうした観念・感情コンプレクスが存在する結果であって根源的な症状ではないとして「発病当初の主観・客観的状況を注意深く観察すると、そこには同じ感情状態に置かれれば普通に生じるであろう錯誤、ある感情状態によって絶えず覚醒を強いられた観念複合と偶発事象との結合、正常状態でも起こり得る観念の連鎖があり、それ以外は何もない」と述べている。

臨床知見にもっとも合致するのは観念‐感情理論であろう。解釈妄想病は、はじめは感受性ないし知的な偏りから、というよりむしろこの2要因が影響し合うことで精神が歪められて自我の肥大ないし過敏を生じる。次にこうした精神病質人格が外界と摩擦を引き起こす場合、もともと興奮しやすい体質が基底にあると、固定観念は容易に病識の網の目をすり抜けてしまう、という経過をたどって形成されるように思われる。ただ1つの考えにとらわれ、これに感情状態が付随し、さらに批判精神が低下すると、結果として連合と抑制からなる体系的なプロセスは、ありふれた意識状態と主導観念と主要傾向のすべてをうまくまとめることのできる説明を迫ってくる。こうして解釈はひとりでに、あるいは注意を集中させることによって現れる。最初は試作

原注9　Gierlich: Sur la paranoïa périodique et la formation des idées paranoïaques. Alch. f. Psych, 1905, f, 1.

品ほどに過ぎなかった解釈は、しだいに勢力を増し、やがてある程度の自律性を獲得する。精神にはこうした一面があり、最終的には強い情動状態に置かれなくとも、慣性的に機能するようになるのである。同じことをデュプレは次のように述べている。「すべてのパラノイア状態は、感受性の異常と知性の異常を特徴とする。前者は人格傾向が増大して人や物に敵対することであり、後者は批判精神が倒錯し感受性の錯誤を矯正できなくなることにある」。

II. 解釈妄想病のメカニズム

妄想解釈のメカニズムは、一方に感受性、他方に知性を置き、この2つの病的要因の影響を検討することによって理解できる。ブロイラーがいみじくも指摘しているように、それは正常状態で観察されるものと何ら異なるところがない。

解釈を育む特定状態には、病的なものと生理的なものがある。病的なもののうち、メランコリー、間欠狂、変質者の妄想では、感情状態の果たす役割が際立っている。これに対して、老年認知症、早発痴呆、進行麻痺では、判断力が不足しているせいで、誤った、ばかげた解釈が幅をきかせている。慢性アルコール中毒に生じる嫉妬妄想の解釈には、2つの要素が結合しているのが見られる。それは批判意識の低下を伴う知的衰退と、異常な感情状態（興奮しやすい体質）との結合で、結果として体系化した妄想解釈をもたらすが、原因はアルコールによる脳病変であることが分かっている。アルコール中毒に生じる嫉妬妄想の病像は、本態性の解釈妄想病と非常によく似ている（原注10）。

原注10　1902年クラマーは、病的な人物同定と注察妄想を研究し、急性ないし慢性パラノイド妄想においても、さまざまな多くの精神病（てんかん、ヒステリー、外傷性の神経症と精神病、進行麻痺、アルコール中毒、変質、脳器質疾患、神経衰弱）の経過中に出現する一過性で多少とも顕著な意識障害においても、解釈状態が見られるとしている。クラマーによると、一般に病的な解釈は、精神遅滞と意識野の狭窄があると起こりやすい。精神遅滞では、自我が誇張される場合と、逆に無能感を生じる場合とがあるが、患者はいずれも自分が注目の的であると容易に思い込む。意識野の狭窄にこの要素が介入することはないので、人物同定妄想は、生理的な原因では説明できない体感の感受性が変化して「有機体の変容」感を引き起こした結果である。この変容感はたいてい感情状態に結びつきやすいとのことである。Cramer: Krankhafte Eigenbeziehung und Beachtungszahn. 1902,

II. 解釈妄想病のメカニズム | 189

正常な状態でも誤って解釈することはよくある。ラビエは「あらゆる表象には客観化されるという傾向があるので、私たちはいつ誤った思い込みに陥ってもおかしくない」と述べているし、エスキロールは「もっとも分別があると目された人物の脳裏に去来することを、たった一日分だけでも想像してみよう。彼の思考、彼の決意が支離滅裂なのは一目瞭然だ！」と言っている。マイネルトは、誰の無意識の中にも妄想は存在しており、諸機能が正常に機能しているうちは沈黙しているだけだ、と考えている。スリーは「目覚めていても眠っていても、人は常に妄想を抱いている。しかし、覚醒時の極めて多様で複雑な現実感覚が誤った連想を解きほぐし、観察と獲得された経験が放っておけば歪んだままの判断を正すのである」と述べている。こうした矯正機能も、ある強い感情状態の影響下ではひととき消滅することがある。「何かを強く、そればかり気になりはじめると、それが行為、思考などあらゆることの出発点にも到達点にもなってしまう。感情にはこうした特性があるので、賢者といえども常に、誤った解釈に陥る危険に曝されているのだ」（ファルレ・ペール）。

　この生理的解釈妄想病——こうした名称を用いて差し支えなければ——は、ほかのどれよりも熱情状態において最も顕著に現れる。ルーレは「熱情が注意をもっぱらその対象に向けさせるので、私たちは感覚の意味を正しく評価する精神の自由を奪われてしまう。暗闇に怯えた者にはすべてが巨人や幽霊に見え、犯罪者にはあらゆる人が告発者に見える」と述べている。ずっと以前から心理学者は、熱情で盲目になる様子を描写し、『精神の逸脱を心の熱狂』から説明してきた。またスタンダールに倣って、愛の無分別な判断が、世論や常識を無視して結晶作用にゆきつくさまを分析した。「私が結晶作用と呼ぶのは、私たちの出会うあらゆることを機縁に、愛する対象が新しい美点を持っていることを発見する精神の作用である（大岡昇平訳、新潮文庫『恋愛論』第1巻、第2章、15頁）」（原注11）。

Neisser: Centr. f. Nerv. u. Psych. 15 mars 1903.
原注11　スタンダールは「私の言う結晶作用とは、一種の熱にうかされた想像であり、このせいで、ごく普通のものすら見分けがつかなくなってしまうのである…愛したとたん、いかに賢明な男であろうとも、対象がありのままに見えなくなってしまう…もはや何ごとも偶然とは思えず、推測しているという意識を失う。想像されたものが実際に存在するものとなり、彼の幸福に影響を及ぼす」と記している。さらには「狂気の始まり」に触れながらスタンダールはこう言う。「理性を喪失するときの驚愕すべき特徴とは次のようなも

タンジは、被害妄想の根底にある内向性が同様に判断を誤らせると考えているが、ハルテンベルグはこれを「感情の過敏性」と呼んでいる。内向性のもつ洞察力は極めて特殊で、デュガは次のように述べている。「その洞察は確証によってではなく状況証拠の上に、すなわち、判断ではなく印象によって築かれる。洞察に疑問をはさむ余地はなく、議論をかわそうとも証明しようともしない…それは直観であり、むしろふだんの動き、言葉、声の調子、顔の表情、動作を素早く解釈したものである」。

熱情性の嫉妬と妄想性の嫉妬を鑑別することは限りなく困難である。リボは嫉妬における熱情的な判断について次のように述べている。「心的作用は被害妄想の場合と酷似している…熱情と狂気、この2つは同じ布地から裁断されているよう私には思える」（原注12）。

狭義の激情とは異なるが、長期化したさまざまな感情状態も誤った解釈を生じさせる。メチニコフは、高度な知性を具えた健常者に誤った解釈が体系化した興味深い例を挙げている。これによってメチニコフは、「若い学者がモラル過敏や悲観的な性向をもつと、人が自分に陰謀を企んでいるとか、彼の科学計画を妨害しているとか想像することがあり得る」ことを示した。敵に包囲された市民のあいだにも、窮乏や不安による影響で、些細な契機から集団妄想が発生することがある。それは、スパイされている、裏切り者がいると疑心暗鬼になる包囲妄想である。

いくつかの感情状態は、たとえ軽くても、誤った結論に導くことがある。初めて制服姿で外出する士官は、皆が自分を注視していると思うし（ウェストファル）、試験官を前にした学生（ブロイラー）や、穴の開いた服を着た労働者（クラマー）は、周囲の目がこっちをじっと見ていると解釈する。新婚ほやほやの若い女性は、通行人が自分にほほ笑みを送ってくれるように感じる。しばしば私たちも、人が自分に挨拶を返さないのは何か意図があるのではないかと疑う（ウェルニッケ）。難聴者（クラマー）は、耳が不自由であるとの意識をもっているので、周囲を注意深く観察する結果、解釈を誤る（私

のだ。気づかぬほどの些細な事実を前にして、あなたはそれが白い色をしていると思う。これをあなたは自分の恋愛に都合のよいように解釈する。しばらくあと、それが実際には黒い色をしていることに気づく。それでもあなたは、それがあなたの恋愛にとってなお好都合であると考えるのだ」。

原注12　Ribot: Comment les passions finissent. Revue philosophique, juin, 1906.

たちの解釈妄想病のうち、洞察力のもっとも優れていた患者には難聴があった）。

　ところで、特別な感情状態になく、少なくとも明らかな情動様相のない正常な状態にある場合でも、一群の支配観念、「特異的な関心体質」（ジェイムズ）とでも言うべきものが、次々に考えを結びつけ進展させることがある。背後に散りばめられた心的イメージが、特定の連想を助長するのである。ブロイラーによると、人から注目されていると思いこむ士官の例は、はじめて制服を着用したという優格観念が精神を占めているため、軽い感情状態さえもなしに起こり得る。ルーレは、特殊な思想を性急に一般化する学者の体系化傾向と、妄想患者が現実を歪曲する解釈傾向には、よく似た精神の働きがあると見ている。例えばある分野を専門にしている学者は、内部にほかよりも優位な表象系をもっているので、知覚したもののなかから自分に関心のある要素しか採りあげない。表象系が捉えた細部から次々に連想が発展してゆき、意識の前景を占めるのである。鉱物学者が舗道のアスファルトを見ると、彫像の大理石、記念碑の石材、装身具の宝石を見たときと同じように、専門分野のことを連想するだろうし、外部の同じ対象でも見る主体が異なると、知的関心に応じて内部にはまったく別の連想をもたらすことだろう。オベリスクを見る人が、地理学者なのか、考古学者なのか、エジプト学者なのか、それとも芸術家なのかによって、それぞれの専門特性に応じた極めて多様な表象が引きだされるであろう。

　解釈妄想病患者のような言わば病的なスペシャリストにおいても、これと同じように、支配観念ないし妄想的専門性が、どこに注意を向けるのかを決定するが、表象は強い感情状態を伴っているので、注意の向けかたが百倍にもなる。情動に結びついたイメージはとても強いので、批判精神を曇らせ解釈を育みやすい。そこでは疑うことも調べることもない。複数のイメージが相矛盾し対立しているので、病的表象と闘うことも、表象が客観化されるのを防ぐこともできないからである。

　心神狂医は長い間、解釈妄想病をいくつもの錯誤から構成された一体系であると理解してきたが、これは矛盾ではないだろうか。ロッケはエスキロールを引用して「心神狂の患者は誤った大前提に立つ人と似ている。その前提の上で極めて正しく思考しているが結論を誤る」と述べている。ルーレによると、狂気とみなされたものが単に誇張された錯誤に過ぎないことがあり、とりわけ部分デリールの患者が抱く諸観念の本性は錯誤と同じである。いく

人かの心神狂医（グリージンガー、ダゴネ、フェレ、スペヒト、ネッケほか）は、錯誤と妄想解釈との差異を明らかにしようと試みたが、レジスは「厳密に言うと、妄想と錯誤のあいだに本質的な違いはなく、異なるのは原因と影響である。この点に関してのみ妄想は錯誤には決して見られない病的性格を帯びる」と指摘している。コタールも「妄想の発生メカニズムは、誤った見解が生まれる通常の仕組みと基本的に異なるところはない。両者ともに、それを確信にまでいたらしめるのは理性ではなく、感情である…したがって誤った確信や妄想の存在は、感情が支配的であること、知性が相対的に弱まっていることを示している」と述べている。

　解釈妄想の形成に関与する種々の心的機能は、この目的のために正常な生活と同じように働く。事実から出発しながら誤った結論に至るので、患者の知覚には何かしら異常があるのではないか、との疑いがもたれた。特定の知覚がこのように肥大することは、上述したように、解釈妄想病の患者ばかりでなく健常者の特徴でもある。患者はものごとの一面しか見ないが、これは解釈妄想病に特有の症状ではなく、人間に共通する本質的欠陥なのである。

　外界から受け取る各種の情報を互いに関連づける統覚も、上記した以上に病的特徴を表すものではない。妄想は、近接、類似、対比の法則に従って連合する（原注13）。このうち最も頻繁に見られるのは類似による推論である。解釈妄想病を決定づける連想がなんとも奇妙で説明不可能に思えるのは、私たちが感情要因の働きを無視しているからにほかならない。リボは「情動因子が影響すると、まったく予期できない連想群が出現し、新たな組み合わせの可能性はほぼ無限に広がる」と述べており、こうして妄想は異常に増殖するのである。

　したがって、解釈妄想病の患者が日常あまたの出来事から自分の支配的観念に適合し得るものだけを選択するのは、選択注意が肥大した結果にすぎない。期待注意は、わずかな手がかりから患者の錯誤系に合致した解釈を正当化させてしまう。妄想の大部分は、性急な判断、熟慮不足、不正確な一般化に起因する。しかし分別のある人も動揺すると、批判精神を忘れて性急な結論にいたることに変わりはない。

　随意注意は、それ自身が異常に膨らませている特定の観念に向けられる。

原注13　Dumas: L'association des idées dans les passions. Revue philosophique, mai, 1891.

妄想解釈は、些細な出来事をきっかけに突然現れるわけではなく、多くの場合、何日もたってから姿を見せる。妄想が構築されるには、自動的なプロセスどころか、精力的な知的作業を要するのである。患者は注意を集中させ、探索に探索を重ねることで、よく観察しなければ目にとまることのない関係性を発見する。すると光明が差し、闇に隠れていた多くの事象を照らしだす。意識を研ぎ澄まして都合のよい理屈を探しだし、1つにまとまって姿を現しはじめるものから無縁の要素を排除し、強力に反対する考えが浮かぶと、何とかしてそれを覆そうとする。いくつかの間違った精神に関して、ポーランは次のように指摘する。「時には正しい考えが一時的に受け入れられることもある。しかしそれは、まもなく排除されるか、支配観念と合致し得るほかの複合体に取りこまれてしまう」。

解釈妄想病の患者がどうしても真実を認めないとき、それが紛れもない先入観によることがある。この場合の患者の態度も、熱情状態にある誰もがとる態度と何ら変わるところがない。「感情と表象がそれだけで自発的に働きかけ、熱情にすべてが盲目的に支配されてしまうことは稀である。人間は誤りを自ら望むところがあり、まさに熱情ゆえに、理性的に熟考することを抑圧する…」(原注14)。こうした意志の働きは、完全に失われることはなく、とりわけ精神病の初期に発揮される。患者は事象間に秘められた関係を見抜こうと懸命に精神を集中し、解釈のレベルを高め、ついには数々の謎や難問を解き明かしたかのエディプス王に匹敵するほどである。

こうしたことが習慣化すると、ついには一定数の概念が不動のものとなって定着する。解釈妄想病に認めることのある常同は、知的衰退から生じたのではなく、ある概念が信じる信じないの段階を通り越し、揺るぎない決定的なものとして定着した結果なのである。

妄想の加工において、記憶はどのような役割を演じるのだろう？ 患者は、現在のイメージを加工するように、昔のイメージにも手を加える。記憶されているイメージだけが意識閾を超えて現れ、すでに明らかになっている概念を、情動係数の高低に応じて補強するのである。必要とあれば、記憶が改竄されることも、錯覚ではないかと思わせることもある。このようにして、全体がうまく調和するようにすべてが選択される。なかには念には念を入れよ

原注14 Höffding: Esquisse d'une psychologie fondée sur l'expérience. Paris, F. Alcan, 1903.

うとして、感覚にも記憶にもないデータを操る患者もいる。ここに「錯誤と誤謬の主役」とでも言うべき想像力が入り込んでくる。想像力は、単に細部をつけ加えるだけのこともあれば、妄想の骨格そのものを構築することもある。想像力が妄想に夢の要素をもちこんで仮説を立てると、出来上がった仮説は検証されることなくそのまま受容されてしまう。解釈妄想病の患者の多くはミトマニーであるが、それはいわば虚言症の確信犯であり、自らの虚言とフィクションを信じ込んでいる。

　以上をまとめると、解釈妄想病の患者に見られる限局性の論理錯誤は、明らかに理性の理論法則ではなく、感情に基づいて推論を組み立てる情緒の理論法則に従っている。リボによれば、まず無意識のなかに活動、孵化、加工などからなる一種の反芻状態が生じ、この働きは表面化することなく、結果のみが意識に上ってくる。次にやってくるのは発見を導く推論であるが、「これを常に決定づけるのは、特定の傾向、好み、欲望、嫌悪というような何かしら患者の状態を反映する感情」である。これは想像に満ちた建設作業であり、いったん中心となる観念、確信が据えられると、その周囲に解釈の一大体系が構築される。最後に登場するのが正当化のための推論であり、でき上がった体系をより強固にするために、ありそうな理由を次から次へと詮索するのである。「被害妄想病においては、この正当化する推論が絶えず活発に働いているが、その程度は分別ある人の場合と大差はない。誰でも情動にかられると、目の前の事象に対して当然ながら盲目で無感覚になってしまうからである」（ジェイムズ）（原注15）。

III. 解釈妄想病の原因

　解釈のメカニズムそのものは病的ではない。しかし解釈妄想病には、ふつうの詭弁とは異なる2つの病的な特徴、すなわち定着性と拡散性がある。ブロイラーは、病的なのは錯誤の定着性にあり、これによって妄想が生まれ、次に妄想がしだいに拡散し、やがて健常状態がパラノイアに変化すると考えている。ある感情状態の影響を受けて生じた錯誤が大多数の場合には訂正されるのに、なぜ解釈妄想病では訂正されないのであろう？　仮に錯誤が訂正

原注15　Ribot: La logique des sentiments. Paris, F. Alcan, 1905.

III. 解釈妄想病の原因 | 195

されない場合でも、なぜ健常者においては拡散しないのであろう？　パラノイアにおける訂正不能性と拡大傾向は何に起因するのだろう？　ブロイラーは、いま自分はその答えをもっていないと断ったうえで、私たちは自分たちの無知を患者の素因とか変質にすり替えているのだと述べている。どうやらブロイラーは、脳に未知の、おそらく化学的ないしは解剖学的な原因を想定しているようである。

　錯誤と妄想を対比させながら議論をつめてゆくと、訂正不能性は必ずしも妄想に特有でないことが分かる。レジスは「妄想よりも頑固な錯誤が存在する」と述べている。先入観のいくつか、信念のいくつかは、あらゆる反駁をかわしてしまうので、きわめて論理的な精神のもち主が数学の証明問題に向き合うときと同じように、自らを弁護しようと空論を振りかざすのを見ることがある。批判意識がこのように欠如するのは何ゆえであろうか？　すでに述べたように、ある観念はおそらく各人の性格にどのくらい釣り合っているのかによって説得力をもつのである。自我の深い部分に根を張り、人格と一体化した錯誤は堅固で揺らぐことがない。解釈妄想病の訂正不能性には、何かこれとは別の原因があるのだろうか？　妄想解釈には明らかな自己中心性があり、誤った概念が自我と緊密に結びついていることこそが訂正不能になる理由である。固定観念は強迫観念と異なり、意識に無縁な要素が侵入する印象を与えないので、増大する侵蝕に対処すべく患者を駆り立てるのではなく、これとは逆に患者が自己の統一性を死守する後押しをする。デル・グレコの表現を借りるなら、固定観念は自己保全本能を動かすのである。

　妄想形成を育むのは、ある特殊な精神病質性の体質である。これを私たちは**パラノイア体質**と呼んでいるが、ファルレ・ペールはこれを「妄想に先だって存在し、それを顕在化させる感受性と知性の病的な背景」と見ている。大半の精神科医がこの存在を認めているが、ナイサーは、精神病は過去と隔絶しているので、性格上の資質と精神病との間に連続性はないと主張している。ところがそのナイサーでさえ、パラノイアにおいてはメランコリーやマニーと比較して患者の性格変化が軽く、解釈妄想病に該当するいくつかの病型においては正常な人格が保たれていることを認めている（原注16）。

　解釈妄想病においては、このパラノイア体質がもっとも重要である。それ

原注16　Cl. Neisser: Individualität u. Psychose. Berlin, 1906. Cf. Tiling, Centr. f. Nerv. u. Psych., 1er févr, 1906.

は認知症化する精神病とは異なり、解釈妄想病では人格が根底から変化することも解体することもなく、もともとの傾向に偏りを生じ肥大するからである。発病後の患者の人格は、病前の人格から連続して開花したものにほかならないので、これまでの傾向、特徴、反応形態を維持しており、妄想の加工、観念の選択、ひいては精神活動全般に影響を及ぼす。したがって、パラノイア体質の本質的な要素がどのようなものなのか見極めることが肝要になる。

　パラノイアの土壌形成に支配的な役割を果たすのは**遺伝**である。ツィーヘンによれば、生来性パラノイアの90％、また単純パラノイア（解釈妄想病）の70％において強い遺伝負因が認められる。ヴェイガントは、パラノイアを極めて濃厚な遺伝性基盤を有する内因性疾患とみているが、同種の病態が親から子へ伝播することは少ないとしている。躁うつ病とパラノイアが同一家族内に発症することは稀のようである。親のアルコール中毒は多くの例で指摘されている。私たちが観察したところ、解釈妄想病の70％において患者の先祖に何かしら遺伝負因が確認された。病的な遺伝性は直系2世代にとどまらず、多くの傍系血縁者にも浸透することがあり、私たちもおそらくこれに類似した遺伝の1家系に遭遇したことがある。またいくつかの例では、ヴェザニア性の症状は認められなくても、観念・感情性の異常が存在する。タンジらイタリアの精神科医たちは、パラノイア患者の心性と未開人の神秘主義的な思考様式が類似していることに注目し、パラノイアを一種の退行型、先祖返りの表現とみなしている。

　遺伝に加えて**教育**の影響もある。モレイラとペイショートは、この2つがほぼ同じように作用するとして、次のように述べている。「幼児には正常な自我の肥大も、教育によって徐々に抑制される。パラノイア患者においては反対に、この存在様式が原初のまま維持され、初等教育によって自己中心的なうぬぼれの萌芽が自由気ままに成長し、助長され、大きく膨らむ。こうして環境への不適応が準備されるのである」。

　解釈妄想病が発病に至る根本原因は心的変質であるが、それは独特な形で表れる。ブロイラーは、「平均的なパラノイア患者は、身体的にも知的にもよく発達した人々で、心身的な観点からみて変質者はほとんどいない。健常者と比較しても、むしろパラノイア患者の方が発達度は高いほどである」と述べている。実際、私たちの患者に変質の身体スティグマを認めることはかなり稀である。同様に強迫観念、衝動、恐怖症も稀で、性倒錯はほとんど見

られず、精神遅滞はごく少数にしか認められない。

　精神不均衡の症状に遭遇することがある。患者のなかには若いころから規律違反をするなど唐突なところが目立ち、長じてからの行動は、わずかなきっかけで心気的にとらわれ、落着きがなく、気分にむらがあり、判断基準も節度も乏しい人がいる。しかしながら大半の例では、こうした心的スティグマを見ることは少ない。

　解釈妄想病をもつ変質者の容貌は独特なもので、パラノイア体質による知的な欠如と感情の異常が顔つきに表れている（**原注 17**）。

　第1章で示した多種多様な進行段階を考慮せず知的観点だけから見ると、すべての患者には病識が低下していることと、論理の外形は保たれているのに、あるところに限って論理錯誤に陥っていることが共通しており、多少とも強い感情を伴う表象は、何も確かめずに受け容れられてしまう。こうした誤った精神や、道を踏み外した論理をもつと、意識することなく詭弁を弄してしまうので、ブロシャールは「彼らには根源的に欠落があるので、生まれつき真理へ到達することができず、非常識なことが分からない宿命を負っているのだ」と述べている。そもそも一般的には、解釈妄想病患者の妄想は明

原注 17　細部に相違はあるが、大半の精神科医がパラノイア体質を次のように分析している。バルは、被害妄想患者を「あらかじめ宿命づけられた者」とみなし、彼らにはうぬぼれが支配しており、すべてを自分に結びつける傾向があるとしている。セグラによると、思い上がりと猜疑心は患者とともに成長し、「患者を早い段階から自分自身、個人的な価値、他者との関係について不正確な判断や根拠に乏しい評価をするように仕向け…後に被害妄想病となる患者は、こうして妄想の一本道を段階的に進んでゆく。妄想とは、人間性に関わる一種の不正確な認識、患者の人格と交渉をもつ外界の特異な解釈表現が病的に肥大したものに過ぎない」と述べている。ヴュルパは、心的内省に起因する妄想と外界観察に起因する妄想（この一部が解釈妄想病に該当する）を区別して考察するなかで、精神状態の特徴が「心的イメージと観念の強度にあり、これは表象係数とくに情動係数が高いために、意識野に注意散漫や狼狽をもたらし、それと同時に、与えられた感覚に偏向を起こさせることから生じる」とみている。ペイショートとモレイラは、パラノイアには生来性のうぬぼれが存在することを強調しており、その萌芽がしだいに発育するために、患者は環境に適応できなくなるという。こうした社会環境においては、患者はさまざまな抵抗に遭遇することは避けられず、その危ういバランスを破綻させる原因になる。すると患者は、自分の不適応をほかの誰かの敵意によると考えるようになり、結果として極度の傷つきやすさ、自我の過敏が生じる。ルビノヴィッチは、何かしら生来性の素因があり、それに苦痛感（身体の不調、傷つけられた自尊心、恋愛）が接ぎ木されると考えている。まさに**情動の固定化**であり、患者はあれこれと原因を探索するうちに、それを周囲の人たちの態度の中に発見したと思いこむのである。

らかに理性にそむくものではないとされており、本当らしさを欠いておらず、ときにいささか空想的になることはあっても、常識はずれと呼べるものは稀である。通常その妄想は、自然界の法則や患者の経験と矛盾することはなく、むしろ曖昧な事実に説明をもたらすことで精神を満足させる。

　このように病識を欠き、あらゆる論理錯誤を迎え入れてしまう知性の異常性は、デュプレ、ドゥニとカミュらによって指摘されている。アルノーは、一部の患者の根底には「明らかに何の意味もない事象を加工して膨らませ、そこに仕組まれた暗示を発見する顕著な傾向」があると考えているが、私たちも同意見である。このような精神傾向は、極めて若いころからはじまり、文学における象徴主義に匹敵するほどの重大な意味を秘めている。「それは深い心的変容をもたらし、早い段階で病態を慢性化させる。このような傾向が、心的エネルギーと論理の外形が完全に保たれた精神に生じると、基本的な機能を徹底的に破壊してしまうので、いわば全体が根底から歪み、修復不能な状態に陥ることは明らかである。発病しても活発な知性はそれほど弱体化されないまま残り、それが経過を追うごとに病的な逸脱をますます際立たせ、決定的な方向へと導く役割を果たす」。

　解釈妄想病は、感情の領域にも、判断と同程度の障害がある（原注18）。情動興奮はあらゆる精神的過程に伴うものであるが、解釈妄想病の患者では、自我に関わる特定の意識状態、すなわち好み、欲求、傾向に応じて多様に変化する意識状態に対して異常に高まる。いく人かの精神科医は自己中心性と自我の肥大を被害妄想から二次的に生じた派生物とみなしているが、実はこれこそが大半の解釈妄想病患者の根底を占める心性なのである。患者は、自分が人より上位のランクに属していると思い込んでいるので、空想だけに支配されている。患者の言うことを真に受けるなら、彼らに比肩できる者は一人もいないことになってしまう。置かれた地位を問わず、彼らは常に重大な任務を帯びていると主張し、功績に見合う評価が得られないと、それを周囲の嫉妬や悪意のせいにする。このように患者には、妄想が顕現化するかなり前から、自己の過大評価にそぐわない諸事実を歪曲する傾向があり、このこ

原注18　エスキロールがモノマニーについて次のように述べたことを、解釈妄想病に当てはめることもできる。「それは本質的に感受性の病気であり、私たちの感情に全面的な基礎を置いている。この病気を研究することは情念を知ることにほかならない。この病気は人間の心のなかに座を占めており…情念を特徴づけるあらゆる徴候を示している」。

とが患者の社会適応を困難にしている。より一般化して言うなら、こうした社会不適応はパラノイア体質の主導的な色調や生来性の気分変動を構成している精神的な過敏性からもたらされるものである。患者は、感情に流されやすく傷つきやすいうえに、怒りっぽくて疑い深く、風変わりな空想にふける。このような感受性によって長期間歪められた精神は、日を追うごとにますます規範を逸脱してゆく。こうして猜疑心は、解釈妄想病患者の精神傾向をもたらす基本要素になり、彼らが社会環境に適応できないのは必然的な反応とも言えるだろう。

　あらかじめこうした素因をもつ者も、多少とも強い感情要因が介入してこない限り、外見上は正常であり続けるか、さらに良好な場合には不安定とはいえバランスを保っている。傷つきやすさ、猜疑心、嫉妬傾向、誇大的な夢想は、当面抑えられているが、ひとたび情念がつのったり、感情が高ぶったりすると、妄想へと転じてゆくことを阻むものは何もない。こうなると、ついに主導観念が下意識から浮かびあがり解釈に方向を与えるので、精神は誤った道に誘いこまれ、そこから抜けでることができなくなる。この「優格観念」は、快・不快という感情状態を伴うので、稀に見る強さで意識に定着する。優格観念は前景を占め修正を許さない。優格観念は、狭義の強迫観念と異なり、自分自身の自我から生まれたかのように見えるので、患者はそれに対抗するのではなく、それのために闘うのである。優格観念と結びついた心象イメージも感情的な色調を帯びて確証を与えるので、これを打ち消すようなイメージが出てきてもまったく抵抗できない（原注19）。

　精神病を開花させる決定的な要因は何か？　大多数のケースにおいて、それは情動ショックである。精神病の進展に与えるモラル要因（訳注1）の影響が、往年の心神狂医たちによって過大評価されていたことは確かである。

原注19　ポーランは、著者の一人が担当したある解釈妄想病の女性患者を「固定観念が支配的で、取りこめるものなら何にでも手をだし、適合しないものを排除してしまうために精神に誤りをきたした例」としてとりあげている。
訳注1　モラル moral、morale は道徳に限らず、18世紀後半からラテン語 mos に由来する moeurs（人間の品行、慣習）の意味をもつようになった。広く身体に対する精神、心という意味を含み、心理要因、心因に近い。18-19世紀のモラル療法 traitement moral は、イギリスのテューク、フランスのピネルらが、患者の一時的に失われた理性をとりもどすために、優しく話しかけ、親切な世話、宗教訓練、作業、娯楽などを通じてなぐさめ希望を与える精神・心理・環境療法である。

レジスは「モラル要因は心因としては最も重要であり、とりわけ情念と情動がこれらすべてを要約する」と述べている。クレペリンは、病気の原因とされている失敗、失意、失望などは、むしろ病気の結果と考えている。実際いくつかは、精神病そのものではないとしても、少なくとも病前からあった不均衡による結果とみなしうるからである。逆にナイサーは、妄想の出発点の役割を果たし、その経過と色合いを決定するのは、感情状態を伴った出来事であると見ている。

　私たちの観察したいくつかの例には、発病時に配偶者の悲劇的な死あるいは突然の離別、急な破産など、強いモラル性の心的外傷が明らかに認められる。しばしば問題となるのは、情動状態の反復、抑うつ性の情念であり、具体的には、深い悲しみ、幻滅、不安、さまざまな気掛かり、実際にあった敵対行為などである。あるいは嫌悪感や憎しみの感情が湧き起こり、患者はそれに理由づけする必要に迫られる。うぬぼれの鼻をへし折られた、思いあがりを傷つけられたなどの単純な熱情状態が、同じく深い影響を及ぼすことがあるが、これはおそらく、あらかじめ際立っている精神病質の素因によるのであろう。

　情動ショックは、患者を一種の惑乱に陥らせる。先にあげた不慮の出来事は、結果として患者に新たな義務を課し、前にも増して自らイニシアティブをとるように促し、予期できない困難に立ち向かわせる。すなわち毎日が闘いの連続になる。すると精神不均衡者は、いつも失望し続けることになり、自己愛に突き刺さったごく細い針を誰よりも痛く感じるのである。最初の出来事だけでは低いと思われる情動係数は、このようにしだいに拡大する。妄想傾向に、刺激がいわばおおいかぶさる形で追加され、たえず強度を増してゆくのである。

　したがって、解釈妄想病を引き起こす通常の原因は苦痛を伴う一連の試練であり、これが生来の資質から適応できない患者に環境との対立関係をもたらすのである（原注20）。これらさまざまな原因によって、病識は多少とも

原注20　労働災害をきっかけに解釈妄想病が形成される場合にも、情動要因が影響することは明らかである。ブロイラーが指摘するように、ここで実質的な役割を果たすのは、心的外傷ではなく、賠償金を獲得する闘いである。私たちが観察した例では、興味深いことに、審議中の裁判をきっかけに被害妄想と被毒妄想を少しずつ膨らませたのは、当事者ではなくその母親だったが、経過は通常と変わらなかった。

完全に失われ、過敏で肥大した自我が周囲の事実を体系的に歪曲し、すべて
を観念・感情コンプレクス、すなわち意識内で感情状態に好都合なように根
を張り定着した優格観念の支配下に置くのである。観念をとりまいて、一群
の誤った統合が形成され、これを核として周囲に妄想が結晶化するので、こ
れ以降は何かを知覚するたびに優格観念が蘇ってくる。こうして解釈は増殖
するのである。

　妄想体系の拡大・拡散は、以上のように説明できるが、こうした拡散は解
釈妄想病に限らない。ブロシャールは「脳に植えつけられたすべての観念は、
他の諸要素に従属しようとするか、あるいは少なくとも調和を図ろうとする
…錯誤はまさに、思考のなかに形成される1つの有機体であり、もたらされ
た諸要素を自ら修正しつつ取りこむと同時に、自分にとって無用ないし対抗
する諸要素を切り捨てながら拡大することもできる」と述べている（**原注**
21）。私たちは、それが正しかろうと誤っていようと、ある観念にすべてを
結びつけずにいられない体系的な精神をもった人がいることを知っている。
さらに「ある特別な信念と照らし合わせて考えを整理する極端な人もおり、
信念に合致しない考えはすべて別の場所にしまわれ、与えられた場所にふさ
わしい意味を取り出す」ことも知っている（**原注 22**）。解釈妄想病の場合も
これと同じである。タンジは「この妄想は、ある前概念が徐々に手に入れた
ゆるぎない勝利にほかならない。前概念は、それに反する真理にしだいに打
ち勝ち、現実、世論、常識を乗り越えて、整然とした錯誤体系を組織化する。
錯誤は知的人格にとって暴君なのである…パラノイアは、激情性格と体系的
知性の結果として生じた異常な経過に過ぎない」と述べている。

　要約すると、解釈妄想病とは、自我の肥大と過敏、ならびに病識の限定的
な欠如を特徴とする人格の異常から進展する体質性の精神病である。この異
常な精神的体質は、環境への不適応により社会との軋轢をもたらし、ある観
念・感情コンプレクスを前景に形成して、それが持続、拡散する。

IV. 解釈妄想病の発症頻度

　入院患者に占める解釈妄想病の割合は極めて低いが、患者の多くは入院に

原注 21　Brochard: De L'erreur. Paris, F. Alcan, 1897.
原注 22　Paulhan: Esprits logiques et esprits faux. Paris, F. Alcan, 1896.

202 | 第5章　形成と原因

至らないので、こうした一面的な統計は、この病気の正確な発症頻度につい
て何も教えてくれない。次に、フランスでは被害妄想病、外国ではパラノイ
アと呼ばれる複数の病種を並列した統計は除外すべきである。フランスの統
計では、女性が 12～26%、男性が 6～8% となっているのに対し、ドイツで
は急性パラノイアと慢性パラノイアが一括されているので、女性が 70%、
男性が 80% と高くなっている。

　解釈妄想病の概念を採るか、それともクレペリンのパラノイア概念を採る
かによっても結果は大きく異なる。クレペリンによると、好訴狂あるいは復
権妄想病を含むパラノイアの割合は、入院患者の 1% にも満たない（訳注
2）。セリー施療院（スイス）のマーハイムは、男性入院患者 131 人中 2 人、
女性入院患者 113 人中 7 人と算定している。リオデジャネイロのモレイラと
ペイショートは、女性では 0.6%、男性では 1.4% の数値（1904 年）を得て
いる。これを全体で見ると 1.1%（女性入院患者 670 人中 4 人、男性入院患者
1,136 人中 16 人）となる。ヴィル・エヴラール病院では、4 年間に入院した
解釈妄想病患者は女性 6 人、男性 3 人だった。これを入院患者全体に対する
割合で見ると 90 人に 1 人、すなわち 1.11% となる。

　入院に限らず治療中の患者全体に占める解釈妄想病の割合は、モレイラと
ペイショートが 2～4% と算定している。1900 年の時点で私たちの病院統計
によると、男性 95 人中 3 人、女性 122 人中 4 人が該当した。これをまとめ
ると 3.2% になる。1908 年の時点ではおよそ 3% となるが、アルコール中
毒は含まれていないことを付記しておく。

　全体をまとめると、解釈妄想病の割合は、入院患者に限ると約 1%、全治
療患者で見ると約 3% であると言える。

　性差を検討するためには別の調査が必要である。私たちとマーハイムの統
計からは女性の方が多いが、クレペリンによると、逆に男性の方が多いよう
であり、ヴェイガント、モレイラとペイショートも同様である（原注 23）。

　発症年齢から考えると、この精神病が思春期ではなく、むしろ成人に現れ

───────────────────────

訳注 2　クレペリンの教科書 8 版では好訴妄想が心因性疾患に移され、解釈妄想病に相当
する患者のみがパラノイアとして残り、その割合が入院患者の 1% にも満たないと記載さ
れている。

原注 23　Moreira et Peixoto: Les maladies mentales dans les climats tropicaux. Rio-de-
Janerio, 1905.

るものであることが分かる。クレペリンによると、パラノイア（解釈妄想病と好訴狂）は、25歳から40歳にかけて最も多く見られる。モレイラとペイショートによると、それは人格と環境がもっとも激しくぶつかり合う時期である。25歳以前の発症が疑われる場合は、おそらく妄想追想であろう。若年に発症する生来性パラノイア（サンダー）は、クレペリンによると、たいていは破瓜病で急速に認知症になる。私たちの研究結果もこの見解を一部裏づけているが、それでも早発性の解釈妄想病は確かに存在するように思われる。私たちの21症例に基づく統計によると、もっとも発症しやすい年齢は20歳から30歳（12例）、次いで35歳から40歳（9例）である。いくつかの女性例では、閉経期との一致が見られる。精神病の発症時期を確定するには、必ず留保条件が伴うことをつけ加えねばならない。その理由は、入院の遅れ、頻繁な妄想追想、初期の潜在的な進展などであり、これについてはすでに説明した。

　人種の影響はほとんどないと思われる。ユダヤ教徒のとくに男性に、特別な素因が指摘されたことがある（ブロジウス、ピルツ）が、この根拠となった統計には、幻覚性と解釈性の体系化妄想病がすべて含まれている。幻覚のない結合型はウィーンのドイツ人に多く、幻覚型はスラブ人とハンガリア人に多いようである。東京の呉秀三は、クレペリンのパラノイアが日本では極めて稀であることを指摘している。

　知的文化様式と文明は、助長的条件ではあるが必要条件ではないように思われる。クラウストンによると、体系化妄想病はむしろ高等教育を受けた人間に見られるとしており、エジンバラの施療院に入院中の患者を3段階に分類した結果、高学歴層：1/5、中学歴層：1/7、下層階級：1/12という所見を得た（原注24）。私たちの観察において同様に、解釈妄想病が文盲には稀であるのに対して、高度の教養を備えた人には比較的頻繁に認められる（だからと言って彼らの知的水準を貶めるつもりがないのはもちろんである）。

原注24　クラウストンが得た数値は、高学歴層でアルコール中毒患者が少ないことによって説明できるであろう。すなわち、当該分類における体系化妄想病患者の比率は見かけ上大きくなる。

第6章

診 断

○積極的診断 ── 疾患隠蔽
○鑑別診断

I. 復権妄想病
- 概要 ── 基本特性：強迫観念、躁的発揚
  ── 解釈妄想病との区別

II. 症候性の解釈妄想病
1) 解釈エピソードを伴う精神病：精神錯乱、神経症、精神衰弱
2) 活発な解釈を伴う精神病：間欠狂、変質者の周期狂、退行期精神病、アルコール性の解釈妄想（嫉妬）、早発痴呆、パラノイド認知症

III. 幻覚性体系化精神病
- 概要：各時期の診断

　解釈妄想病の症状、病態形成、類型、経過、原因を知ることから診断に至ることが可能になる。次のような場合に解釈妄想病が疑われる。すなわち多少とも体系だった妄想が、感覚中枢の顕著な関与がなく、感情的な推論の働きによって形成され、その推論の出発点──それは実際にあったものだが──から矛盾ないし非現実的な結論が導かれる場合、長い潜伏期を経て準備された精神病が多種多様な解釈を重ねながら進行する場合、経過をたどっても治癒の兆しも知的衰退の兆しも認められない場合である。そこにいくつかの徴候が欠如していれば、すなわち一過性の合併症を除くと活発な幻覚、興奮、抑うつ、錯乱、健忘、感情鈍麻、拒絶、衒奇などがなければ、診断は可能性から確定する。まるで小説を読むような妄想、論理錯誤を除外すれば、患者にはまったく病的なところが見られない。

　まず明らかにすべきは、それがはたして心的疾患なのかどうかである。患

者には知的明晰が保たれ、感覚障害はなく、身だしなみも整っているので、精神異常の疑いを抱くまでには長い時間がかかり、しばしば見過ごされてしまう。解釈妄想病の患者は、長年にわたり変人、人間嫌い、交際嫌い、空想家、警戒心が強く傷つきやすい人、仮病使い、韜晦趣味、ほら吹きなどとみなされる。ときには何かの犠牲者であるとか、天才だと言われることもあるが、狂人と思われることはほとんどない。こうした人が入院させられると世間は動揺し、不法監禁であるとの声が上がり、「現代版バスティーユだ」などとセンセーショナルに取りあげた記事が新聞紙面を埋め尽くすことさえある。

　なかには自分の妄想を語りたがらず、頑なに口を閉ざしたまま長期に疾患を隠蔽する患者がいるので、こうした場合の診断は困難である。注意深い観察のみが、精神病が存在するのではないかとの推測を可能にする。高慢で疑い深い態度、絶えまない要求、周囲を見くびった態度、奇抜な服装、過剰な装飾などはすでに発病の徴候であり、加えて「よくご存知のくせに」「私のことは知られているので」といった特徴的な言い回しがしばしば用いられる。ある患者は、人に気を許すことがなく、自分に出された食事を決して口にしようとはせず、隣の皿に手を出す。別の患者は手紙に偽名で署名するが、その理由を頑として答えない（原注1）。疾患を隠蔽する患者が書くものは貴重な手掛かりを与えてくれる。彼らは便箋に秘密を吐露する欲求に抗しきれないからである。ボンバルダが報告した患者は、極めて知的明晰でひと言もしゃべらず、妄想を疑わせるような行いはまったくなかったが、彼が書いた数多くの文章には、いたるところに妄想が表れている。

　解釈妄想病は、ときにほかの病的状態と混同されて見逃されてしまうことがある。まず、いくつかの点で類似した体質性精神病である復権妄想病を区別しなければならない。次に、一過性に解釈妄想病と同一の様相を呈する症候性の解釈妄想をもたらす疾患を列挙し、最後に幻覚性体系化精神病の診断を検討する。

I. 復権妄想病（原注2）

　復権妄想病とは、ある固定観念がもっぱら病像の前景を占める慢性体系化

原注1　Lachaux: De la dissimulation des idées de grandeur. Thèse, Paris, 1893.
原注2　この精神病には、ドゥニとカミュのいう誇張ないし強迫性の心的表象に基づく妄

精神病、と定義することができる。この固定観念は精神を強迫的に支配し、単独で精神活動全体を明らかに病的な方向に導き、障害物があればあるほどますます高ぶらせる。こうした病的な単一観念症は変質者に生じるが、認知症にいたることはない。

この病態をとるのは、発揚して理が勝り、極端に走りやすく、ある考えに支配されるとすべてを犠牲にせずにやまない過信者である。しかし復権妄想病は、一方では加害反応を有する患者すべてを含むわけではなく、他方では加害傾向をまったく示さない一定数の患者を含んでいる。復権妄想病の患者に特有の様相をもたらす強迫観念の性格に基づいて、2つの類型を区分することができる。すなわち、1）**自己中心型復権妄想病**、2）**利他型復権妄想病**である。しかし、同じ患者が一方から他方へ移行することも、両方をあわせもつこともある。

自己中心型の典型例では、病気の根底に何かしら特定の出来事が認められるが、それは本当に受けた損害のことも、まったく根拠のない思い込みのこともある。患者は自分本位の欲求を満たすこと、自分の利益を守ることばかりに固執する。敵とみなされるのは、たいてい自分の利益を損ねたと思いこんでいる個人、あるいは自分の希望を叶えてくれない社会である。好訴者、不遇な芸術家や文学者、一部の加害的な心気症や恋愛妄想の患者などが、この類型に相当する。

これとは逆に、利他型の患者は、ある抽象観念に基づいて、広く特定の個人に向かわない科学、哲学、政治、宗教理論を構築する発明家、社会改革者、預言者、奇蹟を起こす人などになる。いつも他者と軋轢関係にある自己中心型とは正反対に、この類型の患者は利他的関心に支配されているので、さしあたり害のない夢想家、寛大な博愛主義者になる。この場合、患者は財産を

想病、あるいはデュプレの提唱した**優格観念に基づくパラノイア性妄想病**という名称がよりふさわしいが、私たちは簡潔さを重んじて復権妄想病を踏襲する。この名称は最初にセグラ（1890年）が、次いでキュレール（1897年、Une forme de délire systématisé des persécutés-persécuteurs; Le délire de revendication, Ann méd-psychol.）が用いた。レジスが、これを加害的被害者の妄想すべてに相当すると指摘したのは十分に理がある。しかし、加害的被害者という名称は、異なる臨床型である解釈妄想病と復権妄想病を恣意的にひとまとめにしているので曖昧さを残している（第8章「疾患分類学の試み」を参照）。解釈妄想病との鑑別診断を述べる前に、曖昧な点を払拭するために、私たちが考える復権妄想病を簡潔に記述しておこう。

膨大な著作の印刷代、実験準備金、宣教費などに費やしてしまうので、被害に遭うのはせいぜい患者自身とそのあおりで破産を強いられる家族にとどまる。しかし、患者にはどんな手段を用いても実現させたいユートピアがあるので、ひとたび発揚してのめり込むと、あらゆる類の過信者、神秘主義者、アナーキスト、国王・要人殺害者などに転じる危険をはらんでいることも確かである。

著者の一人はマニャンの病棟で、最初は発明家だったがその後社会改革者、次いで詩人、風刺作家となり、ついには異様な状況下で殺害犯となった一人の患者を診察した。ジュール・フェリー（**訳注 1**）の暗殺犯オーブである。

オーブは典型的な復権妄想病である。その特徴は、心的不安定、度を越した思い上がり、倫理の欠如、脈絡を欠いた不毛な活動性、深いエゴイズムにある。それでも知的水準は高く、人を騙し、借金で生活をやりくりし、ときにはヤスリ製造業、ときには服飾業とさまざまな事業に手をのばした。取得した特許は 40 件を越え、開発した新技術は 1 つや 2 つではなく、とりわけステンドグラス製造法に抜きんでていたとのことである。後にはにわか化学者になり、いかなる要塞も破壊し得る火薬を発明した。同時に社会問題に関与し、類語辞典の編纂に手を染め、詩や風刺文も手掛けた。こうした超多忙な知的活動にもかかわらず、どれも不安定なために実を結ぶことがなく、生活は貧しかった。失敗の責任は本来、自分の精神面をきちんとまとめきれないところにあるのに、それを政府要人に転嫁することを思い立ったのである。

1887 年、禁固 1 か月の判決を受けたが、「いまに見ていろ」と叫び、これまでの精神不均衡な生き方そのままの反応から、正義の味方に変身して世間をあっと言わせてやろうと考えた。自分に有罪判決を下した裁判官どもを殺してやると公言し、しばらくすると、当時新聞紙上を賑わした論争に影響され、政治活動を開始する。派手な復讐を夢に描き、恨むべき相手、自分の信念に照らして国家の平安を揺るがす人物を、一人残らず罰せねばならないのだ。彼は有罪者 19 人のリストを作成し、それぞれの罪状を勘案して 4 つのカテゴリーに分類する。殺すべきは 3 人（政治家 2 人、使用人 1 人）、瀕死の重傷に値するのは 4 人、ただの重傷は 7 人、軽傷は 5 人である。ただし実際に殺すのは全員を代表する一人だけとしたため、一種のくじを作成し、自ら

訳注 1 Jules Ferry (1832-1893)。フランスの著名な政治家。非宗教的義務教育制度の実現、植民地政策の推進で有名。1885 年に受けた銃弾を胸に残したまま心臓発作で死亡。

が下した量刑に応じてそれぞれに点数を付与した。計算すると合計点数は122点となり、ジュール・フェリーは18点を獲得した。

この興奮期に記された日記は、彼の心的状態をはっきりと映し出した極めて奇妙なものである。「哀れなD…に対し以下の罰を申し渡す。偽証、盗み、偽造の罪により両脚の膝をへし折る。W…は、隠匿、偽造、卑劣な中傷の罪により同罪とし、D…には帽子に8つの番号札を入れ、W…には6つの番号札を入れる。L…およびM…の2名に関しては女性であることを考慮し、軽蔑するのみとする」。

この略式裁判を正当化するために、奇妙な作業が始められる。被告ごとに経歴書が作成され、それぞれの末尾に自分が考えた判決文が記載される。架空の法廷には司法官、弁護士、代訴士、公証人、代議士、大臣とあらゆる人々が出頭し、彼は罪の軽重と照らし合わせて判決を言い渡す。誠実かつ公平なのは自分だけなのである。彼は、自ら略式裁判と呼ぶものがいかに優れているかを、悦に入ってこう説明する。「時間ばかりかかって不公正な通常の裁判と較べると、こうして組みたてたくじの方が百倍も有益で、より理にかない、倫理的で人を励ましてくれるのに、これほど公正、迅速かつ効率的なものが、ご理解いただけないとは！」。

11月17日には次のように記されている。「今日くじを引いた。当選したのはジュール・フェリー。あいつが当たるとは、なんと嬉しいことだろう。やつは毒蝿だ。コレラを運ぶ寄生虫の蛆が、いま孵化して羽ばたこうとしている。あいつはペテン師集団の女王で、われらが哀れなフランスに襲いかかろうとしている。世に害毒をまき散らすあのジュール・フェリーを抹殺し、フランスを解放するという高貴な使命が私に与えられたのだ。皆から馬鹿にされた哀れな発明家にすぎない私に、いく度も罵倒され、酷評を浴び、そしられ、悪口を言われ、破産してすっからかんとなり、ゆすりの罪で投獄された私に、ピグミー呼ばわりされたこの私に‼　帽子から取り出した札の番号はあいつのもの。あれほど苦杯を飲まされた後だけに、これが僥倖でなくて何だろう。人生に償いを受ける時がついにやってきたのだ！」。大統領選の日が近づくにつれて、発揚は日増しに強まる。ジュール・フェリーが当選したら殺してやろうと、ヴェルサイユに赴こうとする。ブルボン宮での暗殺未遂の場面を、問わず語りにこう話した。「12月10日、気持ちの高ぶったあの瞬間がやってきました。その前に私はちょっとした罠を準備しておきまし

た。Ｈ氏の名刺です。国民会議議事堂に着くと、その名刺を使ってジュール・フェリーに面会を求め、その場で発砲したのです。冷静沈着でまったく動じることはありませんでした。２発目を撃つと、誰かが飛びかかってきました。その男に『お前のような下っ端に用はない、愚か者め』と言ってやりました。そこにいた新聞記者が、あの下衆野郎を救ったのは自分だとほざいたので、『お前は間抜けなやつだ、誰も救ってないよ』と怒鳴りつけたのです」。彼は留置所に収監されていた尋問期間中に、５日間の幻覚発作を生じたが、何も痕跡を残さずに回復した。マザス刑務所では、何をさしおいても大切な執筆計画が頭を占めていた。政治問題と人道問題を同時に解決しなければならず、男女の児童教育、父母の問題といった重要テーマを順次手掛ける積りだった。このためには時間が必要であり、「私に有罪判決を下していただきたい。書き上げるには 10 年かかる。馬鹿な陪審員のせいで釈放されるようなことがあると、またやるしかない。私は確信犯で、攻撃文書を首尾よく書きあげるには、牢屋に閉じ込められていることが必要なのだ。さもなければ政府の立場は危うくなる。文書が公になったときに私が自由の身であったら、オーブ問題が議会で問われることだろう…私を釈放しようものなら、私のためにも（自分のことを真っ先に出すのはエゴイストだからだ）、彼らのためにも、社会のためにもならない」と要求した。

　彼は入院中もいたって平静で、ビスマルクを攻撃する憎しみの小冊子を執筆し、科学、政治、社会、人道など極めて広範囲にわたる問題を解決する方法の検討に没頭する。さらに、新型武器や新しい戦略プラン等々を提案したいともいう。

　患者には明晰な知的活動が保たれ、暗殺計画を周到に準備して実行に移したところからひとまず熱情状態が疑われる。しかし詳細に検討すると、あらゆる行為が精神不均衡者であることを示している。絶えまない反抗と自己矛盾、つきまとう復讐の強迫観念、標的リストには政府要人のすぐ隣に、偽造文書を見破って弁済不能を証明した筆跡鑑定人、反論した弁護士、有罪を認めた司法官、訴えた植字工、落ち度があると勝手に思い込んでいる義母らが名を連ねている点、さらに彼の下す判決、量刑、くじの話、場当たり的な犠牲者選抜方法などを合わせて考慮すると、知性が深く損なわれ、病的な復権願望を有していることは明らかである。これは妄想確信を伴う解釈妄想病患者とは画然と区分される。

210 | 第6章 診断

　反応型がちがうために表面的には多種多様に見えるが、復権妄想病の患者はどれも同じである。この精神病には、2つの必須徴候、すなわち優格観念と知的発揚が特徴である。この観点から見ると、本人が言い張っているだけなのか現実のものなのかはともかく、不当な判決にあくまで補償を求めて挑み続ける好訴妄想患者、賢者の石を探して空しい実験にエネルギーも財産も使い果たす研究者、自らの理論を世に広め実現すべく闘いに明け暮れる夢想社会学者とのあいだに何ら基本的相違はない。本書において私たちは、典型として好訴型の復権妄想病（原注3）を取りあげることとする。

　すべての患者は変質者であり、諸機能の不均衡、強迫観念、衝動、性倒錯、心気症などの心身スティグマを有している。冷静な判断に欠け、気が変わりやすいので、無謀な事業に身を投じて散財し、夢のようなプロジェクトや発明にのめり込む。なかには驚嘆すべき能力、例えば豊かな想像力や確かな記憶力をもち、推論に長けた者もいるが、彼らの多くは善悪の観念をまったく欠いており、とりわけ自己中心型復権妄想病患者にこの傾向が強い。自分は不正直なことをしでかし、人の信頼を裏切り、ペテンにかけておきながら、口先では誠実、良心、道義の言葉を絶やすことがない。クレペリンの患者の一人は、絵葉書が少し遅配しただけで激怒するし、近親相姦を犯した患者は、金銭を横領してもそ知らぬ顔である。はたから見るとひどく狂暴なのに、自分がどれほど優しいかを自慢する患者、殺人未遂を犯したのに、なぜその程度のことが蒸し返されるのか訝る患者もいる。自分の人生は善意と慈悲に満ちているので、そんな些細なことはとるに足らないと思い込んでいるのだ！しかしながら、善悪の区別がつかないこの種のモラル狂は、復権妄想病の本質的特性ではない。自己中心的ではあっても、それが目立たない場合があり、一方、利他型復権妄想病においては、高邁な倫理感にすり替えられてしまうからである。精神病は、何かしらの出来事に触発されて姿を現す。ある患者には、正義を勝ち取りたいという固定観念が抜き去り難く定着しているし、別の患者では、与えられた使命を果たすという絶対的欲求のみが献身的活動を導いている。

原注3　この記述には以下の論文から多くを引用した。Magnan et Sérieux: Les aliénés persécuteurs. Revue générale des sciences pures et appliquées, 15 décembre 1891. Magnan: Rech. s. l. centres nerv. 2e sér., 1893, p. 383.

復権妄想病には特徴的な2つの症状、1）強迫観念、2）躁的発揚がある。

1）復権妄想病の患者は強迫的である。患者はまず初めに逸脱行為によって処罰され、根拠のあるなしにかかわらず自分の要求を拒絶されると、何としても被った損害を賠償させ、裁判の誤りを明らかにさせようとする。これは「正義のための闘い」なのである。患者は、こうした考えに取りつかれて一時も安らぐことがなく、「最後の最後まで目的を貫徹」しようとする。最初のうちは、演説や物腰が単に情に訴えているように映るが、発揚するにつれて抑制がきかなくなり、自らの主張を認めさせたいという欲求ばかりになると、病的な様相を呈しはじめる。すなわち単純な熱情状態でも、不当に侵害された権利を回復する正当な行為でもなく、まさに「病的憎悪」（モレル）なのである。強迫観念は日を追うごとに専横的になり、それを満足させるために、患者は仕事をおろそかにし、将来や真の利益をおもんぱかることなく、ただただ復讐したいという一念に凝り固まり、必要であれば財産、家族、自由そして命さえ投げ出すこともいとわない。

外部からの抵抗は、どれもかえって患者の闘争心を掻き立てる。それは時として不安に満ちた闘争であり、強迫・衝動発作において内的抵抗が引き起こす闘争に類似したものである。ある女性患者は、不当だと主張する判決を受けてからの3か月間を、強迫にかられ煩悶のうちに過ごした後、ついに「重苦しい胸のつかえをおろすために」裁判官に暴力を振るうに至った。この強迫性格は、ラマルティーヌがベリー公暗殺犯ルーヴェル（**訳注2**）のうちに明らかにしたもので、彼はこの熱狂的人物を次のように描写している。「まとまらない考えを小さな頭のなかでこね回し、自ら宿命の手で下した罪が、あれこれ考える重圧と苦痛を解放するまで苦しみ抜いた」。

レジスは、「要人殺害犯」（**原注4**）について詳細に研究し、次のように定義している。「彼らは神秘気質をもつ変質者であり、政治ないし宗教妄想にとらわれ、幻覚を併発することもあり、自分が正義と殉教という二重の使命を遂行すべく召命されたと信じこんでいる。強迫観念に支配されて抵抗することができなくなり、ついに神、祖国、自由もしくは無政府主義の名におい

訳注2 1820年、ナポレオンを崇拝する職人ルーヴェルが、ブルボン家断絶を図り、将来の国王シャルル10世の息子ベリー公を刺殺した事件。

原注4 Régis: Les Régicides dans l'histoire et dans le présent. Bibl. de criminolog., Paris, 1890.

212 ｜ 第6章　診断

て世の要人を殺害するに至るのである」。フォレルは、オーストリア皇妃エリザベートを暗殺したルケーニに関する研究のなかで、著しく衝動的な遺伝気質を有し、自尊心も希望も打ち砕かれて失意のどん底にある精神不安定者が、そそのかされ、熱にうかされた挙句にアナーキストとなり、「人生の復讐を果たすために」社会を攻撃するのだと述べている（原注5）。

　強迫観念には、抵抗不可能であることばかりでなく、それが満足されたときの安堵感が特徴である。ルロワによると、殺人の加害者は、「足下に横たわる犠牲者を見て勝利感を味わい、少なくともしばしのあいだ平安を取り戻す」という。

　復権妄想病の患者は、自分の権利への熱狂的な思いに目がくらみ、粗雑な詭弁を弄して道を踏み外し、情動興奮が強く固定観念を冷静に処理することができない。他人の意見は、自分の感情状態と合致したものだけを受け容れ、それ以外はすべて間違いだと公言して聞く耳をもたない。患者は「権利に関する一方的な観念」を抱いており、フォレルの患者の一人は「賢い人間は自ら法律を制定する」とさえ述べている。

　復権妄想病の患者にはごく稀に幻覚を伴うこともあるが、外界と葛藤のある明晰な患者が熱情の影響下にあれば、自分にまつわる出来事を自己流に解釈しないはずはないので、こうして判断の誤りが生じるのである。しかしこれらの解釈は、妄想よりもむしろ熱情に由来するので、裁判官は金を握らされている、自分の弁護士連たちも敵から報酬を受けている、証人は偽証に偽証を重ねた、法は汚された、これは司法の名に値しない茶番だ…ということになるのである。これらの裁判官や周囲の人間に向けられた非難が、判断の誤りではなく悪意からくる場合もあり、その有名な例として弁護士サンドンを挙げることができる（原注6）（訳注3）。

　2）復権妄想病は理性マニーである。患者が引き起こす出来事や行動を、

原注5　Forel et Mahaim: Crime et anomalies mentales constitutionnelles. Paris, F. Alcan, 1902.

原注6　Legrand du Saulle: Les signes physiques des folies raisonnantes. Paris, 1878.

訳注3　裁判中の規則違反と精神異常の疑いにより業務停止判決を受け法曹界から追放された若い弁護士サンドンが、復讐を図ってかつての同僚や法務大臣を執拗に攻撃した事件。入退院を繰り返したのち脳出血で死亡。以下の文献に詳しい記載がある。Alexandre Cullere: Les frontières de la folie, Chapitre V, §. 1 «Persécutés persécuteurs», Baillière et fils, Paris, 1888, pp. 161-177.

支配されている観念にただ反応しているだけとみなすことはできないであろう。行動が異常な理由はほかにもある。シューレは「患者の思考と感情はマニーの力に突き動かされている」と述べたが、マニャンも同じ見解である。論争への欲求は行為の原動力の１つである。患者の知性はほとんどいつも興奮しており、それが挿話性に高まることもあり、平静や抑うつの時期はごく稀である。患者は、自尊心が強く反抗精神も旺盛なので、世の輿罵などものともせず病的な活動を貫徹しようと、八面六臂の働きであまたの事業に手を染め、時の有名人に書簡を送りつけ、弁護士を立て、誰彼となく面会を求め、夜な夜な膨大な回想録を執筆し、訴状を提出し、新聞を味方に引きこもうと画策し、議会に嘆願書を提出する。少し議論を吹きかけられただけでいらつき、相手に腹を立て烈火のごとくいきり立つ。「患者は、自分の意見に逆らうものをことごとく叩き潰したいという、抑え難い欲求を抱えている」のである。何かに失敗する、有罪判決を受けることがあるなどが起こると、それが新たな不公正の証拠になって攻撃的な闘争心を焚きつける。患者にとって、闘争は手段ではなく、唯一の生きる目的となるのだ。

　興奮が高まるにつれて、患者はあらゆる手段を用いて自分に注目を集めようとする。ある者は奇抜な服を着こなし、ある者は大統領の通過時に空砲を放つ（レジスの偽王殺し）。選挙に立候補する患者、裁判所に出頭するためにわざと逮捕される患者、大統領官邸に忍びこんだりする患者もいる。人を中傷する書物を出版し、プラカードを作成することもある。「法をねじ曲げ秘密裏に下された詐欺もどきの判決は無効」と訴えるポスターを自ら印刷し、人を雇って公道で抗弁書を配布させる。これらの攻撃文書を見ただけでも特徴は歴然としている。申し立て事項の後には必ず「その証人は…その証拠に…」といった常套句が続き、文章は２重、３重、４重もの下線で強調されて、字もまた特別な書体あるいは赤インクで書かれている。やがて脅迫、侮辱、威嚇、暴力に訴えるようになり、時には正義の味方を自認して、判決を下した相手を待伏せ、殴打して死に至らせることさえある。

　したがって、これほど常軌を逸した継続的な活動性を、二次的で付随的な反応とみなすことはできない。現れかたがまちまちで、どのような形をとるのかきまっていないという一点を除くと、この活動性そのものが精神病の本質を表現している。

　復権妄想病の経過は、第１に支配観念が抵抗できないほどの強さをもつこ

と、第2に病的行動が執拗に持続することと緊密な関連をもっている。この2つから影響を受けた患者は、復権と非難の対象枠を拡張する。何を償わせたいのかを常に念頭に置いて裁判を重ね、要求が退けられるたびにその対象はどんどん広がってゆく。不正が重なると思い込み、金銭ずくの裁判官、恥ずべき弁護士、偽証者の数は増える一方である。支援の手が差しのべられると、自分がやはり正しく、人から一目置かれているとの新たな証拠となり、闘いはさらに続けられる。時には恒常的な興奮が、次々に現れる強迫観念を助長することがある。新たな要求が現れ、以前からの要求に接ぎ木されるので、患者は強迫観念のもととなった現実の出来事を忘れ、想像上の要求を変わらぬエネルギーで主張する。患者の関心は自分の被った損害から世間一般の不正にすり替えられてしまうことがあり、すると患者は一転して法の番人、抑圧された者たちの擁護者となる。こうして自己中心妄想は利他妄想へと姿を変える。自ら課したこの無私無欲の役柄は、患者の人格に一層高貴な装いを植えつけ、自分こそが神に遣わされた者であると信じこみ、「真理の殉教者」などと宣言しはじめる。しかし思い上がりが時間とともに極限に達することがあっても、決して解釈妄想病に見られるような誇大的な主題をもつメガロマニーにはならない。

　一般に、入院は復権妄想病の興奮を助長するだけである。患者は、相手かまわず抗議し、医師さえ敵とみなして威嚇するが、新聞や議会に自分の擁護者を見出すこともある。実際に復権妄想病は、人を丸め込んでしまう狂気の典型であり、とりまく人に伝播することもある。フォレルの患者の一人は医師で国会議員になった。その逸話が一編の小説にまとめられ、彼を擁護する嘆願書には何千もの署名が集まった。

　復権妄想病の終末はどのようなものであろう？　通常、復権妄想病は決して治癒することも、認知症に至ることもない慢性疾患と考えられている。実際、極めて多くの場合、患者の性格と緊密に結びついたこの精神病は、老衰によってのみ消滅する。よく言われるように、病気の経過をたどることは患者の人生をたどることに等しい。復権妄想病は、「妄想」と言うより精神病質人格の表現なのである。それでも精神科医のなかには、ウェルニッケやツィーヘンのように、治癒の可能性を認める者もいる。確実なのは、患者の絶望的とも言いうる闘争心が、最終的に沈静化し、消失する可能性が残っていることである。

I. 復権妄想病 | 215

　以上の前置きを念頭におき、解釈妄想病と対比させながら鑑別診断を見て
ゆきたい。既往歴の調査は、満足のいくものではないが貴重な手がかりを与
えてくれる。解釈妄想病と復権妄想病は、どちらも変質者の精神病類型であ
るが、両者は程度も、遺伝の本性も類似したところがない。心身スティグマ、
モラル性の欠如は、とりわけ復権妄想病に顕著である。一方、解釈妄想病で
は、感情の過敏性、錯論理傾向以外には変質徴候が見られない。

　両者は病初期も異なっている。復権妄想病はひとつの固定観念から出発す
るが、解釈妄想病では固定観念にいたる前に長期間の準備段階がある。復権
妄想病は初めから確立された体系を有しており、患者の唯一の目的は自らの
強迫観念を勝利に導くことである。これとは逆に解釈妄想病は、決まったプ
ランなしに誤った判断を下すことから始まり、それらの判断を中心となる観
念の周囲にきちんと配列するのは二次的に過ぎない。

　その後、両者の相違は一段と大きくなり、いくつかの例で診断は容易であ
る。診断が微妙となるのは、第1に、復権妄想病の経過中には誤った判断が
出現するが、その数が著しく増減する場合である。第2に、解釈妄想病が反
応エピソードを伴い、復権妄想病と同じ外観を呈する場合である。いずれの
場合も、解釈の特徴と2つの精神病に固有の反応を知っていれば診断を誤る
ことはない。解釈はどちらも主導観念に従うが、その特徴はまったく異なっ
ている。

　復権妄想病では、患者は明らかに不満を表明し、推論も記述も必ず最初の
出来事に戻ってゆき、被った損害、不当な判決、明確な使命などのすべてを
そこから導きだす。逆に解釈妄想病には、この最初の出来事、復権妄想病に
つきまとう簡明な決まり文句がない。優格観念は、考えというより心の方向
性とでもいうべきもので、最初は具体的な何かに置き換わることがない。患
者は、漠然と被害念慮、誇大念慮あるいは神秘念慮へと心を向けるが、後に
なってから、多くは過去の出来事を追想的に解釈することで決定的な出来事
を発見し、それが体系化への基礎をつくる。

　解釈そのものも非常に異なっている。復権妄想病の解釈は、情念から導か
れるままに出現する。過信者や社会改革者たちは、抽象的な考えだけから判
断を誤り、多少とも奇妙な理論を展開して、想像や夢想を生みだす。好訴者
は、揺るぎない証拠に裏付けられた確信をはじめから抱いているので、その
周囲にあえて多様な解釈をちりばめた妄想小説ごときものを創作しようとは

しない。解釈は患者の味わった苦杯を説明することだけに関与し、決してその範囲を超えることはない。患者は敗訴すると、裁判官も弁護士も不公正で賄賂を受け取っていると非難し、傍聴者の素振りや発言を不快に思いながら法廷を後にするかもしれないが、とるに足らないこと、人の仕草や些細な出来事、通行人の大声、子どもの歌声などに飛びついて妄想を複合的に構築することはない。患者は、身体の不調を感じることがあっても、それをすべて敵の呪いのせいであるなどと、身体的な被害妄想を抱くことはない。妄想追想を構築しようと望むことも、外界を妄想的に改変することも、体系化したメガロマニーに達することも決してない。患者は、変名を用いることも、空想の肩書を自らに与えることも、出自を否定することも、莫大な財産を誇ることも、王を名乗ることもない。

　解釈妄想病においては、逆に虚偽の解釈が驚くほど積み上げられることがある。過去と現在にわたるほんの些細な感覚性、感受性ないし体感性の印象をもとに、真の妄想が構築されるのである。新聞を読む場合を例に挙げてみよう。復権妄想病の患者は、司法記事や自分の事件と直接間接にかかわる記事に下線を引き、抗弁材料として収集するだけで十分なので、内容を改変しようとはしない。解釈妄想病の患者は、読んだ記事内容を改竄することに興味があり、記事が何を意味しているか気にかけることはない。注目するのは取るに足りない三面記事、広告、さりげない一行、平凡な用語である。あちらこちらの紙面からかき集めた雑多な単語をまとめて、自分以外には通じない文章を作ることもある。このような相違を見ると、両者は根本的に異なるカテゴリーの疾患であるように思われる。各々の反応を検討すると、この見解が立証できるように思われる。

　あらかじめ反応を起こしやすい素因をもつ解釈妄想病患者が、ある妄想解釈のもとで発作的に闘争心を示すこともあるが、そうした場合でも行動は妄想の枠内にとどまっている。それは、人から馬鹿にされたと感じて相手を威嚇する幻覚患者の反応に近いもので、敵だと思う相手を執拗に攻撃し、加害者になる可能性がある。患者はそのとき、自らの名誉、自由、生活が侵害されたと思いこみ、それを守ろうとする強い動機に突き動かされているのである。これとは反対に復権妄想病の場合、患者があらゆる努力を払い、自らの名誉、自由、生活を犠牲にしてまで守り抜こうとするのは、実に取るに足りない理由のためなのである。解釈妄想病患者の反応はどれも常に一時的なも

ので、ごく短期間の場合もある。これに対して復権妄想病患者の反応は、倒錯性の活動を表しており、絶えず意識の前景を占め、もともと患者の異常性に備わったものである。解釈妄想病が示す反応は、患者が想像する刺激要因にある程度比例しているが、復権妄想病の反応は大きく異なる。後者においては、些細な、しかし時には現実の損害が、誇張された影響をもたらす。患者には当初の些細な動機とは関係なく自生的な興奮が加わるからである。

　要約すると、解釈妄想病とは、多数の解釈が増殖し支配的観念がしだいに拡大することによって錯綜した妄想小説が形成され、一過性の反応が生じやすい精神病である。これに対し復権妄想病は「性格の持続的な病的状態」（アルノー）であり、強迫観念の衝動に突き動かされ、恒常的な興奮や真の妄想体系とはまったく別の異常な過活動になる。これらの相違を一覧表にまとめると以下のようになる。

解釈妄想病	復権妄想病
慢性の妄想状態	慢性の熱情（強迫）状態
多種多様な妄想解釈が一次性で前景を占める	誤った解釈は限定的で稀にしか見られず、二次的、付随的である
妄想の内容は多彩で支配観念は二次的である	一次性の優格・強迫観念は特定の出来事あるいは抽象的な理論に限られる
被害型の解釈妄想病では被害妄想が活発	侵害妄想があり、身体的な被害妄想はない
メガロマニー型の解釈妄想病では誇大妄想が体系化する	自我の肥大があり、メガロマニーはない
妄想はまるで小説のように虚偽に満ちて、誰の目にも真実には見えない	いかにもありそうな主題をとる
正常な活動	恒常的な知的興奮
反応は動機と釣り合いがとれている	反応が動機と不釣り合いになる
変質スティグマはごく僅かで選択的である	おびただしいスティグマがある
モラル感が保たれる	しばしば異常なモラル感になる
妄想は進行性に拡大し、外界が改変される	拡散は少なく、外界は改変されない
治癒することはない	回復する可能性がある

II. 症候性の解釈妄想病

解釈の誤りは、解釈妄想病に特有な症状ではなく、さまざまな精神病の病初期や経過中に認めるものである。解釈は、すべての体系化妄想病の形成に関与するばかりでなく、体系化を伴わないいくつかの病的状態にも認められる。ドゥニは「誤った解釈は、筋の通らない、あるいは単に根拠を欠いた信念、思想、ばかげた確信などをきっかけに進展することもあるし、感性・感覚障害（錯覚または幻覚）や体感の変化を基盤に生じることもある。このようにまちまちのケースでは、一般に妄想解釈は、数がそれほど多いわけでも常にあるわけでもない。言わば病的場面の後景に退いている」と述べている。解釈の果たす役割に注目すると、精神病を次の2つのグループに分類することができる。すなわち、1) 解釈が偶発的で短期間しか出現せず、病態の全体像に顕著な影響をおよぼさないもの、2) 解釈の数や頻度が多く、病気の少なくともところどころに独特の外観を与えるもの、の2つである。

1) 解釈エピソードを伴う精神病

解釈を生じない精神病質状態などというものはおそらく存在しない。解釈が短いエピソードのみなら解釈妄想病を疑う理由は見当たらないし、中核を占める症状から診断がつく場合はなおさらである。

進行麻痺に解釈を生じることもあるが、移ろいやすく、取るに足らない、矛盾したもので、体系化妄想を形成することはない（原注7）。

解釈エピソードは、**精神錯乱**の発作後遺症として、あるいは知的昏蒙が軽度な場合に発作と共存する形で現れることがある。急性幻覚性精神病に類似した急性解釈性精神病を発症すると、解釈が豊富で異様になるので、患者は見当識を失う。この場合の解釈はいつも孤立し、妄想は夢の様相を帯びやすい。

潜伏性てんかんが解釈精神病の外観を呈するのはごく例外的である。最近レヴィ・ビアンキーニは、粗大なけいれん発作に引き続いて一連の組織化された妄想が出現するパラノイドてんかんを記載している。そもそもこうした

原注7　Ducosté: Les interprétations délirantes dans la paralysie générale. Rev. de psychiat. fév, 1907.

一過性の妄想は、病気の基盤であるもうろう状態と結びつくことが多い。

　ヒステリーに妄想解釈が孤立した形で出現することは稀ではない。ガルニエは、誤った解釈に起因すると思われる自責・他罰症例を報告しているが、実際に最も多いのはミトマニーによる妄想である。とはいえヒステリーの患者は、本態性の解釈妄想病になりやすいところがある。

　通常、**精神衰弱**に解釈を伴うことは偶発的に過ぎないが、レイモンやジャネのいう**妄想性精神衰弱**のように、より明瞭に前景を占める場合もある。

　レイモンによると、もっとも多く見られるのは、良心のやましさ、犯した罪を強迫的に反省して妄想に至る場合である（**原注8**）。この精神衰弱性妄想は、意識がほぼ完全に保たれ、すべての他者に関する推論に一貫性がある、という解釈妄想病の特徴をいくつか見ることができるが、まるで**極端な謎探しゲーム**にはまってしまったようにひどく馬鹿げたものである。患者は、ときどき襲ってくる発作時を除くと、深刻に悩んでいるようには見えない。レイモンは「精神衰弱に生じる妄想は、患者の自我に完全に受容され同化されることは決してないので、ヴェザニアの重篤な妄想と比べると、はるかに確信の度合いが低い…患者がずっと以前から妄想を体系化する傾向を有し、知的活動とモラルの過剰なエネルギーに満ちていることを病歴から知ることができれば、精神衰弱ではなく解釈妄想病と診断されるであろう。精神衰弱の患者は、自分が抱いている考えの信憑性を怪しくするような推論を前にすると、何とも無防備で反撃に転じることはないが、解釈妄想病の患者は、極端に強い確信と闘争心にあふれており、一連の論理を用いて能力を全開に闊達に反論する」と述べている。

　しかし、特発性ないし症候性の解釈妄想病が、神経衰弱あるいは精神衰弱状態に接ぎ木される可能性のあることを知っておくべきである。私たちは、体質性うつ病にかかった21歳の変質者を18か月間にわたり診察したが、精神衰弱が悪化するたびに解釈精神病が出現した。患者が示した消耗性の神経症状は、すべて医師が施した催眠療法によるものとみなされ、発病2年後には顕著な回復が認められた。

原注8　Raymond F: Névroses et psycho-névroses. Paris, 1907.

2) 活発な解釈を伴う精神病

　このカテゴリーにおいては、多数の活発な解釈が症状の前景を占めるが、ありきたりのエピソードではなく多少とも持続的である。感情状態、錯乱状態さらには知的衰退によって批判意識が失われると、解釈は行動に明らかな影響を及ぼすこととなる。診断は時に非常に難しい。例えば加害的な恋愛妄想や嫉妬妄想をもつ患者のなかには、解釈妄想病ないし復権妄想病と紛らわしい患者もいるが、それは変質者の周期狂に生じる症候性の解釈妄想病なのである。以下に主な解釈性精神病の概要を順に見てゆきたい。

1. 間欠狂

　間欠狂の発作時には、多少とも秩序だった妄想解釈が、いかなる感覚障害も伴わず出現することがある。妄想解釈が躁病期に病像を支配すると、解釈妄想病の興奮エピソードと誤診される可能性があるが、病歴や経過を知ることで直ちに訂正できる。メランコリー性デリールは、基本的に解釈と錯覚の上に形成され、幻覚は稀で二次的な役割しか果たさない。

　間欠狂を有する私たちの女性患者の一人は、抑うつ発作のたびに不安の強い解釈性錯乱を呈したが、それは多数の錯覚を伴う常同症に近いものである。彼女は、夫や子どもたちが以前のように愛情を示してくれないと言う。誰かに毒入りの薬を飲ませられる。赤みを帯びた土の上を歩かせられる。血塗られた土だ。赤いジャガイモを食べさせられる。血を吸って成長したジャガイモだ。自分の周囲が異常に変化するのが分かる。色が変わり、調度品が見たこともない形になる。夫も息子も識別できない。身近にいる男の目つきが変わり、口からぞっとする言葉が発せられる。その男は死んだ。ずっと前から人は彼女からその男を奪おうとしていた。いつか男が川畔で足を滑らせたのは、誰かが水に突き落とそうとしたのだ。ごく些細なことが彼女には不安の種となる。人が掛け時計を取りはずすと、彼女は子どもがさらわれると泣き崩れる。温度計が割れると、誰かが自分の腕を折ろうとしていると叫ぶ。自転車事故を描いた絵を涙なしに見ることができない。轢かれたのは息子なのだ。誰かが紙を引き裂くと、彼女はまた悲嘆にくれる。引きちぎられているのは彼女の可愛いアンリで、自分も辛い拷問にかけられると思いこむ。石炭売りの姿が目に入ると、自分を生きたまま見物人の前で焼き殺す男だと言う。看護師長がなにか読んでいるのが目に入る。それは私の判決文ですかと訊ね

る。窓のブラインドを下ろす者がいる。これから始まる拷問の準備を見せないためだ。人が目の前で紐をちらつかせる。首つりを勧めているのだ。看護師が患者の胴着にピンを刺す。自分の目を潰そうとしている。彼女は周囲の人が交わす言葉をひと言も聞きもらすまいと、不安にかられて聞き耳を立て、すぐさまそれを妄想に沿って解釈する。

　こうした例において、解釈は情動状態に従属するが、同時に情動を掻き立てることもある。デュマは、「メランコリーの患者は、無意識の論理と人間精神に本来内在するバランス感覚から、自身の抑うつをうまく説明できる理由を、未来と過去の中に探し出そうとする」と述べている（原注9）。解釈は、不安発作時に錯乱の形で生じ、基盤となる感情障害と並行して進行するので、感情が鎮まると鎮まり、平穏な間欠期には一時的に訂正され、治癒すると最終的に訂正される。解釈はいかなる議論もまったく受けつけず、最高潮に達したときには当の患者が明晰さをほとんど失うほどである。セグラは、こうしたメランコリー性デリールの一般的な特徴を的確に分析しており、解釈妄想病との鑑別は容易である。苦痛は強いが、変化に乏しく単調で、心痛に比べると二次的である。妄想は、自分から周囲へ向かって遠心性に拡散し、自己卑下、受け身、諦めが特徴的で、患者は他人に迷惑をかけていると思い込み、なんとも申し訳ないと自分を責める。これから先に起こりそうな苦しみを先取りして案じる一種の未来優位の妄想であるが、同時に過去にさかのぼって案じることもある（原注10）。解釈妄想病の経過中に、抑うつ発作や不安発作が出現する可能性を知っておくことは重要で診断の役に立つ。

2. 変質者の周期狂

　マニャンの突発妄想と多形妄想は、いずれも一過性で知的衰退が前景を占めることはないが、なかにはもっぱら解釈に基づくものがある。この解釈は、全体が多少ともよく秩序立って組織化されているので、解釈妄想病を凝縮したかのようなイメージになる。そうであるなら、ドイツの複数の精神科医やフランスのセグラが単純、急性パラノイアを提唱するように、解釈妄想病の急性、治癒型の存在を容認すべきだろうか？　いや、私たちはそうは考えない。確かに鑑別の困難な場合はあるが、経過をみると決定的な違いが明らか

原注9　Dumas: Les états intellectuels dans la mélancolie. Paris, F. Alcan, 1895.
原注10　Séglas: Leçons cliniques. onzième leçon.

になる。上記の急性精神病には、多数の誤った判断、妄想追想、感覚障害の少なさ、知的明晰さなどを認めることができるが、通常そこには解釈妄想病に観察されるような、外界の事象に自分を正当化する根拠を探し求める態度が見られない。妄想は、中毒性ないし情動性の偶発的不全から生じ、移ろいやすく、次々に現れては消え、体系化しないが、ある程度の思考滅裂を見ることもある。私たちは、こうした急性の解釈状態を、早発痴呆によるものでなければ、変質者の周期狂に見られる症候性のものと考えている。最近ローゼンフェルド（**原注11**）は、こうした急性の解釈状態を、付随する感情障害を理由に躁うつ病に分類している。

　ローゼンフェルドによると、外見上は正常ななかに解釈妄想を急性化させる一群の出来事があり、病像は一時それに支配されるが、ある期間をおくと永続的な心的欠陥を残すことなく消失する。全例に、外界に関するあらゆる可能な解釈のなかから、個人的に意味をもつものだけが採りあげられる二次的な改変が見られる。妄想追想が出現することはあるが、幻覚、緊張病症状、心気症は認められない。気分は特定の方向へ向かう。こうした徴候はしばしば些細で見分けにくいので、ローゼンフェルドはこの妄想状態を「急性パラノイア」ないし「頓挫パラノイア」とは呼ばず、躁うつ病に含めたのである。実際すべての例に、躁的気分あるいはうつ状態が見られた。この妄想状態には以下のような特徴がある。すなわち、妄想を隠蔽あるいは親密な相手にしか打ち明けない、好訴傾向を認めない、劣等感が強くめげやすい、良心の疚しさから自己を叱責する、思考の停止、注意集中困難、作業不能などである。

　こうした気分の変化は確かに重要ではあるが、診断の確定には必ずしも十分ではない。実際、解釈妄想病の経過中に抑うつや劣等感を認めることもあるので、通常はかなり長期の検討が必要である。

3. 退行期精神病

　初老期メランコリーに解釈性の妄想を生じることもあるが、以下の点に注目すれば診断は容易である。不安発作が頻繁で、主張が執拗でなく、心気念慮、身体変形念慮、否定念慮が見られるなどである。

　高齢者は誤った解釈に基づく**侵害妄想**を示すことがあり、ものを盗まれた、

原注11　Rosenfeld: Uber Beziehungswahn. Centr. f. Nerv. u. Psychiat. 15 fév. 1907.

II. 症候性の解釈妄想病 | 223

強姦された、拷問を受けたなどと主張する。老いの徴候はことごとく解釈の対象になる。リッティによると、老人性の被害妄想病にはしばしば特徴的な幻視が生じる。この精神病は、知的衰退症状の合併、記憶障害、日常的な思考の乱れを見れば容易に鑑別できる。一過性のこともあり、私たちが診療した 65 歳の女性は、解釈性の妄想が 6 か月間非常に活発であったが完治した。

4. アルコール性の解釈妄想

　アルコール中毒には特有の解釈性精神病、**嫉妬妄想**が存在するが、その臨床像は驚くほど解釈妄想病に似ている。「大半のアルコール性被害妄想では、幻覚現象が病的観念の形成にもっとも大きく寄与する。これに対して嫉妬妄想では、幻覚は付随的なもので、妄想は誤った解釈からもたらされる。これは妄想解釈に基づく精神病を代表する典型の 1 つである」（原注 12）。嫉妬型の解釈妄想病とアルコール性の嫉妬妄想は、どちらも配偶者の些細な仕草のなかに不義の証拠を見いだす。微笑み、目つき、顔つきの変化を怪しく感じはじめ、着ている服、外出、眠っている様子まで解釈を育む種になる。患者の加害反応が殺人を引き起こすこともある。こうした似たところがある反面、慢性アルコール中毒の患者には、精神衰退、ばかげた考え、卑猥な話題など、認知症の徴候が認められる。ジョフロワは「こうして疑いを向けられる愛人は、妻の近くにいる誰か、つまり父親、兄弟、息子になる」と述べている。さらに、アルコール性の嫉妬妄想は解釈妄想病とは異なり、持続的に進行することがない。患者は発作的な過剰飲酒を繰り返し、短い意識消失に見舞われやすい。

5. 早発痴呆（原注 13）

　早発痴呆に解釈状態を伴うことは稀ではない。早発痴呆とは特有な精神衰退を本質的特徴とする精神病であり、一般に思春期に発症して進行性の経過をたどり、多くは心的荒廃に至る。**破瓜病、緊張病、パラノイド認知症**の主

原注 12　Roger Mignot: Psychopathologie de l'alcoolisme. in Traité de l'alcoolisme par Triboulet, F. Mathieu et Mignot, Paris, 1905.
原注 13　P. Sérieux: La démence précoce. Gazette hebd de méd. et de chir, 10 mars 1901. Revue de psychiatrie, juin 1902, Deny et Roy: La démence précoce. Paris, 1903, Messelon: La démence précoce. Paris, 1904.

224 | 第6章 診断

要な3病型には多少とも解釈が出現する。

1) 破瓜病

　破瓜病は、精神障害が多形性、すなわち抑うつ状態、興奮状態、多少とも錯乱を伴う幻覚性妄想、神経衰弱状態、ヒステリー様状態を有するところに特徴がある。頻繁に見られるのは、被害・誇大妄想、心気的なこだわり、神秘・恋愛妄想であるが、これらは決して体系化されることはない。特徴的なのは、妄想にまとまりがなく、ヴェザニア状態の移ろいやすさ、愚かさを呈することである。気分が変わりやすく、無関心、理由のない笑い、衝動性、会話と書字の滅裂（語唱、「言葉のサラダ」、奇異で気取った単語の羅列、言語新作、意味の欠如など）である。こうした秩序を失った言語、態度と行為にも類似した障害が見られると、診断に有力な根拠となる。顔貌、態度、動作、飲食の作法、歩き方は奇異、不自然で、わざとらしい。患者はわざと作法を無視し、それを楽しんでいるようにさえ見える。例えば踊りながら歩く、這いつくばって匍匐前進する、体を左右にゆする、気取った恰好をしてみせるなどである。

2) 緊張病

　緊張病は、独特な昏迷ないし興奮状態を特徴とし、表現動作や行為に拒絶、常同、被暗示性を示し、多くは認知症に至る（クレペリン）。この病型では、意識がより障害され見当識が失われる。一般に抑うつ状態で亜急性に発病し、感覚障害と多数の妄想を伴うが、記憶の変容は認められない。

　緊張病性昏迷では、拒絶と被暗示性が病像を支配する。拒絶は、外部からのあらゆる働きかけに強く抵抗し、手足を動かそうとか目を開かせようとすると反対方向の筋収縮で阻まれ、それに打ち勝っても手足はもとの姿勢に戻ってしまう。食事、起床、着衣の拒否、場所変更への抵抗、排尿や流涎の我慢、外部の働きかけに対する無感覚などが、拒絶のごくありふれた徴候である。被暗示性は、カタレプシー（緊張病的態度：強制された異常な姿勢を保つ蠟屈症）、反響言語（オウム返し）、反響動作（もの真似）に表現される。拒絶と被暗示性は前後の脈絡なく交互に現れ、しばしば突発性の衝動が起こる。

　緊張病性興奮は、言語と行為に表れる常同傾向に特徴がある。常同は、運動性の衝動が異常に長期間続くことで、ある特定の筋肉群が恒常的に拘縮し

たり、同一動作を頻繁に繰り返したりする。緊張病の患者は独特な歩き方（周回歩行、矩形歩行）をするほかに、同じ動作を一定の回数繰り返し、手を叩き、飛び跳ね、しかめ面をし、踊り、大袈裟な身ぶりをし、多様なチックを示す。常同は会話や書字に極めて頻繁に見られ、同じフレーズ、同じ単語を、時には多少とも改変して繰り返す。

　破瓜・緊張型における解釈は、通常長続きしないので診断の妨げにはならない。いくつかの微妙な例では診断に迷うことがありうるが、上記の症状を確認できれば誤診を避けることができる。

3) パラノイド認知症

　クレペリンによると、臨床像を次のようにまとめることができる。知的明晰さを十分に維持したまま、知的衰退が急速に進行し、通常は感覚障害を伴う妄想が何年にもわたり支配的な症状になる。ここに見られる誇大ないし被害妄想は、ほとんど体系化されず、軽い興奮を伴って非常に変わりやすい。解釈妄想病との鑑別診断は、一般に妄想の特徴からなされる。セグラは「パラノイド認知症の妄想が、多種多様で変わりやすく、愚かで、荒唐無稽なところは、進行麻痺の妄想に勝るとも劣らない」と述べている。妄想の内容に反するような反応もあり、ある女性患者は、笑い声を弾ませながら毎日のように退院を要求した。感情能力の喪失は主症状のひとつである。患者は解釈妄想病と異なり、抱いている妄想が誇大的であろうと被害的であろうと「ごく早期から、何にも心を動かさず、何ごとにも感動しない」（原注14）。デュマは、患者の心的状態を分析して「知的領域においては夢想家であり、感情領域においては無感動者である」（原注15）と述べている。そのほかパラノイド認知症には、何かしらの意識障害、破瓜・緊張型の症状（衒奇、語唱、常同）がいくつか多少とも緩和された形で認められる。時には解釈性の妄想が前ぶれとして出現することもあるが、その性状を見極めるのは困難である。

　私たちの患者の一人（法学生）は23歳時に、あてこすり、新聞記事、広告、かけ言葉、仕草などの解釈に基づく活発な被害妄想に襲われた。罠を仕掛けられる、警察につけ狙われる、無理やり話させられる、行く先々で監視されると言う。警視庁とフリーメーソンから目をつけられ、「個人調書事件」

原注14　Masselon: Psychologie des déments précoces. Thèse, Paris, 1902.
原注15　Dumas: La logique d'un dément. Revue philosophique, février, 1908.

(訳注4)に巻きこまれる。2年後（1905年）に入院した患者は、たび重なる解釈のせいで当惑した錯乱状態に陥った。死刑判決が下されたと信じ込み、腹部にピンを刺して自殺を図ったが、これは医師がパットにピンを刺すのを見て、自分を抹殺する手段に違いないと想像したからである。建物には秘密装置が仕掛けられ、電流が流れていて行動に駆り立てる。食事を拒否させ、思考を混乱させ、眠れなくさせていると思いこむ。見聞きするものすべて、政治の出来事まで解釈する。1906年、患者は母親がばらばらに切り刻まれたと思い込み、彼女が面会に現れると、それは自動人形で作りものだと言い張る。1908年の現在も解釈は続いているが、パラノイド認知症と診断することは可能である。その根拠は、無感情、無関心になり、頻繁に激しい衝動に襲われ、他患の常軌を逸した振る舞いを見てことごとく真似をし、幻覚や体感異常を解釈し、被害妄想を抱くことなどである。プリズム装置を使って苦しめられる、耳に液体を流し込まれると言う。私たちの見るところ、寡黙な時期、悲哀の時期、陽気な時期が順に繰り返され、常同、衒奇、緊張病の傾向があり、喜怒哀楽の感情が弱まってきている。腹が抜き取られ、別の腹に取り換えられた、尻がゴムでできている、自分は女である、脳が抜き取られる、気が狂う、などとも言う。

　これらの解釈妄想をパラノイド認知症の症状と捉えるなら、これまで**生来性パラノイア**とされてきたものの多くは、早発痴呆とみなされるべきである。病初期の診断は必ずしも容易ではないが、経過とともに、小説さながらのばかばかしい、まとまりのないに組み立てになり、通常は持続が一過性で、急速に人格解体に陥ることから、解釈妄想病と区別することができる。私たちは生来性パラノイアに似た妄想追想をもつ患者を経験している。この患者は、一枚の写真をじっくり眺めて自分がナポレオンの息子だと信じ込み、相手にかなりきちんとした内容の手紙を何通か書き送ったので、当初は解釈妄想病が疑われた。2年後、語唱、常同、無関心、ほぼ恒常的な幻覚が出現したので、解釈妄想病とはみなされなくなった。

訳注4　反共和国勢力の残るフランス軍内部で共和国派将校を優遇しようとした当時の陸軍大臣がフリーメーソンの協力をえて秘かに将校の素行調査を行ったことが暴露されスキャンダルに発展した事件。

III. 幻覚性体系化精神病

　この種の大半の精神病は、ずっと遅くなってから知的衰退に至るが、その典型はマニャンの体系的な経過をとる慢性妄想病で、解釈妄想病との鑑別診断は困難である。整然と継起する4つの病期を要約すると、患者は初め不安になり、次に幻覚性の被害妄想、さらに誇大妄想を生じ、最後に認知症になる（原注16）。

　第1期は潜伏期、解釈期であり、漠然とした不安、猜疑傾向が現れる。解釈はこの病期の主症状で、2〜3年にわたって続くことがある。患者は、周囲の人の仕草、目つき、笑いに、自分を傷つけているのではないかと意味づけをする。通りの声が自分を侮辱する、言葉の裏を読むなどである。

　第2期は、幻聴の影響で妄想が体系化する病期である。患者は被害妄想の対象を、初めは不特定の「誰か」、次にある集団とみなすが、やがて特定の人から迫害されていると言い始め、内容も具体的になる。幻聴はこの病期における主症状で、それ自体が次第に進行する。すなわち、最初は耳鳴り、ざわつき、鐘の鳴るような音が聞こえ、次に囁き声となり、やがて単語や声高に罵る声が聞こえるようになる。精神病の進行に応じて感覚が過敏になり、言語幻聴がより頻繁となる。患者には一語一句ばかりではなく、長い独白や「見えない相手」との会話も聞こえてくる。全聴衆の拍手喝采や嘲弄する声が聞こえることもあり、患者の考ることが1つひとつこだまのように反響し、行為をいちいち声で批評される。やがて言語性運動幻覚、幻嗅、幻味など多彩な感覚障害が出現する。はるかに稀だが幻視も見られ、全般感受、体感の障害もある。

　言語性運動幻覚が前景を占める患者があり、これは精神・運動型の被害妄想病（セグラの憑依的被害者）である。内声が、喉、胃、腹部など身体の各部に局在し、舌や口唇の不随意運動を伴い、患者の会話を中断させ、話すのを妨げたり、逆に本人の意志に反して特定の単語を口にさせたりする。時には抵抗し難い衝動、唐突な無為が見られることもあり、こうした意志の障害は患者に、自分は何かに支配されている、とり憑かれているとの確信をもた

原注16　Magnan et Sérieux: Le délire chronique. Paris, 1892.

らす。こうして患者の人格は二重になり、ある生物、誰かが身体にもぐり込んだという推測に至る。悪魔にとり憑かれたと信じ込む患者もいる。

　同じく憑依念慮ないし否定念慮に至るもう１つの類型では、体感幻覚が前景を占める。被害妄想をもつ患者は、何度も放電されてひどい衝撃を受けた、Ｘ線で催眠術をかけられた、ラジウムで焼かれた、などと訴える。「見えない相手」に眠らされ、窒息させられ、体を蝕まれ、はらわたをむさぼられる。これらの超現実的な拷問は、「砕身術」、「ストリキニン・ジラード」などの造語で表現される。

　このとき妄想の活動は最高潮に達し体系化が完了する。迫害の起源、性状、目的がついに明らかになり、患者の性格に応じて防御ないし攻撃反応が引き起こされる。被害妄想をもつ患者は、幻覚に完全に取り込まれて、置かれた環境からますます無縁になり、社会の埒外で生き、新たな人格を形成し始める。

　こうして第３期ないしメガロマニー期へと移行する。被害妄想は活発さを失い、常同的な様相を帯びて少しずつ誇大妄想へと形を変える。のけ者は名士になり、ある患者は国家元首あるいはナポレオンの息子であると言い、別のある患者は億万長者を自称する。

　しかし「自己評価が過大になり、台座に鎮座ましまして人を見下すようになると、患者は知性の梯子を下降し始める」（ガルニエ）。患者は次第に第４期ないし衰退期へと向かう。心的レベルが少しずつ低下し、患者は、被害・誇大主題がまとまりなく混在する同じ妄想を、造語をふんだんに用いた表現で繰り返すだけになる。周囲にまったく関心を示さず、じっと口を閉ざしたり、独語をたえず低くつぶやいたり、独特の態度で人との交わりを避ける。

　こうした描写は簡潔なものではあるが、幻覚性の体系化妄想病と解釈妄想病が大きく違うことを明らかにしている。２つの精神病は確かに、体系化が緻密であること、解釈が介入すること、知的明晰が失われないことなどの類似点はあるが、両者を区分する特徴も少なくない。

　第１期において、患者はまだ解釈だけに留まっているので、注意深い観察を長期間継続する必要がある。しかしその解釈は、いずれの臨床型においても独特な性格を帯びている。幻覚性の妄想患者は、自分の内奥に起きた変化を不安に感じる。急に襲ってくる観念を、これまでの自分の心性とそぐわないと意識するので、最初は押しのけようとする。患者はあれこれ思いあぐね

III. 幻覚性体系化精神病 | 229

た挙げ句、確信すなわち体系化に至るが、その日を境に妄想は感覚に転じる。解釈妄想病の場合はこれとは異なり、その起源は忘れ去られた遠い昔に遡る。解釈は突然の変化をきっかけとして生じるのではなく、以前からの傾向が開花するにすぎない。妄想は現在の知覚と過去の記憶を編み込んで組織化され、日々豊かになり、感覚障害の出現を待たずに体系化する。

　第2期において、幻覚が介入し慢性妄想の骨格の大半を形成する点が異なる。それは解釈妄想病のような偶発エピソードではなく恒常的な感覚過敏状態であり、患者がためらいを捨て妄想の方向を決定するのは幻聴による。こうした感覚性の精神病は、初期の漠然とした雑音から考想反響へと一連の段階を踏んで進展するが、少しずつ人格をも変化させる。解釈妄想病の場合はこれとは異なり、人格が二重化することも変形することもない。

　クレペリンは次のように述べている。「確信をもって言えるのは、パラノイアにおいて意志の一次性障害を欠くことと、身体的被影響妄想を認めないこととは緊密な関係にある。患者が、テレパシーのような無縁な力で身体器官、感覚、思考、行為を動かされると訴えるのは、私の見るところ、早発痴呆患者の意志が外部から影響される症状と同じものである。真性パラノイアにおいても、食事に毒を盛られているという思いこみに遭遇することがあるが、意志をもたない人形のように、見知らぬ人物から思うままに支配されていると訴える例には一度も出会ったことがない。侵害念慮は、誇大念慮もそうであるが、あたかも小説を読むような、にわかに信じがたい内容になる場合もあるとはいえ、まったくありえないものではなく、いつも自然なものごとの範囲を逸脱することはない。純粋に空想的なフィクションになることはごく例外なのである。心身の人格は、損傷したり逆に肥大したりして人々から憎悪の対象になる、あるいは高慢な態度をとることはあるが、もって生まれた本性のなかにある人格と何ら変わるところはない。患者には、与えられた使命、仕掛けられた罠、誰かがとりつけた約束、自らの復権要求などが明らかであるが、早発痴呆とは異なり人格そのものは変形することはない。したがってこの精神病は、人格の中核を消滅させることも変容させることもなく、世界の認識を病的に改変するに過ぎない」。

　幻覚性の被害妄想をもつ患者が、妄想を緊密に組織化することはしばしば強調されるところだが、より適切な表現をすれば、患者はそうさせられている、感覚中枢の自動症によってそのように強制されている、と言うべきであ

ろう。患者自身に幻覚を自分で作り上げているという意識はまったくない。幻覚は自我と一体化しておらず、ミステリアスな力のせいであり、患者には無縁な現象と感じられるので、それにふさわしい造語が与えられる。患者はこのような時、外界に目を向けることなどありえようか？　超自然界を生き、孤独に浸り、周囲との関係を断ち切ってしまう。ルグラン・デュ・ソルは「極端なエゴイスト、無頓着、無思慮、人間嫌いで、他人に好意を抱くことはない…自分と敵のことしか眼中になく、財産管理を顧みず、仕事をおろそかにし、義務も上の空である。被害妄想の患者は、言わば苦渋に満ちた不安、恨みがましい人嫌いの殻に閉じこもっている」と述べている。すなわち患者の心的領域はしだいに狭窄してゆくので、多くの場合、苦痛が増えるにつれて敵の数は増えるのではなくむしろ絞り込まれてゆき、共同体に向けられていた非難は、特定の個人へと向かう。患者は相手の力を誇大視することで、自分の力をも過大評価するようになる。

　解釈妄想病の患者は、これとは大きく異なっている！　外界との断絶はなく、妄想の材料はすべてそこから見つけだすのである。ヴェザニア性の妄想に襲われるのではなく、自分からそれを作りあげ秩序立てるので、妄想は患者の自我と一体化する。患者は無数の理屈を楯に妄想を守る術を心得ており、見えない力に頼ることがない。妄想体系はおおむね了解可能で、権利侵害や嫉妬の範囲を越えないので、妄想には見えないこともある。解釈の材料は身の周りから集められ、空想の「誰か」が非難の対象となることはない。疑惑の対象はたちまち絞り込まれ、加害者は初めから特定される。幻覚性の慢性妄想病とは反対に、患者は少しずつ妄想小説を膨らませてゆき、しだいに多くの人物が取りこまれる。

　要約すると、慢性妄想病の第2期の多くは、感覚障害と異常体感が強いこと、言語新作が頻繁に見られること、特有の顔貌などから診断される。幻覚がありながら知的明晰さを失わず、それを語らない限り診断に迷う場合もあるが、患者が幻覚を完全に隠匿できることは少なく、態度や仕草に表れ、何かに気を取られる、奇妙な叫びを上げるなどから、外にそれと知れてしまう。患者は聞こえてくる声に答え、理由なく笑い出し、幻聴に命じられるままおかしな行動をとる。また患者の論法は解釈妄想病のものよりも劣っている。幻覚は何も証拠を必要としないので、患者にとっては最良の論拠となるが、それを隠そうとするなら論旨にぽっかり穴が開いてしまう。

III. 幻覚性体系化精神病 | 231

　解釈妄想病は、感覚性妄想の特徴をいくつか伴うことがある。妄想の色調、被害妄想と誇大妄想の併存は、2つの精神病に共通する。解釈妄想病に急性の幻覚発作が入り込んでくると両者は一層類似するが、こうした感覚障害はそもそも稀で、たいていは1つのフレーズないし単語の形で一過性に現れるエピソードに過ぎず、ヴェザニア体系を十分に形成することはない。整然と進行することはなく、一般に突然現れ、急速に消滅する。患者は、こうした幻覚を批評することがあり、本来の価値に引き戻す場合もあれば、裏に敵意があると勘ぐる場合もある。ここで解釈妄想病の患者なら、それが主観的なものだと言うところを、幻覚性の患者は逆に客観的なもので、「声」の信憑性に疑いをもつことがない。

　幻覚がはっきり認められないにもかかわらず幻覚性体系化精神病という診断が下される場合は、患者が感覚性障害を隠蔽しているとの誤診による。解釈妄想病の患者は、ある日何か言葉を耳にしたと訴えることもあるが、それは往々にして本当に聞こえたのである。ファルレ・ペールは「幻覚性の患者数を実際より多く算定する理由は主に2つある。第1に、患者の言うことを解釈してしまうためであり、第2は、錯覚と幻覚を区別することが難しいためである」と述べている。したがって、この点に関しては患者の言うことを鵜呑みにすべきではなく、バイヤルジェが勧めるように入念な面接が欠かせない。そうすれば、幻覚とみなされた事象の多くが現実にあったことの表現、すなわち目つき、合図、仕草などの解釈に過ぎなかったことに気がつくはずである（原注17）。

　誇大妄想が前景を占める慢性妄想病の第3期は、全体の病像から診断されるべきで、これを欠くと大きな混乱を招きやすい。誇大妄想と同時に人格解体が始まっており、人格の深いところで変容をもたらして、幻覚、言語新作、言語と行為の常同、明らかな知的衰退などの形で現れている。解釈妄想病では心的活動が変わらず維持されており、これとは著しい対照を示している。

原注17　臨床場面では、体系化被害妄想病には幻聴が必発するという先入観が精神科医の側にあるために、解釈妄想病の患者に幻聴があると見なされることが少なくない。ある場合には第2の理由が誤診の原因となる。患者は「告白」と称して打ち明けることで周囲をふりまわすのである。私たちの入院患者の一人は、家族、看護師ばかりか医師からまでも、何でもすぐに幻聴のせいだと見なされることに辟易して、なぜ確信に至ったのかと訊かれるたびに「自分の声で分かるのですよ」と皮肉をこめながら答えていたのである。すなわち本当のところは、解釈による部分を差し引く必要がある。

第7章

歴 史

I. フランスの流れ

1) 妄想解釈と理性狂
   - エスキロール（知的モノマニー、錯覚）　 – ルーレ（編集者型）
   - バイヤルジェ　　 – ファルレ・ペール（心的錯覚）
   - ラゼーグ（被害妄想病）　 – ファルレ・フィス（理性型被害者）
   - マルセ、リナス ……

2) 解釈に基づく精神病に関する最初の素描
   - マニャン：変質者の知的妄想　　 – ルグレン
   - セリュー：解釈に基づく変質者の妄想　 – セグラ
   - バレ：軽愚者の慢性体系化妄想

3) 解釈妄想病の成立
   - セリューとカプグラ　 – ヴュルパ　 – ドゥニとカミュ
   - 近年発表された論文

II. 国外の動向

1) ドイツ
   - 慢性単純パラノイア
   - クラフト-エビング、シューレ、
     メンデル、ウェルナー、
   - クレペリンのパラノイア
2) スイス：ブロイラー
3) イタリア：タンジ
4) イギリス
5) ロシア
6) スウェーデン
7) アメリカ：モレイラとペイショート

　本章では解釈妄想病を歴史的観点から考察する。私たちは先駆者たちによる疾患分類のなかから解釈妄想病に該当するものを抽出したうえで、それを包含していたさまざまな病態から、この精神病がしだいに区別されるにいたった経緯を示したい。

I. フランスの流れ

　いつの時代にも観察者たちの注目を集めていた心神狂のカテゴリーがあった。それは、明らかな妄想があるにもかかわらず、表面的には知的能力を完璧に維持し、非常識な言辞があったとしても、それがいくつかの局面に限られている患者である。彼らは「全般デリール」ではなく「メランコリー」の名称で一括されていた。はるか昔の医師が、最初に解釈妄想病をどのように捉えていたかを知ることは煩雑で得るものも少ないので、19世紀より前の研究は割愛する。

1) 妄想解釈と理性狂

　ピネル（1809年）によると、メランコリーは「仮性知覚と空想的な諸観念によって引き起こされた部分的な精神異常のすべてを包括するもので、多少とも頑固な不安、疑念、確信の形で表れる」と記されている。この種の患者の大半は「関心のないことについては正しく推論を働かせることができる」が、「思い上がりがいささか膨張して、巨万の富、絶大な権力を所有しているとの絵空事」にふけるとされる（**原注1**）。

　1832年にエスキロールは、幻覚から**錯覚**を区別した。彼によると錯覚とは、「内的・外的感覚に対する誤った判断であり…感覚が錯覚に陥っていることから、原因はさまざまであるが、脳が異常であることが分かる…すなわち知性と情念が共に働くことで、心神狂患者の感覚に錯覚をもたらす」のである。後にエスキロールは、**モノマニー**の概念を創り出した。これは「知・情・意の部分障害」であり、リペマニーすなわち「悲哀と抑圧的な情念」を伴う部分デリールと、**狭義のモノマニー**すなわち「興奮と快活な情念」を伴う部分デリールとに分かれる（**原注2**）。狭義のモノマニーには、どこが障害されるかにより、**知的モノマニー**、**感情モノマニー**、**本能モノマニー**が区別される。このうち知的モノマニーに見られるいくつかの特徴は、解釈精神病に類似している。

原注1　Pinel: Traité médico-philosophique sur l'aliénation mentale. 2ᵉ édition, Paris, 1809.
原注2　Esquirol: Des illusions des sens chez les aliénés (Erreurs des sens). Des maladies mentales considérées sous les rapports médical, hygiénique el médico-légal. Paris, 1838.

234 | 第7章 歴史

エスキロールは、知的モノマニーを次のように述べている。「知的な混乱はただ1つの対象に集中する。患者はある誤った原則から出発するが、論理的推論の道筋を踏み外すことはなく、そこから順当な結論を導きだし、それに合わせて自分の感情と意志的行動を修正する。こうした部分デリールを除くと、患者はごく普通に感じ、推論し、行動する。この種のデリールの根底には、錯覚、幻覚、誤った観念の連鎖、錯誤に基づく奇妙な確信がある」。

ルーレは1834年に発表した論文『心的事象ないし思考対象に関連する誤った観念の固定と異常結合』(原注3)のなかで、彼が**編集者型**と呼ぶ患者について以下のように考察しているが、それは解釈妄想にも当てはまるように思われる。

「編集者型の患者は、しばしば巧妙に特殊技能を用いて妄想に真実味を与える。頭のなかにあるものを証明するためには手段を選ばず、証拠が矛盾していても、ひるむことも臆することもない。読者はおそらく、この患者をモノマニーと見なすのではないだろうか…それなら声が聞こえるという患者もモノマニーになってしまうだろう…このように異なる患者が同じ名称の下に一括されているので、私は彼らを病気の本質的特徴に照らして両者を区分しようと思う。編集者型の患者に幻覚はない。あるのは1つの考えで…彼はその奴隷なのだ…患者は考えによってそれと分かる…編集者型の患者が抱く考えは、必ずしも馬鹿げたものではない。真実ではないが、ある真実味を帯びている。そのうえ推論を用いて正当化し…すすんで自説を展開する。そして説明はしばしば的を射ている…狂人が投げかける非難は首尾一貫して真実らしく見えるので、うっかりすると騙されるほどである。実際には何の意味もない事象から推断を引きだすのであるが、間違っているとはいえ、あらゆる面で真実味を備えている。患者は自分の妄想に騙されているのであり、身近で起きるあらゆる出来事を、あの手この手でそれに結びつけるのである」。

1840年にルーレは「王女との結婚を望んでいる一市民」と「空想の肩書保持者」の2症例を報告(原注4)しているが、これらは解釈妄想病に相当すると思われる。そこには象徴の使用、掛け言葉による当てこすり、特徴的な解釈が認められ、幻覚を欠き、「思考の誤り、妄想、思考のデリール」が顕著であるが、ルーレは「患者の生来性の欠如が誇張」されたに過ぎないと

原注3　Lueret: Fragments psychologiques sur la folie. Paris, 1834, p. 46.
原注4　Leuret: Du traitement moral de la folie. Paris, 1840, p. 317 et 369.

している。

　モノマニー学説は、経過の多様性を考慮せず、異なる病種を一括して、あるいは逆に同じ病態を分離して分類するものであった。ドゥラシオーヴによると「病気の類と種を経験則に照らして区分する際に、症状を分析して得られた意味より、外見上の特徴のほうが重視された」のである。これに加えて、一般に幻覚と解釈はきちんと区別されていなかったので、感覚障害がほぼ恒常的に前景を占めるという見解が、十分に検討されないまま受容されてきた。感覚に誘発された錯誤すなわち**心的錯覚**と幻覚とを混同しないことが、いかに重要かつ困難であるかを最初に指摘したのはバイヤルジェ（1849 年）とファルレ・ペール（1850-51 年）である。入院患者のうち幻覚を有するものの比率を、エスキロールは 80％ と算定したが、ファルレ・ペールは 30％ に過ぎないとしている。

　バイヤルジェは、「感覚に誘発された判断の誤り」と錯覚とを明確に区分した（原注 5）。前者には「五感領域の錯覚」が認められないからである。患者は「実際に受けた感覚を一定のやりかた」で解釈する。すなわち、誤った判断、と言うよりむしろ「ある感覚に誘発された妄想」を抱くのである。これは「実際の、正常と言いうる感覚の誤った解釈」なのである。塀をよじ登っていたある患者は「逃げだす積りなど毛頭なかった」と後になって断言する。彼の言い分では、施療院の監督が目の前で塀を指差す仕草に従っただけなのだ。事実はその通りで、仕草は実際になされたのであるから、感覚上の錯誤は一切なく、解釈だけが誤っていたことになる。「この妄想には 2 つの原因があり得る。1 つは、外部からの感覚によって誘発される場合、もう 1 つは逆に、内部感覚に誘発される場合である…人が瞬きするのを見て、噂されていると思う患者もいるし、人の仕草を見てそう思いこむ患者もいる」。バイヤルジェは「真性の幻聴を有しているが、デリールは基本的に感覚から誘発された妄想に基づいて展開」する女性患者を紹介している。布地に記された数字は特定の何かを意味し、紙片に書かれた単語は、特別の計らいを彼女の要求通りに与えることを言い表している。人があらゆるサインを用いて絶えず彼女に話しかける。彼女は「私には自分用のアルファベットがちゃんとあるのです。それを読めば、私がすべきことは一目瞭然です。命令は色々

原注 5　Baillarger: Recherches sur les maladies mentales. Paris. 1890.

236 | 第7章 歴史

な方法で伝えられます。今ここでドアが開いているのは、私に退院するよう命令しているのです」などと言う。

ファルレ・ペールも、解釈と感覚性錯覚をはっきりと区別している。彼は錯覚を3つのカテゴリーに分けているが、第3の錯覚には「自分が受けた印象の本性をうまく判断できないすべての症状が含まれる。この種の錯覚は、患者が正常な印象を受けてひどく動揺し、頭から離れない誤った考えで印象をあれこれ飾り立ててしまう時に決まって生じる…この誤った解釈は、一種の固着性を示すことがあり…正常な印象に判断の誤りが誘発されるのは心的錯覚である。ある女性患者は、周囲から聞こえてくるのは男性だけが口にする言葉だからという理由で、同室患者は男性なのだと判断する」と記載されている（原注6）。

ルノーダンは1854年に「特権モノマニー」を研究し、妄想で発病し後に感覚障害が加わることも、幻覚が妄想をもたらすことも、どちらもあるとしている（原注7）。

1862年、マルセも「正常な感覚に結びついた解釈の誤り」について報告している（原注8）。モノマニーと呼ばれている**部分デリール**とは「患者の活動性が保たれ、興奮も抑うつも殆ど伴わない」もので、これに「幻覚による」**感覚モノマニー**と、「妄想によるもので…あらゆる言辞や行為を、いかに些細なものでも自分の誤った考えに沿って解釈する」**知的モノマニー**とが区分される。モノマニーには、被害型、神秘型、特権型、発明型、恋愛型、強迫型、心気型、メランコリー型がある。

各種モノマニーを分けて考えるようになったのは、とりわけラゼーグ（1852年）以降である（原注9）。リペマニーは、メランコリーと**被害妄想病**の2疾患に分けられたが、実を言うと、ラゼーグの**被害妄想病**もまた、後に異なるさまざまな名称が与えられる症例をいくつか含んでいた。女性の被害妄想病は入院患者の25％を占めていたが、この数字を見ただけで、この病名が過大に用いられていたことが分かる。そこでは感覚性デリールの隣に知

原注6　Farlet J-P: Des maladies mentales et des asiles d'aliénés. Paris, 1864.
原注7　Renaudin: Etudes médico-philosophiques. Paris, 1854.
原注8　Marcé: Traité pratique des maladies mentales. Paris, 1862.
原注9　Lasègue: Du délire de persécutions. Archives générales de médecine, fév. 1852. Legrand du Saulle: Le délire de persécutions. in-8e, Paris, 1873.

的デリールが置かれていた。ラゼーグは、病初期の錯覚による誘発と解釈について、次のように指摘している。「この時点までは、気の毒な被害妄想病の患者は、まだ本当の感覚の範囲内に留まっており、それを妄想の根拠にしていた。ある数の患者はこの段階を越えることがない。患者が耳にしたものは、聞こえただけではなく、聞かざるをえなかったのである。患者がこの範囲内に留まったまま、病気は段階をたどって次第に進行し、やがて終末期を迎えることもあり得るので…幻聴は被害妄想病に必発するわけでもなければ、既往歴に必ず認めるものでもない」（原注10）。

　ラゼーグは、これらの解釈に基づく被害妄想病に関して、私たちのいう復権妄想病に該当する「加害妄想病」の研究を除くと、二度とこのテーマに立ち戻ることはなかった。彼は1880年の学会報告において、「幻聴は被害妄想病に特有な症状である。被害妄想病の患者はしばらくのあいだ幻聴なしに過ごすことはできても、それはいつかまた必ずやってくる」とまで断言している。妄想の初期に現れる解釈を「病初期・原因性幻覚」と呼び、これを真性感覚障害あるいは「終末期・続発性幻覚」の対極に置いている。

　モレル（1860年）によると、病的な解釈は「錯覚や幻覚の第1段階ではないかもしれないが、たいていの場合その潜伏期のようなものである。病気が途中で食いとめられると、錯覚や幻覚は現れないこともあるが、病的な解釈は必ず存在する」（原注11）。彼が**遺伝狂**と名づけたもののなかには、ある数の被害妄想患者と誇大妄想患者が含まれている。それは「どんな不条理な結論にもたじろがない理性マニー、勇壮な体系化妄想の患者」で、おそらく解釈妄想病である。

　理性狂あるいは明晰狂と呼ばれているものの中には、解釈性妄想病の患者がいくつか含まれている。トレラのいう「明晰モノマニー」は、解釈妄想病に類似している（原注12）。

　ファルレ・フィスは、1866年の学会報告において、理性狂を独立した疾患単位とみなすことに異論を唱えた。彼がここで理性狂の念頭に置いていた

原注10　ラゼーグの発表した症例は、残念ながら抜粋しか残っていないが、解釈性妄想病 délire interprétatif の範疇に入れてよいと思われる。その患者は「説明の必要に追われて、自分から解釈の範囲を最小限に制限していた」という。
原注11　Morel: Traité des maladies mentales. Paris, 1860.
原注12　Trélat: La folie lucide. Paris, 1861.

のはおそらく解釈妄想病である。この種の患者の心的状態を診断することは
しばしば困難で、施療院よりもむしろ町なかの診療所において出会うことが
多いと述べているが、感覚障害については何も指摘していない。

　彼によると、理性狂は「まだ十分に体系化されておらず、あるいはその途
中経過にあるために、患者が隠蔽できる被害妄想病である。もっぱら内的に
進展するので、外部からは奇抜な行動、感情の変化、素行の乱れを通して窺
い知るばかりである。この種の患者は、実際のところ被害妄想を前景とする
部分デリールに属しており、自らを周囲のあらゆる事象の中心に位置づける。
思い上がり、殻に閉じこもり、自分が世界中の注目や敵意の的となっている
と信じ込んでいる。まわりに起こる些細なできごとはどれも自分に歯向かう
ものと解釈し、生活を共にするすべての人々からの悪意、憎悪、排斥の犠牲
になっていると想像するのである」（原注13）。

　1878年、ファルレ・フィスは、理性型被害者の1類型として遺伝性被害
者あるいは加害的被害者を記載した。彼自身がはっきりと述べているように、
これらの患者に妄想解釈が果たす役割はごく付随的である（原注14）。私た
ちならこの患者を復権妄想病に分類するだろう。

　フォヴィルは1871年にメガロマニーに関するモノグラフを発表している
が、その中で非幻覚性の類型を特に取り上げてはいない。彼によると、妄想
が幻覚に続発するのではなく原発性である場合でも「遅かれ早かれほぼ必ず
幻覚を伴うようになる」という（原注15）。

　リナスは1875年に、被害妄想を伴った解釈性妄想を次のように予見して
いる。

　「この部分デリールの類型は、妄想と妄想性解釈のみからなることがある。
患者は敵が自分に害を加える機会を虎視眈々と狙っていると信じこみ…別な
患者は自分が告訴されたと想像する…これらの患者は、見聞きするあらゆる
事象を常に妄想に沿って解釈する」（原注16）。

原注13　Falret J: Folie raisonnante ou folie morale. 2e discours à la Société médico-psych.,
29 octobre 1866, in Études cliniques sur les maladies mentales et nerveuses. Paris, 1890.
原注14　この点は重要で、さまざまな議論があるので、第8章「疾患分類学の試み」を
参照のこと。
原注15　Foville A: Étude clinique de la folie avec prédominance du délire des grandeurs.
Paris, 1871.
原注16　Linas: Art. Monomanie in Dict. encyclop. d. scienc. médic., 1875.

ドゥラシオーヴは 1877 年に、錯覚に基づいた**知覚性体系化妄想病**が存在することを認めている（原注 17）。

結局のところ、ルーレを除く大多数の精神科医は、幻覚のある患者と解釈妄想病の患者を区別することにほとんど関心を寄せていない。被害妄想は、原因の如何を問わず、特有な症状としてあり続け、体系化妄想は妄想の色調によって区分されている。1886 年から 1888 年にかけて医学・心理学会において「**慢性妄想病**」が延々と議論されたが、解釈に基づく体系化妄想の問題が注目されることはなかった。このときもし解釈妄想病についてより深く考察したなら、見解の相違はこれほど大きくはならなかったはずである。

2) 解釈に基づく精神病に関する最初の素描

体系化妄想病を分類する根拠を、偶発的な病態形成ではなく、表面からは見えにくい特徴、すなわち病気の進行、本性、病気を育む土壌などから抽出された特徴に置くようになるには、マニャンを待たねばならなかった。すでに 1877 年マニャンは、被害妄想病が 2 つの異なる機序から生じることを告げている。すなわち、妄想がじかに生じる場合と、誤った感覚から生じる場合である。彼は妄想のみから発展した被害妄想病の 1 例を挙げ、1890 年には、変質者においては、幻覚が関与せずに解釈の影響を受けて被害妄想病が形成されることがあるという見解を、折にふれて繰り返し述べている（**原注 18**）。1895 年には、心理・感覚妄想病と「知的妄想病」の差異を強調している。

心理・感覚妄想と知的妄想のうち、「純粋な知的妄想病とは、錯覚と妄想解釈のみに依拠しているものであるが、妄想のこうした特徴はあまり重要ではない。その理由は実際のところ、偶発、付随的に幻覚を生じる可能性があり、それが診断を難しくしているからである。妄想の真の姿は、むしろ形成過程と経過から読みとるべきである。成人期に出現する非幻覚型の精神病は、明らかにずっと遠い過去に根を張っている。多くの場合は幼少期に発病しており、それが遺伝変質によることに疑う余地はない。それなのに、病気はほ

原注 17　Delasiauve: Classification des maladies mentales. Communication à la Soc. d. Médecins des Bureaux de bienfaisance, 9 janv. 1877.
原注 18　Magnan: Leçons cliniques sur les maladies mentales. Le délire chronique, recueillies par Journiac et Sérieux, Paris, 1890.

ぼ必ずある日突然に姿を現し、無意識からすべてが一挙に表出される。何かしら偶然の一致、とある無意味な出来事、子どもから投げかけられたちょっとした言葉などから、たちまち被害妄想が育まれ…それもたいていは誇大妄想と結びつき…初めから体系化されて変化することがない。妄想が日増しに強まってゆくことは、日々の錯覚や絶えまない妄想解釈から確認できる。しかし、後にぶり返すことはあっても消失することがある。変質者における体系化被害妄想病の非幻覚型は、病初期から完全な形で妄想が出現するが進展しないこと、強迫観念に比肩し得る固着性を示すが消滅する可能性も特徴のひとつである」と記されている（原注19）。

　したがってマニャンは、解釈性の精神病患者を他の変質者から区別していないことになる。ここには、不治、急速な認知症、治癒のいずれの可能性も示されている。

　ルグレン（1886年）は、「慢性に経過する変質者の妄想病」について研究し、しばしば幻覚を欠くことを指摘している。

　彼は次のように述べている。「妄想の始まりは、現実のできごとを単純に、ばかげた、非論理的に解釈することから生じる…最初に妄想解釈の基礎となった初期事象は患者の記憶から徐々に薄れてゆき、妄想のみが後に残り、単独で進展し続ける…患者は特定の出来事を自分が不利益を被るものと解釈する…この妄想は、諸機能が誤った道筋を辿る偏向に過ぎない…妄想の形成過程を見ると、幻覚が極めて稀であることが分かる…実際に、真性幻覚を示すことなく慢性に経過する妄想に遭遇する。逆に錯覚の方がより頻繁である」（原注20）。

　キュレールは1888年にさまざまな精神病質者を記述しているが、そのいく人かは解釈妄想病患者と思われる（原注21）。

　1890年8月、セリューは、解釈に基づく妄想について強調するとともに、変質者に見られるさまざまな精神病に関して以下の分類を提案している（原注22）。

原注19　Magnan: Leçons cliniques recueilliers par Pécharman, Paris, 1897.

原注20　Legrain: Du délire chez les dégénérés. Th. Paris, 1886. Magnan et Legrain: Les dégénérés. Paris, 1895.

原注21　Cullerre: Les frontières de la folie. Paris, 1888.

原注22　Sérieux P: Du délire chronique à évolution systématique. Congrès internat. d. médecine de Berlin, in Progrès médical, 16 août 1890, et Actes du Congrès Abtheilung IX, p.

a) 加害的被害者の精神病。この型は進行することがなく、幻覚も認められない。

b) 幻覚性の体系化被害妄想病。しばしば多形性で進行せず、短期のことも長期に及ぶこともある。

c) **非幻覚性で妄想解釈に基づく体系化被害妄想病。**

d) **幻覚を伴うことも伴わないこともあるメガロマニー。**

　このすぐあとに彼は次のように記述している。「遺伝による体系化妄想病のうち、おそらくこの非幻覚性の臨床型を特別に分けて扱う必要があるだろう（ここに加害的被害者は含まない）。妄想主題が被害的であろうと誇大的であろうと、それは重要ではない。この精神病は変質者のみに認められ、いくつかの特徴的要素がある。すなわち、慢性だが進行性の経過をとらないこと、基盤として広範な足場をなしているのは錯覚と多数の妄想解釈であること、幻覚が介入しなくても、私たちはそれだけでがっしりとした妄想小説を完成させるに十分であると見ている。この非幻覚性の精神病は、しばしば早発性で幼少期から現れ、変化することなく一生続く可能性がある。しかし、いくつかの例に幻覚を生じ得ることをつけ加えておきたい。感覚障害は常に付随的役割しか果たさないが、時として診断を迷わせる。診断を確定するためには、より完全な検査を行い、精神病の根底に恒常的で十分な妄想解釈が存在することを確認する必要がある」（原注23）。

　1892年、マニャンはこの見解を受けいれ、慢性妄想病のモノグラフに引用している（原注24）。

　1890年、セグラは、私たちが強く主張する解釈妄想病と復権妄想病との区分を明確に示し、幻覚性の類型と並べて妄想解釈に基づく2種類の妄想病を以下のように記述している（原注25）。

a) **加害的被害者の妄想病**：ここにあるのは妄想解釈のみで、幻覚も、形

108.

原注23　Sérieux P: Le délire chronique à évolution systématique et les psychoses des dégénérés. Bullet. de la Soc. de médec. mentale de Belgique, décemb. 1890; mars 1891.

原注24　Magnan et Sérieux P: Le délire chronique à évolution systématique. Encyclopèd. d. Aide-mémoire, Léauté, 1892, p.144-149.

原注25　Séglas: Diagnostic des délires de persécution systématisés. Semaine médicale déc. 1890, n° 50.

の整った妄想もない。妄想の色調が次々に変化することはなく、ますます大きく広がるばかりで…これは被害妄想病というよりも復権妄想病である。

b）**単純な妄想解釈による被害妄想病**：患者は被害者になるだけで加害者にはならない。しかし妄想自体は少しも変化することがなく、幻覚性の類型に見られるような諸段階をたどらずに体系化する。基盤は妄想解釈だけで幻覚が加わることはない。

同様にセグラは、妄想解釈に起因するメガロマニーの体系化妄想病が存在することも認めている。

1892年、ファルレ・フィスが、短い論文のなかで言及しているのは解釈妄想病のように思われる（第8章「疾患分類学の試み」を参照のこと）。

同年、バレは、一般に自責型の被害妄想病患者に妄想解釈はあるが、幻覚はないことを指摘した。1893年には、解釈は伴うが幻覚を伴わない被害妄想病の例を紹介し、これを変質被害者のなかに分類した（**原注26**）。マニャンと同じく彼は、この妄想病がしばしば治癒にいたることを認め、慢性体系化妄想病にも言及している。

この妄想は、突然あるいは緩慢に始まるが、若年時から現れることがある。「実際の出来事がきっかけとなる可能性があり、そこから患者の遅れた知能が誤った結論を引きだす…私生児が不自然な出生をあれこれ考え抜いた挙句、本来自分のものであるはずの遺産や肩書を奪うために誰かが自分の出自を隠しているのだと思い込む。こうして特権型の妄想体系が構築される。この場合、妄想は誤った解釈に起因し、軽愚者の薄弱な知能はそれを批判的に検討することもできずに受け入れてしまう。こうした妄想は、ものごとを超自然的現象によって説明しようとする変質者に特有な傾向の帰結であり、欠陥を有するロジックがこの性向を利用する、というより悪用するのである。通常、精神・感覚障害が体系化妄想病の形成にほとんど関与しないことは、病態形成と進展様式を見れば理解できる」。

1896年、レジスは、「もっともらしさ、妄想が論理的で当初から不変なこと、幻覚の欠如、加害・好訴的傾向という典型的な特徴を備えた」**理性型被害妄想病**の1例を発表したが、これは解釈に基づく妄想病のように思われる。

原注26　Ballet G: Leçons cliniques, Psychoses et affections nerveuses. Paris, Doin, 1897, 2e et 5e leçon faites en 1893: et Les Psychoses. In Traité de médecine Charcot et Bouhard. 1er édit.

同年ルロワは、加害的被害者に関するモノグラフのなかでいくつかの観察例を紹介しているが、これも実際には解釈妄想病に該当する。

ジョフロワは講義のなかで、解釈がある種の体系化精神病においては、発病だけでなくその後の進展にも支配的な役割を演ずることを強調している。幻覚は、もし現れたとしても、妄想の体系化を導くことはない。ジョフロワは、解釈性の妄想と幻覚性の妄想を切り離して考えることは適切ではなく、これらは体系狂の2類型に過ぎないと考えている。

ケラヴァルは1901年に、しばしば理性型をとる変質者の慢性被害妄想病について「幻覚を伴わず、執拗な復権要求が特徴である」（原注27）と記述している。

3）解釈妄想病の成立

1902年、各種精神病における妄想解釈の役割を詳細に検討した結果、私たちは以下の結論にいたった（原注28）。

「解釈妄想はときとして真性幻覚と見紛うほどであるが、以下に挙げる3種の臨床型をとる。

1. **挿話性**の解釈はほとんどの精神病の経過に見られるが、目だった役割を果たすことはない。

2. 妄想解釈は、多少とも排他的に感覚障害を押しのけ、前景を占めてひとつの症候群を構成することがある。この症候群は一定数の臨床種に共通のもので、通常は体系化しない急性型で、時には体系化して慢性型で出現する。

3. 妄想解釈は、ある慢性体系化妄想病の主要な症状になる。この慢性体系化妄想病は、症候学と経過に極めて明確な特徴を示し、単独の臨床種とみなすことができる。この精神病には次のような徴候がある。

- **さまざまに異なった色調の体系化妄想が極めて緩慢に展開する**（もっとも多いのは被害妄想と誇大妄想の結合である）
- **幻覚はほとんど認められない**（あるいは幻覚の果たす役割が少ない）
- **妄想解釈の内容が極めて豊富である**（それが病的観念の基盤そのものになる）

原注27　Kéraval: La pratique de la médecine mentale. Paris, 1901.
原注28　Sérieux P et Capgras J: Les psychoses à base d'interprétations délirantes. Société médico-psychol., séance du 24 février 1902. in Annal méd-psychol mai, 1902.

244 | 第7章 歴史

- ごく緩慢に進行する
- 経過をみても体系化することがない
- 決して治癒しない
- 知的諸機能は完全に保たれる（認知症期の欠如）

　私たちはこうした臨床型を、**妄想解釈に基づく慢性体系化精神病**、あるいはより簡潔に**解釈に基づく精神病**と呼ぶことにしたい」。

　1902年、ヴュルパとヴァシドは、体系化妄想病の新たな分類を提案した（原注29）。

　この妄想病はどれも、心的活動が誇張されて偏り、心的分析が強力で方向性を欠いている点に特徴がある。患者が「妄想的に分析する」対象は、内なる精神のことも、身体のことも、外部の社会環境のことも、天界のこともあるので、妄想には次の4種類があることになる。a）心的内省によるもの、b）身体的内省によるもの、c）外部観察によるもの、d）形而上学的妄想である。しかし、この分類はもっぱら妄想構築の生成と経過を司る心理メカニズムに根拠を置いているので、解釈性精神病と他の雑多な病態を一まとめに扱ってしまう。

　1903年、アルノーは解釈妄想病の1類型に相当する生来性体系化妄想病において、解釈が突出した役割を果たすことを、次のように強調した。

　「妄想解釈は、まったく取るに足りない事象を含め、あらゆるものを対象としておびただしい数に及ぶが、そのほとんどは根拠を欠き、このうえなく荒唐無稽である。観念連合は著しく気まぐれに満ち…患者は不可解な解釈に沿って行動する。仮に幻覚があったとしても、後天性精神病のように、支配的な影響を及ぼすことはない」（原注30）。

　近年、解釈妄想病に関するさまざまな研究が発表された。そのいくつかを挙げるならば、セリューとカプグラ（原注31）、ディド、デュロシェール、

原注29　Vurpas: Contribution à l'étude des délires systématisés. Th. Paris, 1902. Vaschide et Vurpas: L'analyse mentale. Paris, 1903.

原注30　Arnaud: Les psychoses constitutionnelles. In Gilber Ballet: Traité de Pathologie mentale. Paris, 1903.

原注31　Sérieux P et Capgras J: The psychoses with delusional interpretation as a basis. The Journal of Mental Pathology, New York, mai 1902. Le délire d'interprétation. Revue de Psychiatrie, juin, 1904. Les symptômes du délire d'interprétation. Encéphale, mars, 1906. Diagnostic du délire d'interprétation. Revue de Psychiatrie, janv., 1908.

ルボルニュ、とりわけドゥニとカミュの研究があるが、これに関しては次章で改めて取りあげることにしたい（原注32）。バレは寄稿論文『精神病』において、レジスは『提要』において、加えてデュフール、トレネル、ジョフロワ、マルシャンらも解釈に基づく精神病に関する見解を発表している（原注33）。デュプレは正統パラノイアを研究してその範囲を限定した（第8章を参照のこと）。ログ・ド・フュルサックは著書の1章をクレペリンのパラノイアあるいは理性狂に割いている（原注34）。

　また以下に挙げる精神科医が発表した観察例の大半は、解釈妄想病に該当するものであった。すなわち、アルノー、ヴュルパとデュプラ、レモンとラグリフ、トリュエルとカプグラ、アルベ、アルベルスタット、パクテとクルボン、ヴィグルーとジュクリエ、セグラとバルベ、シャルパンティエ、アングラードとジャカン、ブノン、ダメー、クルジョンとミニャール、トゥルーズ、メーウスらの症例である（原注35）。

原注32　Dide: Essai de classification des maladies mentales. Congrès de Renne, 1905. Durocher et Leborgne: Diagnostic de la démence précoce et des psychoses à base d'interprétations délirantes. Congrès de Rennes, 1905. Deny et Camus: Délire d'interprétation et Paranoïa. Soc. méd-psychol., 28 mai, 1906.

原注33　Ballet G: Les Psychoses. In Traité de médecine. Bouchard-Brissaud, 2e édit. 1905. p. 906. Régis: Précis de Psychiatrie. 3e édit., 1906. p. 418-419. Trénel: Folie quérulante, Délire systématisé d'interprétation. In Pratique médico-chirurgicale. Paris, 1907. Dufour: Séméiologie des maladies du système nerveux. Paris, 1907. Joffroy: Contribution à l'étude de l'interprétation délirante dans les délires systém. Encéphale, fév. 1908. Marchand: Manuel de méd. mentale. 1909.

原注34　Dupré: La paranoïa légitime, sa nature, son origine. Congrès intern. Lisbonne, 1906. Rogues de Fursac: Manuel de Psychiatrie. 2e édit. Paris, F. Alcan, 1903.

原注35　Arnaud: Idées de grandeur précoces et transitoires dans le délire de persécution chronique. Journal de psychol. norm. et pathol. mars-avril, 1904, obs. III. Vurpas et Duprat: Du rôle de l'imitation dans la formation d'un délire. Annal méd-psychol. mai, 1904. Rémond et Lagriffe: Délire de persécution à base de fausses interprétations et délire alcoolique. Archives de Neurologie., sept. 1906. Truelle et Capgras: Sur une dégénérée mystique. Journal de méd. lég. psychiat. juin 1906. Albès: De l'illusion de fausse reconnaissance. obs. VII. Th. Paris, 1906. Halberstadt: La folie par contagion mentale. Th. Paris, 1906. p. 39-73. Pactet et Courbon: Les interprétations délirantes chez les aliénés persécutés non hallucinés. Soc. méd-psychol. 28 janv. 1907. Vigouroux et Juquelier: Id., Soc. méd-psychol. 25 mars 1907. Discussion. Séglas et Barbé: Un aliéné réticent. Encéphale, juin 1907. Albès et Charpentier R: Psychose systématisée chronique à forme quérulente. Encéphale, août 1907. Anglade et Jacquin: Un cas de folie à deux. Gaz. hebd. d. Sc. médic de Bordeaux. 11. août 1907. Benon: Un cas de délire d'interprétation. Soc. méd-psychol. 28 oct. 1907. Annal méd-psychol. janv. 1908.

246 | 第7章 歴史

　解釈妄想病に関する研究は、近年とみに興味深い成果をもたらしているが、この臨床型はまだ議論の渦中にあり、誤って捉えられることもある。精神科医のなかには加害的被害者と混同している者もいるので、2つの精神病が歴史的にどのような位置関係にあるのかは、さらに第6章「診断」、第8章「疾患分類学の試み」において見ていくことにしたい。

II. 国外の動向

　フランスにおいて解釈妄想病のたどった経緯は、とりわけここ数年は、理性狂、変質論の歴史と緊密な関連を示している。国外とくにドイツにおいては、パラノイア（原注36）に関するさまざまな学説と結びついている。ここでは二次性パラノイア、急性パラノイア（原注37）のように今日ではあまり顧みられなくなった概念は除外し、非幻覚性の体系化妄想病が浮かび上がってきた経緯について順を追って紹介するに留めたい。

　1865年、スネルはワーンジンの名称を用いて一次性パラノイアを記載した。ここでは幻覚が中心的役割を果たしているものの、感覚障害なしに妄想が形成される可能性があるとされている。

　1868年、サンダーは生来性偏執狂という新しい病型の存在を確立した（原注38）。通常幼少期から現れ、遺伝負因が濃厚で、2種のカテゴリーに分けられる。一方は幻覚を伴い急速に認知症にいたるが、他方は風変わりで妄想主体だが殆ど認知症にならない。この記載は大半の精神科医に受け容れられたが、異なる2群の患者を一まとめにしたので、長いあいだ解釈妄想病を

Achiv. Neurologie, nov. 1907. Damaye: Psychose systématisée chronique à base d'interprétation avec illusions de fausse reconnaissance. Revue de Psychiatrie, mars 1908. Courjon et Mignard: De l'état normal au délire. Déséquilibrés orgueilleux... Revue de Psychiatrie, avril 1908. Toulouse: Rapport sur le maintien dans un asile privé d'une femme atteinte de délire de persécution avec interprétations multiples. Revue de Psychiatrie, mai 1908. Meeus: Épilepsie et délire chronique. Annal méd-psychol. mai 1908.

原注36　かつてギリシャ人が使っていた名称を1818年にハインロートが取りあげ、1881年にはメンデルが体系狂（παρα νοειν：誤って考える）に用いることを提案した。

原注37　Séglas: La paranoïa. Arch. Neurol. 1887. Kéraval: Les délires plus ou moins cohérents désignés sous le nom de paranoïa. Arch. Neurol. 1894-1895. Roubinovitch: Variétés cliniques de la folie en France et en Allemagne. Paris, 1896. Anglade: Rapport sur les Délires systematisés secondaires. Congrès de Marseille, 1895.

原注38　Krafft-Ebing: Lehrbuch d. Psychiatrie. 3e édit. Stuttgart, 1888.

独立させる妨げになった。

　それでも最終的に慢性パラノイアは、2つの主要類型に分割されることになった。第1は幻覚性のもの、第2は感覚障害を伴わない**単純型**である。

　クラフト-エビングは、**生来性パラノイア**、**好訴パラノイア**、**発明パラノイア**の3類型においては解釈が優位にたつことを指摘している。彼は感覚障害の欠如を重要視せず、加害パラノイアのうち「誤った判断や現実の出来事に結びついたフィクションから生まれた」妄想をもつ患者を、激しい幻覚のある患者と同列に置いているが、はじめから本質的に思考が優位にたつ妄想すなわち結合パラノイアの存在を認めていないわけではない（**原注38**）。

　シューレは、妄想の生成に応じて、1）知的妄想、2）感覚性妄想を区別し、以下のように前者では諸機能が停止する、あるいは過剰に働くために推論が不完全になり、誤った解釈がもたらされると述べている（**原注39**）。

　「知的妄想が構築される際…当惑した自我は、無意識のうちに、それを説明してくれる知覚に頼ろうとしてあらゆる知覚を探して取り込み、自ら準備する。自覚することなく…自我は目に入った事象や遠隔の出来事を利用し、内部に感じる不足を埋め合わそうとするので、結果として、すべてのものが解釈され特別な意味をもつことになる」。

　しかし、シューレは解釈妄想病を記載したわけではない。彼のいう「生来性体系化妄想病」の病像は部分的に該当するに過ぎず、幻覚性の精神病と症候性の解釈精神病は同列に置かれているようである。

　メンデルの慢性（結合型）単純パラノイアは解釈性妄想を含んでいる。

　「潜行性に発病し初期段階は数年にも及ぶ。病気は情動あるいは興奮状態に続いて顕在化し、一般に錯覚も幻覚も認められないが、間隔を置いて一過性に現れることがある。終末段階は、幻覚型よりもずっと遅く、数十年を経て訪れる。発明型、社会改革型、好訴型の患者の一部は単純パラノイアに該当する。被害妄想と誇大妄想の患者がもっとも多いが、時に心的な劣等感を訴えるものがある」。

　すなわちメンデルは、慢性単純パラノイアを幻覚型より頻度が高いと考えている（**原注40**）。

原注39　Schüle: Traité clinique des maladies mentales. 3e édit. 1886. Trad. de J. Dagonet et Duhamel, Paris, 1888.

原注40　Mendel: Leitfaden der Psyhiatrie. Stuttgart, 1902, p.160.

ヴェルネールも、重要なモノグラフ（原注41）において、非幻覚性パラノイアを記載している。

「**慢性単純パラノイア**が占める割合は32％である。発病期、その後の経過においても、幻覚はまったく認められない、あるいは稀に一過性に現れるに過ぎず、妄想に影響を及ぼすことがない。長い時間を経過すると、周囲が変容するようで、初対面の人を、かつて会ったことのある人物と取り違える。病気はいつまでもおおむね変化せず、妄想のほかには、たいてい軽率な非難を受けたことから一時的な興奮状態に陥るなど、心的障害の痕跡がかろうじて見てとれるだけである。最終的に心的衰退ないし認知症に至り、稀には一時的に寛解することもあるが、治癒することはない」。

ツィーヘンも**慢性単純パラノイア**を認めている（原注42）。

「この臨床型の妄想表象は、幻覚や感情障害から生じたものではないという意味で一次性である。進展様式は多様だが、多くは正常な知覚と誤った解釈が直接結びついている。夢を起点とするもの、原因なしに突然現れるものもある。多くは観念連合の長い過程の結果である。その後、これを補完する妄想が新たにつけ加わり、最終的に論理的整合性を備えた妄想体系ができあがる。感覚障害はまったく認められないか、あるいは生涯一度しか生じない可能性があり、病気の進行に影響を及ぼすことは決してない。短い幻覚性発作を生じることはあるが痕跡は残らない」。

ウェルニッケの記載した関係妄想（Beziehungswahn）は、解釈に基づく精神病に該当するように思われる（原注43）。ウェルニッケ自身は、これを知覚作用に結びつけ、知覚と同時に現れる多数の妄想の総称と見なしている。

「これは知覚の変造である。患者の人格変容感に起源を置く関係妄想は**内界意識妄想**といい、特定の表象ないし表象群のみに限定される局在性の内界意識妄想である。いくつかの慢性精神病の少なくとも発病時には、この局在妄想とそれに結びついた優格観念の2つだけが認められる。ほかに、外界の意識変容による**外界意識妄想**、心気被害妄想などの**身体意識**妄想があり、さらに追想関係妄想がある。

パラノイアないし自分に結びつける関係妄想（ナイサーの病的関係づけ、マ

原注41　Werner C: Die Paranoïa. Stuttgart, 1891, p.109-154.
原注42　Ziehen T: Psychiatrie. 2ᵉ édit. Leipzig, 1902, p.418.
原注43　Wernicke: Grundriss der Psychiatire. 2ᵉ édit. Leipzig, 1906, 13ᵉ leçon.

イネルトとクラマーの関係妄想、注察妄想、収斂デリリウム）に関して最近発表された研究の大半はすでに触れたが、ここでは簡単に以下を挙げるに留めたい。すなわち、フリードマン（1894年、1897年）（**原注44**）、ナイサー（1892年、1896年、1905年、1906年）、ケペン（1894年）、サンドベルグ（1887年-1893年）、リンケ（1896年-1902年）、ティリング（1897年、1904年、1906年）、サルゴ（1897年）、スペヒト（1901年）、マルグリーズ（1901年）、クラマー（1902年）、ベルツェ（1903年-1906年）、シュナイダー（1903年）、ロマー（1905年）、ローゼンフェルド、ヘイルブロナー（1907年）（**原注45**）らの研究である。

　要約すると、ドイツ精神科医の大半は、解釈妄想病に類似した慢性単純パラノイアを慢性幻覚パラノイアに対比させて記述している。しかし、解釈妄想病より広範な好訴狂の独立性は確立されておらず、幻覚パラノイアのなかに1類型を占めているに過ぎない。

　体系狂の概念が根底から変わるためには、クレペリンの『精神医学』第6版（1899年）を待たねばならなかった（**原注46**）。このときまではクレペリンも上記の分類をほぼそのまま踏襲していた。実際彼は、第2版（1887年）、第3版（1889年）、第4版（1893年）で、**偏執狂**ないしパラノイアの特徴を、知的明晰さを完全に維持したまま妄想体系が持続的かつ慢性的に進行するものとみなし、誇大型と抑うつ型に二分した。各々に幻覚のあるもの、ないもの（結合パラノイア）がある。非幻覚性の**結合型被害妄想**において、患者がこうむる損害とは、有機体そのものではなく社会的利益であるが、非幻覚性の誇大妄想も存在する。クレペリンは第5版（1896年）で、パラノイアを非幻覚性の結合型と幻覚性の空想型に分割した。しかし第6版（1899年）と第7版（1904年）（**原注47**）になると、パラノイアの概念を厳しく限定し、終末期に認知症にいたる幻覚型を、たとえ認知症が遅く出現する場合があるとし

原注44　Friedmann: Ueber den Wahn. Wiesbaden, 1894.
原注45　Alleg. Zeitsch. f. Psychiat.、Psychiatr.-neurol. Wochenschr.、Centralbl. f. Nervenh. u. Psychiat に発表された論文。
原注46　Kraepelin E: Psychiatrie. 6e édition, Leipzig, 1899. Cf. Sérieux P: La nouvelle classification des maladies mentales du Prof. Kraepelin. Rev. de Psychiatr,. Avril, 1900. Rogues de Fursac.
原注47　Kraepelin E: Psychiatrie. 7e édition, Leipzig, 1903-1904. Cf. Kraepelin: Introduction à la psychiatrie clinique. 2e édit., traduction par Devaux et P. Merklen, Paris, 1907.

ても早発痴呆とりわけパラノイド認知症に含めた。ここでクレペリンはパラノイアの名称を、妄想が唯一の症状でなくとも前景に突出した一群、すなわち解釈妄想病と復権妄想病に該当するものに用いたことになる。パラノイアは、持続的で確固とした1つの妄想体系が非常に緩慢に進行し、思考や意志や行為が明晰で、秩序が乱されることなく存続しているので、必然的に人が世界を認識するやりかたを根底から変えてしまい、患者は身近の人々や出来事をそれまでとは違った角度から見るようになるのである。

「この病気は、通常非常に長い潜伏期を経て発病するが、機嫌の変化、警戒心、身体の不調、心気的なこだわりなどが特徴的である。患者は徐々に家族から孤立し、野心的な夢の下絵をあれこれ描くようになる。続いて妄想解釈が現れ、これが主症状すなわち被害妄想と誇大妄想を構成する。一般に幻覚は稀で、パラノイア患者がある程度長い活発な感覚障害を示すのは、いくつかの例外的な場合だけである。通常は幻聴エピソード、それも多くはたった一語あるいは短いフレーズに過ぎない。ときには夜間に幻視が現れることがある。また、偽の追想がかなり重要な役割を果たし、妄想追想の生成に寄与する。患者の確信はまったく揺るがない。気分は常に妄想と連動する。長期にわたって患者の行動にはおかしなところがないか、単に風変わりと思われる程度である。被害妄想と誇大妄想は、それがどんなに小説じみたものであろうと、いかにもありそうで、自然に見える範囲を決して超えることはない。憑依妄想も変身妄想もまず認められない。意志に一次性障害を欠くことは特別な意味をもつ。病気の進行は非常に緩慢であり、かなりの年齢になるまで知性が保たれ、身体障害も認められない」。

しかしドイツの精神科医全員が、パラノイアの範疇をこのように限定することに同意したわけではない。メンデルとツィーヘンは、『概論』新版（1902年）においても従来までの分類を変えていない。

スイスではチューリヒのブロイラーが、すでに引用した非常に興味深い論文（原注48）において、若干の留保はつけたものの、クレペリンと同じ意味合いでパラノイアを捉えている。

ブロイラーはパラノイアに、被害型、誇大型、恋愛型、嫉妬型、心気型を

原注48　Bleuler: Affectivität, Suggestibilität, Paranoïa. Halle, 1906.

区別しているが、特殊な類型として好訴パラノイアを挙げている。好訴パラノイアでは、すべてではないが多数例の経過中に種々の幻覚が現れ、単独のことも、多少とも特徴的な幻覚性の錯乱発作の形をとり、数時間から数週間持続することもある。すなわち、幻覚が支配的な役割を果たす例はあるものの、ほかのあらゆる観点から見ると、長年経過しても精神衰退が顕著ではないという意味でパラノイアに類似しているという。

イタリアでは、アマデイとトンニーニが、1883-84 年に一次性体系化妄想病を、生来型と遅発型、非幻覚型と感覚型に分けている（**原注 49**）。

モルセリは、1885-98 年に推理妄想もしくは推論による妄想（解釈性精神病）を記載し、変質性の生来性パラノイアと同列に置き、脳の発育異常とみてパラフレニーに含めた。

タンジ（1905 年）の記述したパラノイアは、いくつかの点を除くと、クレペリンのパラノイアと異なるところはない（**原注 50**）。

「私たちはパラノイアからパラノイド精神病を除外する。このようにパラノイアを狭く捉えることによって、拡がりは失われるが対象は純化する。パラノイアとして残るのは、理にかなった外観を呈する少数の妄想である。それはゆっくりと生成し、非常に安定しており、単にエキセントリックなだけで、正常状態に限りなく近い」。

タンジは解釈の役割を強調しているが、幻覚を完全には排除してはいない。しかしいくつかの例外を除くと、真性パラノイアに幻覚はないことを認めている。感覚障害をもたない患者の割合はおよそ 80％ である。タンジが定義したパラノイアは、非常に稀な体質異常であり、長年顕在化せず成年に達してから部分的ではあるが極めて執拗な妄想の形で現れる。この妄想は、ある前概念が安定した勝利の座についたものにほかならない。インスピレーションに満ちた前概念は、不安、虚栄心、金銭慾などエゴイズムに由来することも、逆に抽象的で個人を超えた利他主義に由来することもある。精神病は非常にゆっくりと体系化し、被害妄想から誇大妄想へ時間とともに変化する。明晰性が保たれ、明らかな認知症に陥ることはない。妄想は安定しているが、さまざまな影響を受けて消滅することがあり、するとそこにはパラノイア体

原注 49　Amadei et Tonnini: La paranoïa e le sue forme. Alchivio italiano per le malattie nervose. Milan, 1883-1884.

原注 50　Tanzi: Trattato delle malattie mentali. Milan, 1905.

252 | 第7章 歴史

質のみが残る。

　一般にイギリスでは、体系狂はモノマニーとして記述されており、クレペリンの見解に与する精神科医はほとんどいない。クラウストンは『臨床講義』第6版（原注51）でそれらに簡潔に触れているが、体系化妄想病（モノマニア）の記述は従来の定説と異なるところがない。すなわち、解釈の役割は無視されているわけではないが、幻覚が非常に頻繁であるとされている。

　ロシアではコルサコフが、体系化精神病は幻聴の関与なしに一次性に進展する可能性を認めている（原注52）。誤った解釈は、病気を顕在化させ、評価や意味の妄想、いたるところに象徴を見る傾向などが生じるという。

　セルブスキー（モスクワ）は、その『概論』（1906年）のなかで結合パラノイアについて記述している。それによると、幻覚の役割は本質的なものではなく、挿話性に出現するか、あるいはまったく認められない。妄想は不正確な解釈、誤った観念連合に助けられて進展し、現在と過去を対象とする。緩慢で段階的に進展するが、明確に区分された病期はなく、人格が完全に解体されることもない。理にかなった活動は死ぬまで維持される。

　スウェーデンのペトラン（ウプサラ）は、パラノイアに関してマニャンとクレペリンの双方から着想を得ている。1904年にさまざまなタイプのパラノイド認知症を記載しているが、そこからマニャンの慢性妄想病を除外している。マニャンの慢性妄想病はパラノイアにも含まれておらず、本質的な変質性疾患と見なされている。

　ポルトガルのマトスは、幻覚性と非幻覚性の体系化妄想病を認めている。パラノイアを一種の変質、体系化妄想は進行性の強迫とされている（原注53）。

　ブラジルではペイショートとモレイラ（リオ・デ・ジャネイロ）が、1906年にクレペリンの見解を支持している（原注54）。彼らによると、パラノイアは成人期に進行する稀な疾患で、その基本的特徴は以下のように要約される。

原注51　Clouston: Clinical Lectures on Mental Diseases. Londres, 1904.

原注52　Korsakoff: Cours de Psychiatrie. Moscou, 1893.

原注53　de Mattos J: A Paranoïa. Lisbonne, 1898.

原注54　Peixoto A et Moreira J: A Paranoïa e os sydromas paranoïdes. Rio de Janeiro, 1904. La Paranoïa légitime, son origine et nature. Congr. internat. de médec. Lisbonne, 1906.

「教育が肥大化を放置、助長した一次性、生来性の自己愛であり、途方もなく膨れあがった自我を周囲が受け入れないために環境不適応、加害的な行動と反応を起こしている。まず思考が体系化され、次に論理的、固定的、了解可能で一貫性を備えた妄想が体系化され、これに伴って記憶が追想的に改竄され、人格変化に至る。幻覚は稀で、幻聴が先行しても明晰な知能は認知症の出現に長期間抵抗する」。

アメリカでは最近になって多くの精神科医がクレペリンのパラノイア概念を受容した。マクドナルド、ダーカム（1904年-1906年）らは、異論を唱えているが、これについては後述する（第8章を参照のこと）。

少数の専門家のみに予見された解釈妄想病が、最終的に分離されたのはつい近年になってからである。これまでは、あまりに網羅的で均質性を欠いた疾患グループ（体系化妄想病、パラノイア、加害的被害者）のなかに、他の臨床種とひとまとめにされていた。国外においては、「パラノイア」という名称の意味するところがあまりにも曖昧となっていたので、極めて雑多な病態がこのなかに含まれていた。ドイツの精神科医たちは「単純型」という類型を記載したが、それに疾患分類学上の意味を付与しようとはしなかった。パラノイアを明確な特徴をもつ1病種に限定することで、混乱に終止符を打ったのはクレペリンである。一方、体系化妄想病は、マニャンの研究成果をもとに変質の有無と経過によって、大きく2つの群に分割された。しかしそれでも、同じ土壌の上に進展する変質者の妄想病の中には、固有の特徴を備えたいくつか異なる病態が含まれていた。臨床上の特徴からも経過からも、それらを同一のものと考えることはできない。解釈妄想病はこうした病態の1つであり、ほかからはっきり分けるべきである。そこで次章では、解釈妄想病の疾患分類学に即した位置づけを試みることにしたい。

第8章

疾患分類学の試み

I. 解釈妄想病の独立性
  - 解釈妄想病は加害的被害狂と同列に扱うべきか？
  - ファルレ・ペールとその後継者たちの見解
  - 今日における加害的被害者概念の曖昧さ
  - 復権妄想病：
    - 独立性の根拠
    - 強迫観念の役割
    - 専門家たちの見解：マニャン、バレ、アルノー、レジス、フォレル、ナイサー、ティリング、レップマン、ウェルニッケ、ヒツッヒ、クレペリン、ヘイルブロナー

II. 疾患分類学的観点から見た解釈妄想病の位置
  - 体質性精神病と偶発性精神病
  - マニャンの慢性妄想病の病理（幻覚性体系化精神病の一型）
  - クレペリンのパラノイア概念
  - パラノイアを早発痴呆に含める考え：
    ブロイラー、ウェルニッケ、シュナイダー、レヴィ・ビアンキーニ、マクドナルド、ダーカム
  - タンジ、ドゥニとカミュ、レジスによる分類
  - 結論
  - 非定型の病態
  - 体系化妄想病の疾患分類学

前章でふりかえった歴史を理解することによって、解釈妄想病の現状を疾患分類学の観点から検討することが可能となる。まず私たちは、この精神病の独立性への反論に答えることから始めたい。次に、いく人かの精神科医が範疇に加えることに固執する「加害的被害狂」をとり上げ、最後に、同様の病理を幻覚性体系化妄想病にも適用し得るかについて検討する。

I. 解釈妄想病の独立性

　最近、解釈妄想病の概念に主として2つの批判が提起された。1) 解釈はごくありふれた判断様式にすぎず、どの体系化妄想病の生成にも必要なのだから、それを新しい疾患単位の病態機序として採用することはできない。2) 解釈妄想病は、すでにファルレ・フィスが遺伝性被害者の中で記載している。解釈妄想病は、加害的被害者の特徴と本質的な違いはないので、この中に含めるべきである。

　第1の反論の主旨は、この精神病の独立性を唯一の症状、すなわち解釈のみに依拠する、と主張していることである。だが私たちは、これまでに解釈妄想病の陽性・陰性特性からなる全体像を示し、その経過と病理についても強調してきたので、この批判はあたらず、容認することはできない。私たちは1902年、さまざまな精神疾患における解釈の重要性を指摘するとともに、**妄想解釈に基づいた慢性精神病**すなわち**本態性解釈妄想病**と、他疾患による**症候性**の解釈妄想状態を比較して記述した。実際、ただ1つの症状だけから病気を定義することはできないし、共通の特徴があるからといって、明らかな違いを無視して複数の精神病をひとまとめにすることもできないであろう。私たちはファルレ・ペール、マニャン、クレペリンと同じ立場から、ただ症状を羅列するだけでは疾患分類学の意味を欠くと考えている。

　第2の反論も、最初のもの以上に正当とは思えない。ファルレ・フィスが遺伝性被害者として卓抜な描写で紹介したのは、私たちが復権妄想病に分類している患者にほかならない。彼が1896年に明言しているように、理性型被害妄想病という新たな類型を定める際に根拠としたのは、サンドン、トーラ、ヴェルジェらの症例記録だった。ファルレ・フィスが取りあげた患者たちは、疑う余地のない復権妄想病であり、解釈妄想病ではない。1878年2月25日、ファルレ・フィスは、遺伝性被害者の概念を次のように表現している。「1) 遺伝性である。2) 変質とうっ血の身体徴候がある…4) 自分たちを迫害する相手を唯一の人物に絞りこみ、脅かしたり、執拗にまとわりついたりする…6) 病気の発作は生涯にわたるが、老年になっても以前と変わらず、決して認知症にならない…8) 比類のない思い上がりを抱いているが、無益な発明家、落後者、誰にも理解されぬ者である。驚嘆すべき諸能力を有

するのに、知性に重大な欠落があり、とりわけモラルに欠ける…」。1878年7月29日、彼はこの種の患者に関する自説を正確に伝えようと「患者はある程度の被害妄想を有する…遺伝性の狂人であり…漠然として形をなさぬ被害念慮に捉えられている…**これらの患者には、妄想解釈も、幻聴も…誇大念慮も認められない**」（原注1）と述べた。ドゥラシオーヴはファルレ・フィスの患者について「狂人というよりも、一風変わった気性の持ち主、バランスを欠いた人間である」と指摘している。このようにファルレ・フィスは、彼のいう遺伝性被害者には妄想解釈がないことを明白に表明している。

　1892年ファルレ・フィスは、解釈妄想病の患者たちを言外に示しつつ、彼らを通常の加害的被害者から分けて考えることを意図しているように思われる。それは次の一節であるが、残念ながら記述はあまりにも簡潔である。「理性型加害者には幻聴がない。**しかし彼ら以外のすべての被害妄想病患者に幻聴が認められるのであろうか？　このなかには妄想解釈しかもたない患者がいるように思われる。これは解明すべき興味深い点である**」（原注2）。さらに1896年ファルレ・フィスは「通常の被害妄想病患者には、必ずあるいはほぼ必ず幻聴が認められる」と、ことさら強調することなく記載している。

　ポティエは、ファルレ・フィスから着想を得た学位論文（1886）のなかで、真性加害的被害者（私たちのいう復権妄想病）に触れてこう述べている。「妄想の大部分は本当の出来事に基づいている。それが妄想を体系化させる出発点になったのであり、患者はただ想像で補ったに過ぎないのだが、どこまでが想像で、どこまでが妄想の基盤となった出来事かを見分けるのは困難である…この精神病の特徴は主に患者の行動にある…この種の患者は他の被害妄想病の患者とは異なり、メガロマニーすなわち明らかな誇大妄想に至ることはない。例えば、自分は歴史的人物の誰それであると信じ込んだりはしないのである」。同じくリッティも1887年に、ドゥシャンブル医学辞典で次のように解説している。「理性型被害者においては、**妄想解釈はなく、幻聴も全般感受の幻覚も認められない。度を越えた思い上がりはあるが、誇大妄想はない**」。

　上に引用した諸見解は、必要ならより最近のもので補完することも可能だ

原注1　強調は私たちによるものである。
原注2　Soc. méd-psychol., 31 oct. 1892.

が、これを見ると、ファルレ・フィスが解釈妄想病を遺伝性被害精神病に含めたとは考えにくい。しかし実のところ、ポティエの学位論文のなかでは、いくつかの解釈妄想病例が理性型加害者のなかに分類されているのである。こうした混乱が生ずるのは、ファルレ・フィスの極めて厳密な記述のなかで、精神科医たちは2つの特徴、それだけと言うつもりはないが、一方では知的な明晰性、発達した演繹能力、推論性向、他方では鋭敏な反応、頑固さ、執拗な復権要求の2つにとりわけ注目したからである。こうして精神科医たちは当初の枠を拡大し、そこに攻撃性のある解釈妄想病の患者まで含めてしまったのである。反応が偶発的であると主張する向きもあろうが、私たちが実際にまず拠りどころとするのは反応であるし、気性が優しく穏和な諦念型の解釈妄想病患者を加害的被害者と診断する精神科医は、私たちの知る限り一人もいないだろう。唯一の症状のみを根拠に、ある臨床種をほかのものと区別できると主張する精神科医は非難されて当然であり、誰もそんなことを支持しないだろう。反応特性だけを頼りに、ありもしない疾患単位を記述することはさらに嘆かわしいことである。反応とは個人的なもので、種の特性を示すものではないからである。今日ではもう誇大狂や宗教狂などの用語は使われなくなったが、まだ加害的被害狂という名の下に、かつて理性狂がそうであったように、雑多な事象や互いに還元できないさまざまな臨床種がひとまとめにされているが、これらはいずれも疾患分類学上の価値はない。二人の患者が同じような加害的な反応を示す場合、一人は法の過信者で執拗に復権を求めており、もう一人は解釈に解釈を重ねる正真正銘の妄想患者であるとしたら、いったい両者の間に疾患分類学的な違いがまったくないと言えるであろうか？（原注3）

原注3　このようにファルレ・フィスの当初の記述に逆行する形で加害的被害者の範囲が拡大された理由は、人が無意識のうちに反応を重視するからである。このことはポティエの学位論文（1886年）とルロワの学位論文（1896年）に記載された症例を比較すれば明らかである。前者には、解釈妄想病に分類できるのは2、3例しかない。後者の論文はあらゆる点で興味深く、私たちが確立しようとしている区分を予見するもので、7例中に解釈妄想病に該当するものが4ないし5例ある。とりわけ英国皇太子と某女優の娘であると信じこんでいる症例18の経過をたどるならば、彼女は明らかに誇大妄想と被害妄想をもつ解釈妄想病であり加害的被害者と呼ぶことはできない。加害的被害者は、解釈妄想病ないし復権妄想病だけに限るものではないことも合わせて指摘しておきたい。患者によっては、多少とも一過性の病的熱情状態ないし変質者の周期狂に分類される妄想発作、あるいは早発痴呆の前駆症のこともある。

加害的被害者という用語は、今日ではもはや症状としての意味しか有していおらず、疾患分類からは排除されるべきであるが、削除を拒む精神科医がいる。精神科医のなかには、復権妄想病の出発点となるのは強迫観念ではないと考える者も、解釈妄想病の主導観念を強迫観念と見なす者もいる。これらを分ける特徴については第6章の「診断」で検討したので、新たな解説は不要であるが、私たちの見解をここで再度強調しておくことは重要と思われる。理性型被害者に関するファルレ・フィスの概念を、私たちのように拡大解釈することなく受容した精神科医の大半は、復権妄想病に該当するこの精神病が、1つは強迫的な特徴を有すること、もう1つは狭義の妄想を欠くことを認めている。

マニャンは強迫観念の本質的役割を見事にすくい上げて次のように述べている。「加害的被害者の特徴は、その反応様式というより、妄想が知的で強迫的な形をとること、とりわけその心的状態の特質にある…加害的被害者の妄想は、明確な形をとらない妄想である。それは強迫観念が抗いがたいほど高まって、独特の心的状態を周囲にまき散らしているかのように見える」（原注4）。

アルノーは、理性型加害者には「狭義の妄想が殆どと言ってよいほど見られず…急速かつ完全に体系化する」ことを強調している。心的状態は「知的にもモラル的にも全体としてバランスを欠いており、これが顕著な欠落、脈絡のない不毛な行動、狂暴なエゴイズムの形で表れる」ところに本質的な特徴があるが、患者は計り知れないほど思い上がっていても、自分を著明な偉人であると考えたり、想像の肩書で飾ったりすることはないと述べている（原注5）。

原注4　復権妄想病患者の強迫観念と変質者の強迫衝動は類似した現象である。しかし、復権要求の固定観念を「強迫観念」と表現することにはいささか問題があり、実は両者を次のように区別することが可能である。復権妄想病患者は、自らの性向やモラル性特異体質を表現する観念を目的にして闘うが、一方の強迫患者は通常、人格に異質の観念（計算癖など）、自分の感情傾向にしばしば直接対立する観念（殺人強迫など）に抵抗して闘うのである。こうした区分は人が考えるほど重要なものであるかどうか疑問ではあるが、いずれにしても復権妄想病患者の固定観念には優格観念の語を当てることはできるだろう。強迫衝動が自我とは異質の寄生観念として精神にまとわりつくのに対し、優格観念とは本来の人格性向が肥大したものだからである。

原注5　Arnaud: Psychoses constitutionnelles. In Ballet G: Traité de Pathologie mentale. 1903.

バレは、明らかに妄想を出発点とする家族型加害者に関連して、加害的被害者の狂気と変質者の体系化妄想病をきちんと区別する必要があると述べているが、私たちの見解では家族型加害者は解釈妄想病に分類されるべきである（原注6）。最近になって彼はふたたびこの問題を取り上げ「クラフト-エビングの好訴者、ファルレ・フィスの加害的被害者は、厳密な意味の妄想患者ではなく、倒錯傾向をもつ変質者である」（原注7)と述べている。これとは反対に、私たちの提唱する解釈妄想病が明らかな妄想であることを疑う精神科医はいないはずである。バレはさらに加害的被害者（復権妄想病）に触れて、次のような見解を示している。「患者の妄想（彼らに認められる心的障害を妄想と呼ぶならの話だが）は、もともと脳に備わった欠陥が生涯のある時期に病的に突出したものに過ぎず、これが本質的な特徴になっている。**この被害者には狭義の妄想がない。理性型心神狂患者、明晰狂、理性型加害者**と呼ばれることもある…彼らは思考より行動のほうが病的なのである」。

ジョフロワは、加害的被害者においては演繹が解釈を上回ることを鑑別診断の要点に挙げている。

レジスは、加害的被害者の妄想を「固定観念のみに基づいている」と見なしており、ルロワの見解もこれと同じである。

デュプレは、加害的被害狂に代えて、**優格観念に基づくパラノイア性妄想病**という名称を提案している。

フォレルは、好訴妄想は「現実を基盤として可能な範囲内におさまっているので、狭義の妄想ではなく強迫である」という。さらに、この精神病は遺伝体質性の心的異常であり、理性型加害強迫観念が自我の病的な発揚ないし肥大と特殊な形で結びついている点に顕著な特徴があると見ている。彼によると、患者には自らの権利が侵害されたと思いこむ病的な**強迫観念**があり、「患者はこの強迫観念に駆り立てられて、自分に当然の権利だとみなすものを執拗に追い求める…」とのことである。

諸外国には、私たちの主張を支持する者も批判する者もいる。ドイツの精神科医の大半は、加害的被害者を好訴狂ないし訴訟狂の名で分類しているが、これは裁判に敗訴した償いを執拗に求める復権妄想病に相当するものである。

メスチェッドとトムゼンは「好訴ワーンジン」の名称を排し、単に「請求

原注6　Ballet G: Les persécuteurs familiaux. Bulletin médical, 1er février, 1893.
原注7　Ballet G: Les psychoses. In Traité de médecine, 1905.

強迫」と呼んでいる。同様にウェストファルも、好訴狂と強迫狂を結びつけている。

シューレは、好訴狂を、「不正に扱われたという思いが強迫衝動をもたらした」強迫観念を伴う遺伝狂と見ている。

ナイサー（原注8）は、好訴狂を、喜怒哀楽の感情が病的に強いだけで狭義の妄想を認めないので、パラノイアの一種と考えることはできないとしている。

ティリングによると、好訴者は妄想患者ではないのでパラノイアの範疇には入らない。パラノイア患者が好訴者になることはあり得るが、真の好訴者は、複雑な妄想体系が徐々に進展することがないのでパラノイアとは言えない。好訴者は、以前の人格が新しい責務を負うに過ぎず、もとの自分のままであり続ける。むしろ過信者との対比が検討されるべきである。過信者もまた同一の人間であり続けるが、抗し難い観念に取りつかれている。すなわち、妄想ではなく過信にとらわれているのである（原注9）。

シーフェルト、ウィルマンスは好訴狂を単純な病的過程ではなく、病的な人格が外部からある影響を受けて顕在化したものと考えている（原注10）。

レップマン（原注11）によると、好訴者のなかには特徴的な心的遅滞もなく、パラノイアのように被害妄想も拡散しない患者がいる。この種の患者は陰鬱で、黙っているほうが得策だと自覚しており、復権妄想を頭から追い払おうとするが、強迫観念に負けて「仕方がない」と押し切られてしまう。レップマンはこれらの例を、強迫表象を伴う狂気に分類している。

ウェルニッケは、**限局性内界精神病**と呼ばれる一群の部分精神病が存在すると主張している。その特徴は、**優格観念**あるいは固定観念が、正常ないし比較的正常な意識のなかで進展するところにある。彼は「復権狂の患者のなかに、まったく限局性の精神病があることは疑う余地がない」と述べている。

これに対してヒツッヒは、ウェルニッケの見解は「固定観念」とモノマニーを復活させるものだと批判している。ヒツッヒは解釈妄想病、復権妄想病、

原注8　Neisser: Centr. f. Nerv. u. Psychiat., 15 aût, 1905.

原注9　Tiling: Neisser Individ. u. Psychose. Centr. f. Nerv. u. Psychiat., fév, 1906.

原注10　Centr. f. Nerv. u. Psychiat., 1er juin, 1907.

原注11　Leppmann: Querulantenwahn u. Zwangsvorstellungen. Aertz. Sachverst. Zeit., 1903, No14.

パラノイド状態を好訴狂の名で一括しているようであるが、彼によるとこの好訴狂は、「限局性」精神病どころか心的人格全体にかかわる病気なのである。そこには優格観念だけがぽつんと孤立してあるのではなく、多くの妄想（被害妄想、誇大妄想など）が互いに関連して進展し、対象の絞られた知性障害、記憶の異常、多数の明らかな感情変化も常に存在するので、その本質的要素はパラノイアと何ら変わるところがない。終末期にしばしば認知症にいたるのは、「おそらく脳に微細な解剖学的損傷があるため」とみている。

ウェルニッケとヒツッヒの見解の相違を比較すると、ウェルニッケの説がどちらかというと復権妄想病に対応しており、一方、ヒツッヒの考えは解釈性精神病に対応すると考えれば理解しやすい。

ケペン、ジーメルリング、サルゴ、ウェーバーらはヒツッヒの考えを取りいれ、好訴狂には心的遅滞あるいは精神衰退を認めるとしている。

クレペリンは好訴狂をパラノイアの典型的な一類型と見て、それに特別な記述を割いている。彼は、この精神病ではパラノイアと同様に生活を取りまく種々の出来事が病的に加工され、それに続いて世界に関する妄想がゆっくり進展してゆき、あまり変化しないが治癒することはないとして、真性好訴狂と偽性好訴狂を分けている。偽性好訴狂も同じく執拗で、すぐにつっかかり、もめごとにのめり込みやすいが、真性好訴狂はこれとは異なり、妄想が明瞭でいつも病像の前景を占め、唯一の出発点から始まり次第に拡散するという。

ヘイルブロナーは、好訴妄想とパラノイアとは成り立ちに根本的な相違があるとみて、両者を一括したクレペリンのパラノイア概念を批判しているが（原注12）、私たちも同じ意見である。好訴狂をパラノイアのなかに含める精神科医たちは、妄想の色調の違いを重視せず、好訴狂の特徴を法的な損害を被っているという思考内容のほうに置いている。その主張を考慮しても両者の違いは明らかである。好訴狂とパラノイアの進展を比較してみると、前者では病気がいつから始まったのかがはっきりしない。すなわち妄想が進展する前に、パラノイアにしばしばあるような、数年にも及ぶ先行期間が認められないのである。好訴狂が1つの固定観念から出発するのに対し、パラノ

原注12　Heilbronner: Hysterie u. Querulantenwahn. Centralbl. f. Nerv. u. Psychiat., 15 oct. 1907.

イアでは病気が長期間経過した後に立ち上がってくるという印象を抱く。パラノイアの固定観念は、一連の長い病的現象を説明する目的をもつものであるが、これに対して好訴狂では、正常な知覚と記憶に固定観念が解釈をもたらすのである。どちらにも共通する解釈において両者の相違はさらに際立ってくる。パラノイアの妄想は、外部の出来事をごく曖昧に「自己へ関連づける」に過ぎないが、好訴狂には、ある特定の優格観念のみにかかわる真の関係妄想が認められる。パラノイアがゆっくりと各々固有の妄想体系を築き上げてゆくのに対し、好訴狂では、初めから意識の中核を占めている１つの妄想へ向かってあらゆるものが収斂する。このため好訴狂の妄想主題が変化することはないが、逆にパラノイアの場合は数年間のうちに主題が変化する可能性がある。そしてヘイルブロナーによれば、好訴狂は後遺症の有無はともかく治癒する可能性があり、ジョリ、シーフェルト、ボンヘファーも同じ意見である。したがって、発病から慢性進行性に経過し治癒不能なクレペリンのパラノイアから、好訴狂の一群を分離すべきであると思う。

　要約すると、復権妄想病は症状、原因、病理、経過に特徴があり、私たちは疾患分類上に独立した位置を占めると考えている。とくに、誇張された強迫的な心的表象に基づくこの精神病と、解釈に基づく妄想を区別することが必要である。この２つの病型にいくつかの共通点があることは疑いない。優格観念はどちらにも存在するが、解釈妄想病においては、優格観念が無数の誤った解釈に助けられて居座り、それを核として周囲に複雑な妄想体系が形成されるのに対し、復権妄想病の場合は、優格観念あるいは強迫観念が慢性感情状態と異常反応を引き起こすという違いがある。

II. 疾患分類学的観点から見た解釈妄想病の位置

　多くの心神狂医が、慢性の幻覚性精神病を体系化妄想病の典型とみなし、感覚性の病型と解釈妄想病を同列に扱っている。それは、２つの状態が同じように発病するように見え、両者の間に程度の差しか気付かれなかったためである。こうした見方とは反対に、私たちは偶発疾患である幻覚性精神病と体質疾患である解釈妄想病との間には質的な違いがあることを示そうと思う。慢性の幻覚性精神病の典型としてマニャンの慢性妄想病を採りあげるが、その概要は第６章の「診断」の項に記した。

II. 疾患分類学的観点から見た解釈妄想病の位置 | 263

　慢性妄想病の第1期である解釈期は、現在と過去が唐突に分断され、「心的活動が変容するために不全感」（ジャネ）を生じて、心的混乱という形をとったように見える。患者は不調の理由を探し求めて、あれこれ解釈を試みるが納得できない。絶えず不安のなかに置かれるが、一定期間はそれまで獲得したものが解釈に勝るので、解釈が体系化することはない。解釈妄想病の初期は、これとは逆に、不合理な考えが侵入してきてもこのように闘うことがない。妄想は、誤った解釈を長期間にわたり準備してきた土壌に発芽し生育するからである。

　慢性妄想病の病変部位は次第に拡大し、病識を失わせ、感覚中枢に到達する。すると幻覚が出現し、ためらいをすべて振り払い、解釈が築きえなかった妄想を確立させるのである。これ以降、解釈は背景に押しやられる。健常者では、精神がたえず同じ観念だけに向けられ、ほかのことはどれも眼中になくなると、やがて前景にたつ観念はある感覚という形を借りて客体化されることがあるが、解釈妄想病の場合もこれと同じである。すると直ちに、そのときの関心事にふさわしい表現で幻覚が現れる。慢性妄想病の幻聴の出現様式と経過は、これとは異なり、本質的に大脳皮質が興奮し聴覚中枢が進行性に侵蝕されることによるもので、意味のない雑音が聞こえる要素幻覚から始まる。患者が口に出するフレーズは、内面の反芻が外在化したもので、病変が言語中枢に達したことを示している。言語中枢の刺激は少しずつ増強し、やがて病像全体が幻覚性の対話という形をとるようになるのである（原注13）。

　慢性妄想病における感覚障害と体感異常は、初期に生じる解釈と同じく、大脳皮質の変化が刺激的なものから破壊的なものへごく緩慢に進行していることを表しており、この流れのなかで妄想は人格解体へ、患者は認知症へ移行する。一方、解釈妄想病の経過を見ると、これに似た心的衰退に達することはない。

原注13　慢性妄想病の感覚障害は、経過の長短を除くと、中毒性の感覚障害によく似た進行をとる。マニャンは、振戦せん妄では初めに耳鳴りや耳触りな音が聞こえ、次にさまざまな雑音、鐘の音、不明瞭な声がたちまち罵りや威嚇となり、そして最後に聞き慣れた声や明瞭な発話になると記載している。「アルコール性デリールでは中毒物質が病期を短縮させるので、慢性妄想病の数年におよぶ幻覚過程を、数日ないし数時間に短縮して体験することができる…この現象は、皮質中枢に増大し次第に拡散してゆく生理的な刺激に、一対一に対応する精神現象を時系列に沿って見ているように思われる」。Marillier: Etude sur l'oeuvre psychologique de Magnan, Revue philosophique, oct. 1893.

こうした相違を考慮せず、あらゆる体系化妄想病を分割不可能な一群として維持すべきと考える精神科医は、疾患を終末像によって分類してはならないと主張している。それを言うなら、治癒する腸チフスと死亡する腸チフスを区別すべきだろうか？　この論法で決着がつくわけではなく、むしろ表面をなぞるだけである。それは似て非なるものを同列に並べてしまっており、精神病の疾患分類学から見ると価値は疑わしい。私たちには実際のところ、病因論的にも解剖学的にもまだ正確なデータが不足している。これを欠くことは確かに残念ではあるが、だからといって臨床医は症状の単純な一覧表に甘んじなければならないはずはない。精神病の経過に何らかの意味を求めてはならないのであろうか？　いや断じてそうではない。経過の重要さに批判的な精神科医がより確かな論拠を示さない限り、私たちはファルレ・ペールに倣って、「心的疾患の経過は間違いなく病歴の最も重要な部分である」と考えてやまないし、ラゼーグ、マニャン、クレペリンがそうであるように、経過研究を臨床精神医学の研究指針に置き続けることであろう。こうした経過は、終末期をも含めた全体として把握されることが望ましい。病初期には興奮現象がしばしば病変部位の真の本性を隠していることに気づかず、あとから欠陥現象が出現して初めてそれとわかることが少なくないからである（原注14）。

　すなわち幻覚性体系化精神病は、成りたちと経過が解釈妄想病とは根本的に異なっているように思われる。解釈妄想病と復権妄想病は、ともに病的人格に由来するために類似性が認められるが、体質性で認知症にならない精神病と、後天性で認知症にいたる慢性の幻覚精神病との結びつきはない。こうした疾患分類学的な区分は、単純素因をもつ人に発病する慢性妄想病と、解釈妄想病を含む変質者の体系化妄想とを対比させたマニャンの見解にも一致

原注14　クレペリンは次のように述べている。「病的過程の重要な特性を見極める目を研ぎ澄ますためには、経過と終末を研究する以外に方法はない。進行麻痺とその身体徴候に関する知見も、発語障害と運動障害を有するすべての患者が、同じ経過をたどって死にいたるとの観察から得られたのではないか。そこで同じ終末に至る一連の患者をまとめてみると、病像にいくつかの特徴を見いだすことができるので、ここから類似の患者が将来たどる経過を正確に予測することが可能である…もちろん実際には判断を誤ることもあるが、各症例の病歴が必ず真実を明らかにしてくれるのであり、誤りを是正しながら見通しを確かなものにし、私たちが偶発的で付随的な事象のあいだをうまく通り抜けて、本質をよりよく理解できるように導いてくれるのである」。

する。クレペリンの考えもこれに近く、慢性妄想病を早発痴呆の１型である
パラノイド認知症の範疇に加え、解釈妄想病と復権妄想病だけをパラノイア
として分離している。

　クレペリンに向けられた批判は、第１に、パラノイド認知症すなわち妄想
型の早発痴呆を、感情と意欲の障害があり認知症への経過をたどるという理
由で、破瓜型、緊張型と同列に早発痴呆として扱うのはいかがなものか、と
いうものである（デュプレ）（原注15）。第２は、パラノイアとパラノイド認
知症とを分ける障壁は、そもそも存在しないのではないか、というものであ
る。第１の批判は、多くの精神科医たちからそれなりの根拠があるとされて
いるが、私たちはここに立ち入る積りはない。そこで以下、第２の批判に関
する議論を順に見てゆくことにしたい。

　ゾンマーは、パラノイアと早発痴呆という２つの精神病の間には、さまざ
まな臨床型が切れ目なく連鎖をなしていると見ている。ブロイラーは、両者
には体質性精神病と後天性精神病との間に存在するような本性の違いを認め
ず、以下のような点を指摘した。第１に、パラノイアの一部は病的過程が進
展しなかった破瓜病の可能性がある。第２に、クレペリンがパラノイアの範
疇から除外した幻覚性の体系化妄想の一部は、実際にはおそらくパラノイア
によくある病型と同じものである。第３に、いくつかの臨床種、例えばクレ
ペリンが独立させた初老期侵害妄想が、パラノイアとパラノイド認知症の橋
渡しをする可能性がある。

　ウェルニッケは1892年から1906年にかけて、幻覚性パラノイアと非幻覚
性の「慢性単純パラノイア」を区別していない。彼はそもそも慢性単純パラ
ノイアなる概念を認めておらず、先天的な生来性パラノイアの大半を破瓜病
に含め、意識内容の変化を主徴とするすべての慢性精神病を**パラノイド状態**
の名称で一括している。「パラノイド状態」とは、意識の活動性が保たれな
がら意識内容を改竄して形成される病態のことで、ここには終末期に後遺症
としてある種の心的欠陥を生じる「残遺精神病」と、説明妄想を伴う「進行
性の慢性精神病」が含まれている。

　シュナイダー（**原注16**）によると、ウェルニッケも同じ意見であるが、パ

原注15　Dupré: Préface de la Psychiatrie clinique de Kraepelin. Trad. franç. Devaux et
Merklen.

原注16　Schneider: Ein Beitrag z. Lehre v. d. Paranoïa. Allg. Zeits. f. Psychiatr. 1903.

ラノイアは独立した臨床種ではなく、さまざまな疾患の土壌に出現する症候群である。クレペリンの言うパラノイアの一部は、実際には早発痴呆に属するものである。すなわち、他の諸機能を大きく損なうことなく判断の欠落を残した「物言わぬ」あるいは「治癒した」早発痴呆である。シュナイダーは、このような慢性の病態を、飲酒者に生じる嫉妬妄想に近いと見ている。

ヘイルブロナーは、クレペリンのパラノイアから好訴狂とその周辺疾患を除外した狭義のパラノイアを、パラノイド認知症に含めることを提案している。

レヴィ・ビアンキーニは、パラノイアの範囲を大幅に縮小し、発明家、社会改革家などのおとなしい患者のみをパラノイアと見なしている。彼は妄想とばかげた考えを区別し、妄想とは「認知症状態の最高表現」であり、ばかげた考えとは「生まれつき欠陥のある知能の表現」であるという。彼によると、パラノイアは「フレナステニー、すなわち知能に先天性不全をもつ心的欠陥の１型」である。そうであるなら、偽の国王、偽の皇帝、迫害された天才、加害的被害者のどれもが、パラノイド認知症になってしまうだろう。彼らはしばしば危険な人物であるが、レヴィ・ビアンキーニのいう真のパラノイア患者は、これとは異なり、非常に愛想がよく、なにかとお騒がせな人物であるかもしれないが害はない（原注17）。

マクドナルド（原注18)によると、クレペリンのパラノイアには特徴的な主要症状が何も見られない。緩慢に経過するとされる初期段階は、少なからず急性に発病するし、明晰さが保たれるというが、病気と緊密に結びついた錯乱期が出現する。幻覚は稀であるどころかしばしば前景を占め、そもそも幻覚を欠く症例の妄想は軽愚に見られるものに近い。体系化は精緻さを欠く不完全なもので、むしろ多形性の様相を呈し、固定観念は表面的に過ぎない。言語と書字は思考の滅裂を表しており、推論と行動を見ると、一種の知的衰退を示している。ごく説得力のある判断を押しのけてまで、誤った判断を際限なく繰り返し固執するところは認知症にほかならない。すなわちパラノイアと診断される患者は、突き詰めればどれもパラノイド認知症に帰着する。

ダーカムも同じ問題を考察しているが、結論は異なっている。彼によると、

原注17　Levi Bianchini: Observ. sur les tableaux cliniques de la paranoïa et de la démence paranoïde. Rev. Neurologique, 30 juill 1905.

原注18　MacDonald W: L'état actuel de la paranoïa. Am J Insan, janv. 1904.

パラノイアの妄想は幻覚（主に精神運動幻覚と体感幻覚が多い）より解釈に基づいており、おそらく堅固でより体系化されているが、それは単に程度の違いに過ぎないので、パラノイアと早発痴呆の質的な相違を確定するには不十分である。すなわち、破瓜病からクレペリンのパラノイア、マニャンの変質者の妄想病に至るすべての変質疾患には、本質的な近縁性があるように思われる。各疾患の間に移行できない障壁はないが、対極にある2つを比べると著しく異なっているので、早発痴呆の領域を拡大しすぎると単一精神病に陥ってしまうだろう。そこでダーカム（**原注19**）は、彼のいうヘボイド・パラノイド群を、破瓜病、緊張病、ヘボイド・パラノイア（マニャンの突発妄想、急性パラノイア）、幻覚性パラノイア（マニャンの慢性妄想病）、単純パラノイア（クレペリンのパラノイア、マニャンの変質者の体系化妄想）という5種に分けている。

　パラノイアと解釈妄想病の疾患分類学的な位置づけは、このような見解の不一致はあるものの、前章で述べたように諸外国ないしフランスの精神科医にはおおむね受容されている。

　タンジ（1905）は、パラノイアを**変質性心的異常**に分類している。この一群は、「たまたま遭遇した修復可能な不運のようなものではなく、本物の心的変質による逸脱、パラフレニー、発達異常の状態」で4つに細分される。すなわち、1）**性倒錯**、2）**体質性の不品行**、3）**パラノイア**、4）**心的遅滞**である。さらにパラノイアも次のように二分されている。1）**自己中心妄想をもつパラノイア**：被害妄想、誇大妄想、恋愛妄想、好訴妄想。2）**抽象的な夢想をもつおとなしいパラノイア**。

　1906年ドゥニとカミュは妄想を、前景を占める体質要素によって次のように区分した。すなわち心的表象の誇張、根拠のない誤った解釈、知覚の障害の3つである。

　a）**強迫的で誇張された心的表象に基づく妄想**：ファルレ・フィス、ポティエらのいう加害的被害狂が典型である。

　b）**解釈の誤りに基づく妄想**：この代表はシューレ、クレペリンのパラノ

原注19　Dercum: The heboïd-paranoïd group. Am J Insan, avril, 1906.

イア、それにセリューとカプグラの解釈妄想病である。

　c）**知覚障害に基づく妄想**：これはさらに**体内の臓器感覚**すなわち体感（セネステジー）によるものと、**外部感覚**すなわち全般感受と感覚器官によるものの２亜型に細分される。前者は、いわゆる**体感異常に基づく妄想**で、例えばセグラの一次性体系化心気狂である。後者は、**知覚・感覚異常（幻覚）に基づく妄想**で、マニャンの慢性妄想病などが含まれる。

　ドゥニとカミュによると、これら４種の**慢性体系化精神病**のうち、**強迫表象に基づく妄想**（あるいは復権妄想病）と**解釈に基づく妄想**の２つがパラノイアであり、「おそらくニューロンと連合路の形態学的、構造的異常にかかわる特有な心的体質であることは疑いない」という。この２つは実際に、知的な思考領域にかかわる点が本質的であり、**体感異常に基づく妄想**もこれと同じである。しかし、**知覚・感覚障害（幻覚）に基づく妄想**は、これらと切り離して考えるべきであろう。

　レジスは『精神医学提要』第３版（1906 年）において、**進行性の体系化妄想病**を、病的な精神病質あるいは精神病のグループのなかに分類し（**訳注1**）、ラゼーグの被害妄想病、マニャンの慢性妄想病、ドイツ学派のいう遅発一次性の慢性パラノイアに対応するものとして記述している。
　また、**変質者の妄想性精神病**は、これとは別の**欠落した精神病質**あるいは**心的欠落**のグループに含まれ、以下のように分類されている。
　1）自責型被害妄想病とメランコリー性被害妄想病
　2）一次性の体系化自責妄想病および体系化心気妄想病
　3）急性体系化妄想病
　4）**体系化解釈妄想病**（レジスはこれを進行性の体系化妄想病と理性型体系化妄想病の中間型と見ている）
　5）**体系化理性妄想病**、すなわち「固定観念のみに基づく」加害的被害者

　最後に、デュプレが最近次のように提唱したパラノイア概念に触れておきたい。「ドイツ精神医学やイタリア精神医学が乱用してきたパラノイアとい

訳注1　一次性精神病質状態の病的な精神病質ないし精神病は、1）マニー、2）メランコリー、3）二相狂、4）精神錯乱、5）進行本態性の体系化精神病に分類されている。

う用語は、体質性、変質性の精神病質状態全体に限定すべきではないかと思われる。これは、思い上がりと猜疑心が、判断力の低下や錯誤と相俟って、被害妄想や誇大妄想を中心とする多様な非幻覚性、解釈性の妄想体系を構築するもので、経過中に優格観念、固定観念が精神を支配して患者の行動を方向づけ、それが進行拡大してついには患者の知的、日常的な行動全般を覆い尽くしてしまう」。しかしデュプレは、加害的被害者の妄想と妄想解釈に基づく精神病を、疾患分類学的にはっきりと区分すべきだとは考えていない。

　これまでの検討から導かれる結論は次の2つである。

　1）一部の精神科医は、いくつかの例外的なケースに注目し、クレペリンとは反対に、あらゆる体系化妄想病を早発痴呆に含めようとしている。一方、マニャンとは反対に、これらをまとめて心的変質とみなそうとする精神科医もいる。この疾患は、概念が明瞭でない分だけ範囲が拡大しがちなので、ある部分だけ誇張すると容易にそれらしく見えてしまうであろう。大半の観察例と典型例をもとに体系化妄想病の疾患分類学を考えるなら、体質性精神病と後天性精神病、知能が保たれる精神病と進行して認知症が出現する精神病を、本質的に異なるものとして区分すべきである、というのが私たちの見解である。

　2）精神病理学は、生物学もそうであるが、ある病種の独立性をはっきりと断定することはできない。しかし中間的なケースの連鎖があるからといって、こうした区分がすべて無用あるいは恣意的とも言えないだろう。この点を留保したうえで、これまでに定義された各種の精神病間には移行型が存在すること、混合型、複合型、非定型例もありうることを知っておくことが重要である。このことは、とりわけ解釈妄想病と復権妄想病とのあいだに認められるが、その理由は両者の類似性にある。例えば、経過のところで指摘したように、解釈妄想病の患者が復権要求のエピソードを示す場合がある。さらに、復権妄想病の患者が、おそらくごく少数にすぎないが、明らかな妄想解釈を伴い、混合型を思わせる様相を帯びることもある。

　解釈妄想病と幻覚性の体系化精神病との中間型は、これに比べるとはるかに稀である（**原注20**）。しかしながら特殊原因（毒物ほか）が作用して、分類困難な雑種の病態が生じる可能性がある。長期にわたる非常に活発な感覚

原注20　ツィーヘンは1902年に、非幻覚性パラノイアと幻覚性パラノイアとのあいだに一連の移行型があることを指摘している。

270 | 第8章 疾患分類学の試み

障害が解釈妄想病の様相をまったく変えてしまうこともあるし、解釈を前景とする体系化狂気が次第に認知症になってゆくこともある。

　以上をまとめると、体系化妄想病には次のような段階があると言えるだろう。

I. 体質性、機能性、固定性の精神病：
　1）**復権妄想病**
　2）**解釈妄想病**

II. 中間ないし複合精神病：
　さまざまな非定型病態

III. 後天性、中毒性、認知症性の精神病：
　1）**体系的な経過をとる慢性妄想病**（緩慢ないし弱い認知症過程）
　2）**パラノイド体系化妄想**（急速ないし強力な認知症過程）

第9章

治療と司法精神医学

I. **治療**：モラル療法、作業療法
　反応から見た入院治療の適応と禁忌：自由な入院療法、家族的集団治療施設、集団施療院、一般施療院、警察付属施療院

II. **司法精神医学**
　解釈妄想病患者の犯罪と違法行為、衝動的暴力と計画的暴力、責任能力の欠如、精神鑑定の困難、民事行為能力、被後見、相続排除

　解釈妄想病の予後については、その特性と経過から見て簡単に触れるにとどめよう。このような言わば「脳の跛行」、知的異常は、とうてい治癒するとは思えない。寛解期のみが、長さはまちまちだが、精神病の進行を中断する可能性があり、老衰が病的活動を軽減することもある。不治とはいえ、私たちの観察例から想像されるより、予後は必ずしも悲観的ではない。実際にかなりの解釈妄想病患者（不全型、諦念型）が社会生活を継続することができる。

I.　治療

　治癒に導く有効な治療はないが、こうした無力は相対的なもので、患者を必ずしも放置することではない。まず必要なのは患者を注意深くケアすることである。これまで各章に記載した多様な反応を振りかえるなら、こうしたケアの必要性が理解できるはずである。また興奮ないし抑うつのエピソードに対処することも必要である。精神病そのものに対して、**モラル療法**を慎重に適用できるかもしれない。たとえ効果が不十分でも、少なくとも寛解期を引きのばして危険な反応を予防できるからである。誤った観念を正面から否

定してはならない。からかったり、反論したりするのは禁物で、病初期に重要なのは、解釈妄想病の患者から信頼を得ることである。そのためには、患者の言うことに議論を挑んだり、疑う素振りを見せたり、幻覚を話題にしたりせず（患者はそこに悪意を感じとるであろうから）、辛抱強く耳を傾けねばならない。かといって、何もかも患者に同意するべきではない。そこで、妄想にかかわる会話をすべて避け、忘れたふりをすることが最良である。よい折を選んで、患者に矛盾点を気付かせるようにし向ける。すなわち寛解期を利用して、解釈のいくつかを患者が自発的に放棄するよう導くのである。しかし、主導観念に対しては、無益な反論を仕掛けてはならない。議論するうちに、せっかく眠っていた妄想を目覚めさせかねないからである。患者の様子をよく見ながら、治療目的に逆行しかねないような心理療法は断念すべきである。

　医師と周囲の人々の役割は、つまるところ、考え得るすべての気分転換を提供することにつきる。手作業や農作業などの作業療法は、脳を休息させ筋肉に適度な疲労をもたらすので、最上の気分転換となる。一方、文学的、芸術的、科学的な仕事のほうが、より患者の趣味にふさわしい場合もある。ときには、妄想とは無関係で害のない習癖にのめり込むように勧めることさえあり、そもそも患者のなかには、押し寄せる解釈への対抗手段として、こうした一時しのぎを自ら発見する者もいるのである。ある蒐集家は、芸術作品に情熱を注ぐことで、部分的にではあるが突飛な解釈から免れていたし、自分が将来教皇の座に就くと信じていた患者が、ヴァチカンでの職務に必要な8か国語を習得したという事例もある。ほかに勧めてよいのは、生活環境や職業を変えること、それに旅行である。旅行には、一定の条件のもとで、信頼のおける同行者が付き添い、患者の様子をそれとなく観察する。環境の変化は、多くの場合とても良好な結果をもたらし、必ずと言ってよいほど寛解に導く。タンジは、友人として忠告するのだがと前置きして、あえて自分の症状を隠蔽することが実生活でどれほど有益に働くか、患者に教育してはどうかと推奨している。このような方法で解釈妄想病を治癒できないことは明白だが、その拡大を抑え、反応を緩和することは可能である。

　心的疾患の大多数には、入院とくに早期入院が治療の第1の条件である。この原則の例外が解釈妄想病で、入院はたいていその場しのぎに過ぎない。施療院には、この種の患者に適応した治療環境がなく、彼らはほかの入院患

者と自分がまったく違っていることにいやおうなく気付いてしまう。解釈妄想病患者のなかには、粗暴な反応を示さず、ただ自らの空想を膨らませるだけの無害な者もいるが、そもそもこうした諦念型の患者を閉じこめる必要があるだろうか？　患者にとって何もメリットはないし、むしろ施療院の雑居生活や自由が奪われたことを苦痛に感じることだろう。彼らの心的状態は、知的な明晰を失わず、行動が風変わりなだけで、とりたてて外界にそぐわないところはない。これとは逆に、危険とは言えないまでも、常軌を逸した行動に走り、家族を妄想に巻きこんで家庭内に不和をもたらす患者もいる。こうした患者にふさわしいのは、施療院の閉鎖病棟に入院させることではなく、家族以外の家庭、家庭的な雰囲気の集団治療施設、オープンドア方式を広範に採用している集団治療型施療院に収容することである。そこで患者は、日々の医療的観察の下で、多少とも大きな自由を享受できるであろう。この種の患者の多くは、閉鎖病棟では執拗に退院を要求するが、新しい生活環境にかなりうまく適応するものである。

　状況がまったく異なるのは、患者が攻撃的になり、自分を迫害していると思いこんだ相手を名指しで威嚇する場合である。こうなると、患者は些細な口実から危険に振る舞い、最悪の犯行に走りかねない。したがって、治療法というより患者から身を守る安全対策としての入院を余儀なくされる。通常の施療院が、さまざまな心的疾患のために真の受け入れ先を目指しているなら、この種の患者に対してもふさわしい場所であろうか？　それとも、危険な患者に対応できる安全対策を施した特殊施療院に収容すべきであろうか？　ここでも病気のタイプが問題となる。さしあたりは、犯罪ないし違反を犯したか否かで二分せず、彼らを病気のタイプにかかわらず通常の施療院で観察してみる。患者のなかには、外界から隔離されることで社会生活の刺激要因がなくなり、施設の規律に従うだけで興奮がおさまる者もいるからである。このような場合は、患者を開放処遇しても何ら不都合はなく、彼らは無害な妄想を抱き続けるだけで、有能な作業者になることさえある。

　これと異なるのは、患者の攻撃傾向が完全な知的明晰に助けられ、ただちに混乱を引き起こす場合である。この種の患者にモラル療法はまったく無効であるか、故意の疾患隠蔽を身につけさせるだけである。彼らは一般に、逃亡することしか頭になく、首尾よく果たせないと執拗に退院を要求するが、やがてそれも叶えられないことに嫌気がさすあまり、職員や医師を逆恨みし

274 | 第9章 治療と司法精神医学

て確信犯的な暴力を振るうようになる。私たちの女性患者の一人は、入院中の施療院で放火未遂を働いた。かつてサン・タンヌ病院の医師を標的とした犯罪があったが、それはまさにこの種の解釈妄想病患者によるものである。こうした危険な患者は、現在どのように扱われているのだろう？　あまりにも狂暴になった場合は、隔離室に収容せざるを得ないが、知的明晰な患者をほぼ無期限に閉じ込めておくことは困難である。そこで患者自身のためにも、周囲の人々を保護するためにも、彼らを警察付属施療院に収容することが肝要である。ここならより適した対策が講じられ、特別の監視体制が整っているおかげで、隔離を強化して患者を苦しめることなく、人に危害を加えることを防止できるであろう。

　入院期間は治癒で決まるのではない。治癒しないことは初めから分かっているので、反応の量と質によって決まるのである。長い入院期間のうちに反応は穏やかになり、例えば、もし患者が目の敵にしていた人物が死亡してしまうと、復讐する意欲は根拠を失ってしまう。こうしたさまざまなケースのなかには、退院を許可される可能性がある。だがその場合でも、いなくなった迫害者が別の人物に置き換えられる可能性を常に想定しておかなければならない。病気が本当に改善しているのか判定する前に、病気を隠蔽している可能性を必ず念頭に置くべきである。私たちの患者の一人（**症例5**）は、外見上は顕著に改善していたが、実は院内の庭を散歩している最中に妻を水に突き落とし、自分も飛びこむという考えに取りつかれていたのである。

II. 司法精神医学

　解釈妄想病患者の多くが、裁判沙汰となるような行為を働くので精神鑑定が必要となる。どこから見ても気が狂っているとは認定されず有罪判決を受けた者のなかには、かなりの割合で解釈妄想病が含まれているに違いない。それは患者の知能が明晰で幻覚を欠如すること、犯罪行為に計画性のある点が誤解を招きやすいからである。私たちはすでに、人や財産を標的にした恐喝、誹謗、密告、詐欺、窃盗、家宅侵入、放火、毒殺未遂、傷害、殺人などの犯罪ないし違法行為の例をいくつか示した。ド・ブログリー神父を殺害した女性患者、夫に向けて拳銃を発射した数か月後に斧で切りつけた女性患者（**症例1**）は、いずれも解釈妄想病である。さらに、父親に向けて拳銃を発

射した女性の家族型加害者（**症例15**）、娘の女友達に嫉妬して殺そうとした女性患者、警察に迫害されていると思いこみ警察署長に発砲した男性患者もそうである。ジョフロワが報告した解釈妄想病の男性患者は、御者たちが自分の娘をものにしようとしているとの被害妄想を抱き、彼らの慰みものにされないために、ある晩娘が眠りについたのを見届けてから射殺した。

　ブランシュとモテは、**殺人未遂にいたった被害妄想病**の１例に関する以下のような司法医学報告書を提出しているが、この患者も解釈妄想病にほかならない（**原注1**）。

　症例20　48歳、女性。15年ほど前から司祭たちに迫害され、「私の生活はまるで殉教です」と訴え、生活を取りまくなにげない出来事に誤った解釈を施す。16年前に窃盗で懲役５年の刑を受けたが、出獄すると誰もがそれを知っていることに気づいた。司祭たちが、興味本位で「事件をばらした」のだ。説教師は彼女のことを男性形で話し、彼女を指差して、徒刑囚だ、漕役刑囚だと言う。主任司祭が説教のなかで引用した《カルタゴの黄金》は、彼女が盗人であることを意味している。カルタゴ人はみんな盗人だと言うではないか。工場で働いていると、罵声が飛び、いわくありげな仕草がある。教会の説教中に、寄宿女学校の生徒が彼女を見て、「あなたのためにお話しくださっているのですよ」と告げているようだ。彼女に構わないのは「あの人を見てはいけないのだから放っておきましょうよ」と告げているらしい。守衛が、彼女を追いまわすように番犬を躾けている。貸し椅子屋の女が「ほら追いかけろ」と言っているのが、唇の動きから分かる。教会で助任司祭が罵声を浴びせ舌打ちする。彼女を軽蔑しているのだ。別の助任司祭はわざわざ近づいて唾を吐きかける真似をする。隣人の一人が街中を扇動して彼女を村八分にする。ひそひそ声で話す人、後ろ指を指す人がいる。彼女はからかわれ、待伏せされる。戸口の前に糞尿をたれる。誰も彼女とは口をきこうとはしない。とうとう堪忍袋の緒が切れ、彼女はミサの最中にモンマルトルの主任司祭に向けて拳銃を発射した。殺そうとしたのではなく、重罪裁判所の法廷に立ち、司祭たちからしつこくつけ回されていることを報道機関に知らせる目的だった。専門家複数の鑑定によると、幻覚は認められなかったらし

原注1　Annal médico-psychol, mars, 1872.

く、「起点から終結に至るまで、常に妄想から解釈され、歪曲された外部の出来事が展開している」と記されている。

　ヴァロンは、理性型の被害妄想病患者が危険な存在になるのはせいぜい数人、たいていは唯一の相手に対してだけであるが、幻覚型の被害妄想病患者は誰にとっても危険であると、次のように指摘している。「理性型の被害妄想病患者の攻撃行為は、妄想の出発点となった出来事に左右され、それに直接あるいは間接的に関与した人物を標的とする。これに対して幻覚型の被害妄想病患者の場合、暴力行為は主としてそのときの幻覚に左右される」。これは、復権要求者に対する極めて的確な見解であると同時に、すべてとは言えないが解釈妄想病の一部にも当てはまる。実際私たちがすでに指摘したように、とっさの解釈から引き起こされる衝動的な暴力行為が存在する。患者は、目つき、仕草、言葉から、たちまち誰が自分を侮辱しているのかに気づき、すぐさま行動に移る。このような場合、鑑定人は行動の不自然さのほうに注意を奪われ、患者が知能明晰で、あえて真相を語ろうとしないこと、感覚障害が欠如していることなどを看過してしまう。

　判断がより難しいのは、明らかな計画性をもつ場合である。長い時間冷徹に計画を練り、白昼公然と実行し、異常な満足感を伴うような犯罪は、単に嫉妬、憎悪、復讐、熱狂によるものと思われがちで、ヴェザニアの状態ではなく、むしろ情念の状態と見なされるのではなかろうか？　被疑者は完璧に知能明晰を保ち、行動全般におかしなところはなく、妄想の主要部分をしばしば隠蔽して、ルサンチマンからやったのだと自ら証言するのである。付け加えると、妄想体系はもっぱら現実の基礎のうえに形成され、物理的にありえないことは含まれない。こうなると、被疑者の責任能力が欠如していると認めることが、いかに困難であるか理解していただけるだろう。被告人の健全な知性と突飛な解釈のあいだに奇妙なコントラストが生まれ、詐病を疑われることさえある。

　解釈妄想病のケースを前に、いかなる躊躇も許されないので、鑑定人は責任能力を欠いていると判断する。病気の影響下で行われたあらゆる犯罪行為に対して必然的に責任能力は問われないが、両者に関係がなさそうな場合も同じであろうか？　かつてはこのような場合、部分的責任の存在が認められていた。ルグラン・デュ・ソルは、被害妄想病の患者は「日ごろの妄想に支

配されていないことが明らかな行為に対しては責任を取らねばならない」と述べている。バル、シャルパンティエも同様に、犯罪と妄想のあいだにまったく関連のない場合には、部分責任があると結論している。さらにツィーヘン、コーンフェルドも、控訴事実と被害妄想とのあいだに因果関係を確定できないときは、こうした患者に善悪を判断する能力があることを認めている。理論上、犯罪行為と妄想との関係が近くも遠くもないことが誰の目にも明らかな場合、例えば被害妄想病の患者が詐欺を働いたような場合の責任を問うことはおそらくできるだろう。だが実際上は、動機が妄想に由来するものなのか、それとも独立したものなのかを正確に区別することは、まさに無謀と言えるだろう。そもそもこのような区分は思弁的な意味しかないように思われる。それは、デルブリュックが述べているように、妄想状態との関係性を断定できないパラノイア患者の犯罪行為は、たいていパラノイアの進行の基礎をなす心的変質に由来するからである（原注1）。

　こうした患者には部分責任があるという見解に、私たちは与しない。また解釈妄想病患者の一部に対して、責任の適用を軽減するのが妥当ではないかとの見解もあるが、私たちはこれにも賛成できない（原注2）。

　民事行為能力を有することに疑う余地のないケースは多い。周知のように、患者は事業を運営するだけの的確な判断を保ち、企業経営に敏腕を振るうことがある。したがって被後見は、例えば患者が浪費に走るなど、理由が妄想体系の特殊性にあるような場合に限って決定されねばならない。

　解釈妄想病のいくつかの病型では、遺産相続の排除は日常的に生じる。したがって、精神鑑定医の助けを必要とするような相続異議申し立てのなかには、解釈妄想病患者が遺言状を執筆した可能性がある（原注3）。患者は、自分を迫害する張本人に遺産を相続させる気はさらさらなく、施しや慈善団

原注1　Delbrück A: Gerichtliche Psychopathologie, Leibzig, 1897.
原注2　そもそも責任を軽減することは、必然的に減刑ではなく、予防策の修正に向かうべきであろう。フォレルは「限定責任を主張する者は、たいてい社会的リスクが増大することを懸念しているのだ」と述べている。そこで、体質的な異常があり責任が軽減される患者に、警察付属施療院へ収容するなどの特別な対策が講じられるようになれば、このような状況も変わるであろう。
原注3　著者の一人は、異議申し立てを受けた遺言状に関する意見を述べたことがある。それは知能明晰ではあるが解釈妄想病の患者の手になるものであった。意見書の結論は、マニャン、セグラ、ブリソーによる再鑑定によって裏付けられ控訴院に採用された。

278 | 第9章 治療と司法精神医学

体へ寄付してしまう。このような遺言の意向は、気高い慈善の気持ちから出ているように見えるが、実際には、妄想に取りつかれ、家族への病的な憎しみに駆りたてられた脳活動の表現にほかならない。博愛は仮面に過ぎず、こうした賞賛されてやまないヒューマニズム溢れる慈善家を、健全な精神の持ち主とみなすことはできない。遺言状を記述したという事実も、そこには知的明晰さが保たれて、理にかなった条項しか見当たらなくても、どれもが遺言状の有効性を証明する材料になり得ない。ルグラン・デュ・ソルは「極めてしっかりした文章で遺言状が執筆され、記載された一連の条項が論理的で理にかなったものであっても、必ずしも遺言者が狂人でないとの結論を導くことはできない。逆もまた真で、唐突な遺贈が直ちに狂気のなせる業とも言えない」(原注4)。

原注4　Legrand du Saulle: Étude médico-légale sur les testaments contestés pour cause de folie. Paris, 1879.

補 遺

文学作品に見られる解釈妄想病

I. ストリンドベリの作品に描かれた解釈妄想病

これまで解釈妄想病について記載してきたが、偉大な現代作家ストリンドベリがこの精神病に施した鋭い心理分析に触れないで本書を終えるなら、画竜点睛を欠くことになるだろう。これまで小説家や劇作家が造り上げた異常な病的人間像のなかに、正真正銘の解釈妄想病を発見するのはごく稀なので、彼の分析はとりわけ興味深い。ストリンドベリは、特に好んで嫉妬型と被害型の解釈妄想病の姿を、私たちの眼前にいきいきと現出させることに力を注いだ。彼は、作中人物の疑惑と確信、気がかりと期待、論理錯誤の断片をかき集めて詮索し、演繹的に結論づけてゆく様子を克明に描写したが、その卓越した洞察力は他に類を見ないもので、現代文学のなかにこれほどまで「実話」の印象をもたらす作品、資料として精神医学が正当に用いることのできる作品は存在しないと思う。彼の著作は、解釈妄想病患者が抱く心のありようを熟知した文豪の手になる、まさに「症例報告」である。ストリンドベリが臨床的に真摯に考察を深めてゆくあたりに疑問の余地はなく、多くの点から見てルソーのいくつかの作品に比肩し得るものと言えるだろう。

この観点から、仏訳されている次の2作品が注目に値する。1つは彼が38歳のときに執筆した『痴人の告白』（訳注1）で、嫉妬妄想の1例を深く掘り下げて分析したものである。もう1つは48歳のときに上梓した『地獄』（訳注2）であるが、多彩で緻密な解釈によってさらに注目すべき作品となって

訳注1　En dåres försvarstal. 山室静訳『痴人の告白――狂人の申し立て―』。講談社世界文学全集24。

280 | 補遺　文学作品に見られる解釈妄想病

いる。その解釈は、オカルト科学から着想を得て幻想的な色調を帯びている
ものの、発明念慮、被害念慮、神秘念慮を前景に整然とした体系を構成して
いる（原注1）。

　『痴人の告白』（原注2）　主人公Ｘは27歳のときある既婚婦人に恋焦がれ、
彼女の離婚後その情人となり、ほどなく彼女の夫となった。Ｘは結婚前か
ら、道ならぬ関係ゆえに人から蔑まれているのではないかとの嫉妬心を抱い
た。公園を散策する人々が見下した目でこちらを見ているように思い、恋人
の服装が目立ちすぎると非難する。「犬が愛情を独占している」とか、50歳
になる未婚女性の友人など、些細なことをきっかけに喧嘩が繰り返される。
前夫が購入した家具や絵画をめぐって「なんというデリカシーのなさ、趣味
の悪さ、私の名誉などどうでもよいのだろうか！　私の品位を世間におとし
めようと画策したのか！　あの性悪女のしかけた罠にはまったのか！…これ

訳注2　Inferno. 西田正一訳『地獄』。世界文学全集20、河出書房、1952。
原注1　アウグスト・ストリンドベリは、1849年にストックホルムで生まれ、スウェーデ
ンのイプセンと呼ばれた。ウプサラのモーリーは「その膨大で才能にあふれた作品群は逆
説と矛盾に富んでいる。彼は非社交的な永遠の反抗者であるとともに現代スウェーデンで
最も影響力のあるアーティストで、優れた文筆家として同国の文学言語に革新をもたらし
た」と述べている。驚くほど多作で、歴史もの、心理もの、幻想的な戯曲、自然主義長編
小説、短編小説、風刺作品、詩編、社会学研究、科学書、極東文学に関する著作、詳細な
自伝に至るまで、手を染めなかった領域がないくらいである。アンソンは「彼はあらゆる
題材を手がけるとともに、文学を目指す以前の若いころは、あらゆる職業を次々に経験し
た。俳優養成学校を卒業して役者となり、その後は電報局員、新聞記者、医師、画家、説
教師、家庭教師、さらにはボヘミアン生活を経て国立図書館の司書までやった。私たちの
考えも及ばぬ研究にも手を染め、バルト海の養殖漁業、スウェーデンの植物誌、中国語な
ど広範な分野におけるスペシャリストとなっている…執筆活動を始めるやありとあらゆる
知識を習得し、さまざまな異なる哲学を過信的に唱道するが、後になると掌をかえすよう
に過信的に批判した。敬虔主義者、革命家、懐疑主義者、空想的社会改革者と順を追って
立場を変え、最終的には常軌をはずれた知的貴族主義に到達した…書物ないし実生活から
取りいれた新しい考えや観察が、たちまち新たな真実、絶対的真実、唯一の真実、固定観
念となる…ストリンドベリは常に何かしらモノマニーに取りつかれていた」と述べている。
カストレンによると、現在は「あの激しやすく尊大な否定主義者は、すっかり悔い改めた
罪人に変身している…最近の作品には病的要素が明瞭に認められ、あらゆる出来事を自己
流に意味づけする傾向と極端な神経過敏に満ちている」とのことである。ストリンドベリ
の生涯および作品に関しては、アンソンが専門誌時評1893年下期号に寄稿した論文、ロ
ワゾーによる『令嬢ジュリー』の序文を参照していただきたい。
原注2　『痴人の告白』長編小説。ジョルジュ・ロワゾーによるフランス語改訳版。アル
ベール・ランガン＆ニルソン出版、パリ、1895年、8折版、436頁。

が手をかえ品をかえて際限なく続くのだ…二人の不仲は私の神経がおかしいからだと人はいう」と諍いがあり、「ありふれた物音、ほのめかし、裏のありそうな笑いに接するたびに、彼の疑い、以前からの不信感、身の毛のよだつ疑惑が頭をもたげる」。旅行中に妻がぼんやりしていると、恋人のことを考えているのではないかと疑う。たえず激しい不安が襲ってくる。病気の後、予想以上に回復したのに、なぜ妻は冷淡なままなのだろう。「元気を取り戻した私を見て、がっかりした顔、つまらなそうな表情はなぜだろう？…もしかして死んだ私を朝発見することを、秘かに期待していたのではなかろうか？」

　Ｘは抑うつ発作に襲われるたびに、絶望について、いく度となく繰り返した自殺未遂について次のように述べている。「私は後悔に苛まれ、人生を告白して誰かにすがりつきたいという欲求にかられた。理由のわからない罪を犯したという意識から、自分が罪人であるように感じた」。ストリンドベリは、こうした「病的悔恨の発作」を「生まれつきの臆病」からくるもの、「変質者の体質性虚弱症状」とみなしている。

　さらにＸは「一連の偶発事が黒い想念を蘇らせると、たちまち、以後に有名となる私のモノマニーがわがもの顔に振る舞うのだ…ホテルに北欧諸国の著名人のカリカチュアを集めたアルバムが置いてあり、私のものには、立てた髪房を角に見立てた飾りがこっそりついていた。私はこれを見て、妻の不貞を確信したので、カリカチュアの蒐集家にこの件を訊ねた。するとその男は、妻マリアから事前に私の精神状態を聞いていたらしく、そんな飾りが見えるのはあなただけで絵には描かれていませんよ、と言うのだ」と続ける。さらに、ある医師への疑惑が確かなものとなり、以来彼は「妻がなにかにつけ人前で話していた医師の名をぱったり口にしなくなったのは、その名を耳にしても顔を赤らめない練習でもしていたのだろうか」と不思議に思った。記憶を丹念にたどると、そのものずばりの証拠が見つかり、昔の不倫小説を読むと、自分のことをあれこれほのめかしているように受け取れるので、この点を妻に問いただすと、妻が不貞を働いたのは間違いない。数か月後、「マリアは青年中尉と恋仲になる。二人は晩餐会の席で、あたかも目差しで愛を交わすように、互いに秋波を送り合う」。別のある日、昔の使用人が隣のテーブルに座る。「マリアは男の体つきを確かめるかのようにじろじろ見つめ、うっとりと我を忘れる。男は翌日、日曜のミサに赴くかのようにめか

しこみ、髪も髭もきちんと整えて再びやってきたが、この間抜け者は、私たちに目礼してから悠然と腰を下ろし、妻が優しく挨拶を返したのは当然としても、まるでナポレオンでもあるかのようにふんぞり返った！　男は翌日もそこにいて攻撃開始を決意した。彼は入り口で待ち伏せて、ドアボーイのような慇懃な口調で妻を直接口説きにかかった…するとマリアは無視するどころか、無上の好意に心を奪われ、夫や子どもたちの目も憚らず、愛想よく、にこやかに受け答えるのだ…第2のアポロンが登場する。村のタバコ屋の主人だ。この男は前の従僕より抜け目がなく、まず私を籠絡しようと悪知恵を働かせる…マリアの恋心に火がつき、男は連日通ってくる…彼は妻に葉巻を勧め、妻はそれを断るが、なんとも艶っぽく礼を言うのだ」。Xのなかでは憎悪の炎がめらめらと燃えあがり、妻に雨あられのごとく平手打ちを加えた挙げ句、土下座をさせる。

　ついに毒殺されるとの不安が頭をよぎる。Xは胃炎を患いながら、ふとこう思う。「細かなことが気にかかる。この不思議な病になるのは、旧知の友人がいる研究所を訪れた翌日と決まっている。以前自殺を図ったときに、彼から青酸カリをもらったことがある。私はその容器を、妻の箪笥のひとつに鍵をかけてしまっておいたのだ！　雷に打たれたように身動きもできない…私は妻の手にかかって消え去ることを甘んじて受け入れる。そうだ、妻を赦そう」。

　患者はときに、こうした抗い難い嫉妬心が病的であることを自覚しており、もしかすると「心的機能が十全でないのでは」と疑っている。

　『地獄』(原注3)は回想形式の作品である。「これは一部現実に基づいているが、ストリンドベリ自身の表現によると、渾身の力で現実にしがみつくようにして書かれたものである。作者はいくつもの出来事を行き当たりばったりにつなぎ合わせ、自分が世界と考えている体系を構築するのだが、それは私たちが普通現実と見なしているものとはまったく異なっている。偶然の理論と蓋然性の法則。厳密な決定論のなかに育まれた私たちの精神に、作者が示しているのはこれにほかならない。作者は、私たちが一瞥もしないような細部や偶然の出来事を、すべて注意深く解き明かし互いに突き合わせ、私た

原注3　『地獄』メルキュール・ド・フランス社、1898年、12折版、280頁。マルセル・レジャによる序文を参照。

ちの耳もとにすさまじく響き渡らせるのである」（マルセル・レジャ）

　作品の冒頭、主人公Ｘはパリのカルチェ・ラタンに住み、ソルボンヌ大学の研究室で錬金術の実験に明け暮れている。彼は古い化学書にあった一節から奇蹟ともいえる啓示を受け、硫黄が３元素化合物であるとの証明に没頭する。２週間というもの「研究所長の冷ややかな視線など意に介せず」研究を続けた結果、彼は硫黄が思った通り炭素、酸素、水素の化合物である証拠を摑んだ。彼によると、アルゴンが発見されたことがそれを裏付けており、この成功から勇気を得て、次に単体と見なされているヨウ素がベンジンの誘導体であることを証明しようとする。さらに霊魂の分析を企て、モンパルナス墓地で鉛アセテートを充填した容器に霊魂を採集し、顕微鏡で沈殿物を調べる。彼は鉛に関する研究にも着手するが、見えざる力の悪意が働いて中断を余儀なくされる。

　ある日、パリ郊外のムードンに行くと、漆喰塗りの壁にＦとＳが絡み合った紋章が炭で描かれているのが目に留まる。「つぎの瞬間、鉄（Ｆ）と硫黄（Ｓ）の化学符号を思い浮かべた。私の眼前で分かれようとしている２つの文字は、私の眼の前に金の秘密を展示しているのだ。今度は地面を調べて、麻紐で結びつけてある二片の鉛を見いだした。一片にはＶＰという字が記されており、他の一片には王冠がついていた。私の身に起きたことをいちいち解釈しようなどというつもりはなく、ただ不思議なことだなあ、という好印象を抱いてパリへ帰った」。また別の日、パリ天文台の噴水前にいたとき、「２枚の楕円形の厚紙の片が目にはいった。１つには207という数字が印刷してあり、もう１つには28という数がついていた。これは鉛（原子量207）と硅素（原子量28）を意味する。私はこの発見物を拾い上げ、化学関係事項の手控え帳の間にはさんだ…１年後スウェーデンで、ある彫刻家から鉛と硅素の合成物である釉薬をもらった。私は火にかけて処理することによって、この物から鉱物性の金を、しかも完全な美しさをもった金を初めて作り出した。お礼を述べながら、彼に207および28と記された２枚の厚紙の片を見せた。この動かすべからざる論理の刻印がおされた出来事を、単なる偶然だとか暗合だとか言ってすまされようか？」

　そこでＸは、巧妙な解釈と偶然の一致をもとに理論を構築する。発明家には、至るところに類似性があるように見えるのだ。彼は「私はヴィジョンに襲われたなどということは絶えてないが、実在の物体が人間の姿を装って

しばしば大がかりな影響を与えたことはある」と述べている。すなわち幻覚も狭義の錯覚もなく、対象は極めて正確に認識されているのに、そこに想像力がありもしないファンタジーを見いだしては、しばしば患者に真の啓示をもたらすのである。荒削りの石がローマ時代の騎士に見え、石炭の塊は空想のなかで雄鶏の頭、悪魔、こびと、聖母マリアとなり、「比類なき線を描く原始彫刻の傑作」なのである。似たような形象は、雲にも、小石にも、木片にも表われているように見える。枕の窪みに、ミケランジェロの作品のような大理石の頭部彫刻、ドラゴン、ゴシック建築の怪獣の形が現れる。「これはおかしい、なにか超自然的なものだ」。発芽させたクルミの萌芽を顕微鏡で見ると、小さな2本の白い手が伸びまるで祈っているような形をしている（クルミの2葉の新芽は娘の手で、娘が病気になったのは、彼が呪文をかけたせいかもしれない）。彼は「占い師の技を磨いたので」、ナポレオンが元帥たちを引き連れて廃兵院の円天井のうえに立っているのが分かり、暖炉の灰には、スウェーデン国王グスタフ・アドルフが見える。ときどき彼は、「自分には尽きぬ力があるとの思いあがりから、奇蹟を起こしてやるという狂った考えを抱く」ことがあるが、後になると「見えざる力から見放されたこと感じ、見えざる手が振りあげられ頭を激しく打つ」のである。未来を予見する夢が、彼に危険を知らせ、秘密を明かしてくれる。図書館でなにげなく本を手に取ると、探していた説明が必ず見つかる。パリ滞在がもう長くはないだろうとの予感がする。ノートルダム・デ・シャン教会の尖塔にある飾り鶏が、北に向かって飛び立とうとはばたいているからだ。

　Xには誇大・予知念慮に加えて、解釈のみに基づいた極めて活発な被害念慮がはるか以前からあり、次のように述べている。「10年ほど前、若いころの友人から手紙が届き、1年間彼の家で過ごさないかという誘いを受けた…その手紙には疑いを抱かせる特徴があり、もったいぶった文体や横線で消し書き直した跡は、書き手がどんな理由を取り繕うべきか迷っている証拠だ。私は罠を嗅ぎとり、体よくやんわりと招待を断った…2年後、一人で彼の家を訪れると、愛想よく迎えられたものの、嘘とまやかしの雰囲気が漂っていて、まるで警察署で話しているようなのだ。一晩よく考えて、はたと思い当たった。かつて私は彼の自尊心を傷つけたことがあったので、親近感をもちながら私を恨んでいるのだ。彼は1週間というもの手段を選ばず私をさいなみ続け、中傷し、嘘をでっちあげて毒づいたのである。ところがやり方があ

まりに稚拙なので、むしろ私は確信を深めた。あのときしかけられた罠は、私を狂人として入院させる目的にほかならない」。

　パリで金の合成法を探求していたさなか、Xは病に倒れる。そして退院した彼を解釈妄想の急性発作が襲う。「私はアリベール通りの角で足をとめる。なぜアリベール通りなのか？　アリベール（訳注3）とは誰のことだ？　私の硫黄に混ざっていた黒鉛は、もしやアリベール黒鉛という名前ではなかったか？　これをどう理解すべきなのか？　奇妙だ、しかしこれは理解を超えるものだという印象が頭から消えない。デュー通りに出た。なぜ神（デュー）の名がここに。神は共和国によって葬り去られたはずではないか？…次はボー・ルペール通りか！　悪漢に好都合 beau な巣窟 repaire ということか…そしてボンディ通り！　私は悪魔に導かれているのだろうか？　…道路標識を読む気が失せて道に迷う…胡散臭い連中が、卑猥な言葉を投げつけながら脇をすり抜ける…売春婦たちが行く手を遮る。チンピラどもから罵声を浴びせかけられる…こんな待伏せをいったい誰が企んでいるのだ？　誰かこの罠を仕掛けた奴がいるはずだ。そいつはどこにいる？　…待ち受けていたこの運命をよく考えてみると、私を罰するためにまだ窺い知れない目的地に向けて、私の背中を押している見えざる手があることに思いいたる。このとき、私は神の摂理によってある使命を授かっており、今まさにそのための教育が始まろうとしている、という考えが脳裏に浮かんだ。私の歩みを導く見えざる手が存在することを見出し…私は自分の言動を注意深く律することにしよう…だが私が一度でも罪を犯すなら、ただちに罰がくだされる。罰は、考え抜かれて正確に的を射貫くので、逸脱を矯正しようとするある力が背後で関与していることに疑う余地はない」。

　これ以降、被害妄想がしだいに進行し、魔術に親和性のあるXには、超自然力がある役割を果たすことになる。最初に彼は、宿泊先のホテルでスカンジナビア人女性の陰謀に気づいた。それは、3台のピアノが同時に演奏される、ベッド脇の壁に隣の部屋から釘を打つ音がする、寝室の真上で大きな音がしたとたんに天井の漆喰が頭を直撃する、などである。友人たちの態度が手のひらを返すように変わり、横目や棘のある言葉には陰湿な敵意が読みとれる。彼は闘う気力も失せてホテルを変える。

訳注3　Jean-Pierre Alibert（1820-1905）: フランスの貿易商。1847年シベリアで黒鉛鉱山を発見。

286 ｜ 補遺　文学作品に見られる解釈妄想病

　彼は新しいホテルの部屋にいたく満足し、最初の晩はぐっすり眠ることができた。「翌日、私はトイレが私の窓の下の狭い庭にあって、便器の鉄の蓋をあげおろしたりするたびに音が聞こえることを発見した。さらに真向かいの2つの卵形の小窓が、同じくトイレの窓であることを探り出した。その後まもなく、ずっと背景の方に百もある小窓も、ずらりとならんだ住宅の後側にとりつけられた百のトイレの存在を示していることを確かめた…午後1時ころボーイが昼食を運んでくる。書き物机の上を片付けるのが嫌なものだから、ボーイはお盆を尿瓶のしまってあるナイトテーブルの上に置く…このとき私がスウェーデンボルグを読んでいたら、見えざる力によって排泄物地獄におとされていることに気づいたであろう…こうして、未知の力が介入していなければ説明のつかない一連の出来事が始まったのである」。

　「ホテルの中では、私を不安にするようなことがいくつも起こった。到着の翌日、部屋の鍵をぶら下げておく受付の棚に、妻の旧姓と同じ苗字の学生に宛てた1通の手紙があることに気がつく…手紙は人を挑発するかのように、わざと見えるように置かれ、同じことがいく度も繰り返される…これは悪魔の仕業に違いない。この名はいわばもじったもので、本当は誰のことを匂わせているのか私には察しがつく。それはベルリンに住む私の不倶戴天の敵なのだ。また別のときには、あるスウェーデン人の名前が、わが祖国にいる仇敵を思いださせる。最後はウィーン消印の手紙で、そこには「エデール博士、化学分析事務所」と印刷されてある。これはとりもなおさず、私の金の合成がスパイされているということだ。もう疑う余地はない。ここで陰謀が企てられているのだ…実体が不明で、たえず復讐の脅威にさらされた半年は、私にとって拷問に等しかった」。

　それでも見えざる力が、ことあるごとに最善の解決策を示してくれる。次の一節は、彼がアプサンの依存からどのように脱却したかを描写している。「かなり長い断酒を続けた後、私はまたしてもマロニエの木陰で慰められたいという欲求に捉われた。いつものテーブルには先客がいたので、私は離れた別の静かなテーブルに座った。悪魔の誘惑と闘わねばならない。ちょうどそのときだった！　中流ブルジョワ階級とおぼしき家族が近くの席についた。数え切れぬほどの大人数だ。そのうえ次々と新顔がやってくる。私の椅子に突き当たる女ども、目の前で立ち小便をする子どもら、私のテーブルからこ

とわりなしにマッチを持って行く若者たち。騒ぎちらす厚かましい連中にとりまかれながら、私は席を譲る積りはなかった。すると、巧妙な見えざる手によって準備された一場面が繰り広げられたのだ…一人の若者が意味不明の仕草をしながら、私のテーブルに１スー硬貨を置いた…私は怒りに目のくらむ思いで、何が起こったのか必死に理解しようとした。まるで乞食にめぐむように、あいつは私に１スーをよこしたのだ！…ボーイがやってきて、もっと静かな席を勧めたので、私は１スーをテーブルに置いたまま席を移った。ところがボーイがそれをわざわざ運んできて、慇懃な言葉づかいで、あの若い男のかたがあなたのテーブルの下でお見つけになり、あなたのものだろうと思われましたので、と説明する。何という侮辱！私は恥じ入り、怒りを鎮めるために２杯目のアプサンを注文する…ほっと一息ついたそのとき、硫酸アンモニアの臭いが鼻をついて私はむせた。今度は何だったのだろう？　奇跡でもなく、悪意の痕跡すら感じられないごく自然な何か…舗道の端に下水口が口を開けている。そのときになって私はようやくわかりかけた。善き守護神が、このまま放置すればやがて施療院送りになりかねない悪癖から、私を救い出そうとしてくれていたのだ！」

　迫害はいっこうにおさまる気配がない。いくつかの手掛かりをもとに、Ｘはロシア人の仇敵がパリに来ていることを知る。偽の住所を騙った手紙を送りつけて不安をあおったのはこの男だ。男はＸの窓の下でロベール・シューマンの『トロイメライ』を演奏し、到着を知らせて驚かせ追いだそうとする。いたるところで敵意に満ちた視線が向けられ、食堂にいる客全員が結託してつらく当たる。あるデンマーク人が、家に寄ってゆけとＸに勧めるが、あまりに愛想のよいことばかりいうので、口先だけの印象を拭いきれない。戸口に男の子がトランプカードを手にして立っている。「迷信だと言い聞かせながらカードに目をやると、それはスペードの10（訳注4）だった！　何か不吉なことがあるぞ、この家には！　そこで私は中に入らずそのまま引きかえした」。食堂には「私を怖がらせようと、大鎌を手にした死に神の像が置かれている。小さな男の子が私をからかって、わざわざ私の後ろを通ってトイレにゆく。娼婦が頭越しに汚物を投げる…まるで地獄だ。隣の二人連れは人ぞ知る同性愛者で、私に喧嘩を売ろうと聞くに堪えない会話を始める…

訳注4　トランプ占いでスペードの10は「凶兆」「悲哀」「偽の友人」などを意味するとされる。

288 ｜ 補遺　文学作品に見られる解釈妄想病

　こうして精神的拷問が最高潮に達したとき、細長い花壇にパンジーが花を咲かせているのが目に入った。2本のパンジー（**訳注 5**）は私に危険を知らせるかのように頭を揺らせている。そのうちの子どもの顔をした1本が、目を大きく見開いて、〈ここからお逃げよ！〉と私に合図する」。

　それから X は眩暈と疲労感を覚え、毒を盛られたと思いこむ。怪しい男が隣の部屋に忍びこむ。「私は床に入ったものの、眠る気にはなれず…目を醒ましたまま3時間過ごす…すると危険を予感させる感覚が体中を貫く。私は、両隣の部屋からくる電流にやられているのだ。電圧がどんどん高くなり、私は抵抗してはみたものの、殺されるという考えに取りつかれて、とうとうベッドから飛び出した。殺されるのはまっぴらだ！　私はボーイを探しに控え部屋までゆく。だがなんと！　ボーイがいないではないか。ということは、ボーイも一味に通じていて、直接手出しはしないものの金で買収されているのだ！　私は階段を下りてホテルの主人をたたき起こし…部屋を替えて欲しいと頼み込んだ。ところが、怒った神が仕組んだ偶然によって、敵のいる真下の部屋しか空いていないではないか…頭上からは、ベッドから起き出した敵が、何やら重い物体をトランクにしまって蓋の鍵をガシャリと閉める音が聞こえてくる。何かを隠している。おそらく発電機だろう！　翌日私は、海辺を旅行するという口実でホテルを引き払う。私は「サン・ラザール駅まで」と大声で御者に告げ、オデオンまで来たとき「ラ・クレ通りへやってくれ」とささやいた。あそこなら誰にも知られないだろう」。

　新たな転居の後、責め苦は一旦おさまる。「脱出と同時に平安が訪れたということは、今まで私を襲っていたのは病気ではなく、敵に迫害されていたことを証明している…迫害者の手の届かないところにいるという安心感から、オルフィラ・ホテルに私のアドレスを連絡する。しかし、正体を明かしたとたん平安が破られた。心を騒がせる出来事があれこれと起こり始め、私は以前と同じ不快に苛まれる。まず、家具のない空いている隣室に、一向に用途の分からない物品が山のように積まれる。熊のように陰険な灰色の目をした老人が、そこに空箱やブリキ板や、そのほか形容し難い物体を運びいれる。同時に、頭上からまた騒音が聞こえてくる。ケーブルを引っ張り、ハンマーを叩き、まさに地獄の器械を組み立て据えつける準備をしているようだ。到

訳注 5　パンジーを表わすフランス語 pensée には想念の意味もある。

着当初は愛想のよかったホテルの女主人が態度を一変させ、私の行動に探りを入れ、つっけんどんな挨拶をするようになる。さらに上の２階の住人が変わる。引きずるような足取りをする見知っていた物静かな老人はもういない。だが老人はホテルを去ったわけではなく、部屋を変えただけなのだ。なぜだろう？　部屋を掃除し食事の世話をしてくれるメイドの表情がくもり、憐れみのこもった目つきを投げかける！　いま私の頭上には、一日中回転し続ける歯車がある」。

「死刑の宣告！　これが私の動かざる印象だ。だが誰によって？　ロシア人どもか、信仰に凝り固まった輩か、カトリックの奴らか、イエズス会の連中か、それとも神智論者どもか！　罪状は何だろう？　魔法使い、それとも黒魔術師としてか？　──　もしかして警察だろうか！　私をアナーキストと見てのことか？」。

「私の困惑を深めるのは、すぐ隣の部屋の様子が明らかに変わりつつあることだ。まずロープに覆いが掛けられる。何かを隠すために違いない。マントルピースの上に、木片を挟んだ金属板の山がうず高く積まれる。それぞれの山の上には写真アルバム、何らかの書籍が置かれる。明らかにこれは、例の地獄の器具、私に言わせれば蓄電池を変哲のないものに見せかけるためだ。おまけに、私のいる建物の真向かいの屋根に二人の労務者がいるではないか。そこで何をしているのか判然としないが、彼らは何やら得体の知れない物体を操りながら、私の部屋のガラス戸を狙っている…ガラス戸のカーテンを下ろそうとしたとき、向いの貸し切りサロンでシャンパンを飲んでいる紳士淑女の集まりが目に留まる。今晩到着した外国人たちに間違いない。これは社交界のパーティーなどではなく、全員が深刻な表情でなにやら議論し、まるで陰謀を図っているかのように低い声で計画を練っている。責め苦を増すために、彼らは座ったまま振りかえり、いっせいに私の部屋を指さしたのだ」。

「10時に私は、息をひきとる間際の人のように、安らかに諦めきって眠りにつく。目が覚めた。どこかの振子時計が２時を告げる。ドアがぱたんと閉まる。すると…心臓をポンプで吸い上げられるように、私はベッドから投げ出される。立ちあがったとたん、電流のシャワーが私を床に押し倒す。私は身を起こし、服を着て、庭に向かって一目散に逃げだす。恐怖で心臓がいまにも張り裂けそうだ…この庭にいれば敵どもの手は届かない。私は我にかえる…隣の部屋で誰かが咳をする。すぐにそれに応じて、上の階からかすかに

咳が聞こえてくる。合図のようだ。前の晩、オルフィラ・ホテルで聞こえたのとそっくりだ」。

動顛したＸは、ディエップに向けて逃げだす。到着後ほどなく、二人の男が街をスパイして回っていることに気づく。彼らが身ぶりでＸの部屋の窓を示す。電気工から迫害されているという考えに再びとらわれる。夜になると、前と同じように電気が流れるのを感じる。何かしら流体がＸの体全体に流れこみ、窒息させ、心臓を吸いとろうとする。

Ｘはスウェーデンに逃れ、医者をしている友人宅に身を寄せる。その家のベッドはスティール製で、４本の支柱の頭には発電機のコンダクターに似た真鍮の飾り玉がついており、底のスプリングはルームコルフの高電圧誘導コイルそっくりの螺旋状をしている。真上の屋根裏部屋に上がってみると、とてつもなく大きな鉄製ネットがぐるぐる巻きにされているのを発見する。何たる悪魔の偶然！　また発電機だ！　毎晩同じ不安が彼を襲う。暗闇で誰かが様子をうかがっており、体に触れられ、心臓を探り当てて吸いだされるような気がする。家の主人に助けを求めても、まるでらちがあかない。「私に危害が加えられるときに限って誰もいないのは、いくらなんでも解せない。ほかの人々にはいつもアリバイが成り立つ。してみると陰謀であり、みんな共犯者なのだ！　なにもかもが、善良面をしたわが友人を疑わしくさせる…まもなく疑惑は倍増する…医者がベランダに真新しい斧、鋸、ハンマーを並べるが、それを使う気配はない。拷問道具一式が私の目につく場所に陳列されたのは悪魔の偶然か。それが無用で異様なものであるという理由から、私を不安に陥れる…医者はあちこち歩き回って私を警戒させる…彼は隣のベランダで立ち止り、かなり重そうな物をいじり、時計の部品には見えないネジを巻く。すべてが物音ひとつ立てずに行われ、何かを隠しているか、胡散臭い画策であることが分かる…私は毒殺されるのだろうか？…いや私を殺すはずはない。ただ巧妙な手口で私を狂人に仕立てあげ、どこかの癲狂院に放り込もうとしているのだ」。

Ｘは妻と落ち合うため、ドナウ河畔に赴く。滞在先のヴィラで、避雷針と導線が彼のベッドの真上に取り付けられていることに気づいた。「何という悪魔の偶然だろう。私個人を狙った迫害と同じではないか…」「それで私は、魔術信奉者らから迫害されているのではないかと疑い始めた。それは彼らが私の黄金を狙ってもおかしくないからであり、かつて私が彼らの組織に

所属するのを拒絶したことがあるからだ…ある晩、私は電気に打たれた感じを覚える。頭上の屋根裏部屋で音がする。屋根裏部屋を点検すると、そこには例の電気機器を連想させる1ダースほどの歯車がある…巨大な空の箱があり、中には用途不明の黒く塗られた棒があるだけだ…こんな真似をいったい誰が？　何のことだろう？　私はあえてそれを謎のまま不問にする…私のいる村に雷雨が（通常はすぐやんで遠ざかるのに）2時間も居座る。私個人を狙った攻撃なのだ。しかし光る稲妻も私までは届かない。しばらくして迫害しているのは、私が錬金術の奥義を極めることを妨害する四精霊あるいは元素の精、夢魔インクブス、子どもをさらう怪物ラミアではないかと想像する」。神に仕える動物が北に向かって飛びたつのを見て、Xはスウェーデンに帰るべき時がきたことを悟る。「神出鬼没ゆえに避け得ない偶然が、このように執拗に私をつけ狙う目的は何か？　私のなかに迫害のマニーを目覚めさせようとしていることは歴然としている…私は自分に死刑判決（神智論者と魔術師によって）が下されたように思う。だからいつ殺されてもよいように、封印した封筒のなかに、殺害犯を告発する文書を常に忍ばせているのだ」。

　「頭上で雷鳴が轟く。永遠なる神の声を聞いても、なぜ私は平伏しないのか？　それは、このような荘厳な舞台で、全能の神が1匹の虫けらに向かってわざわざ話しかけて下さるとき、当の虫けらは名誉に浴して自分が一段と大きく立派になったように感じ、自尊心が、お前はひときわ堂々としていなければならぬと、耳元で囁くからである。率直に言わせてもらうなら、私は自分自身を主と同等の存在、神の位格と不可分の一部とみているのだ…私という一人の死すべき人間に宿る途方もない自尊心は、このせいだろうか？それとも私は、自身の起源を堕天使たちが結託した創世記と結びつけているのだろうか…？」。

　Xは新聞記事を読んで、自分が確かにクレ街で起こった殺人未遂事件の被害者であることを確信し女たちを糾弾する。「すべてが放任された。ロシア人、ロスチャイルド一族、黒魔術師の一味、神智論者たち、そして永遠なる神さえも。私は被害者だ。オルフェウスを…死に絶えた自然科学に新たな息吹を吹き込んだあのオルフェウスを殺したのは女たちだ。ためらいの森のなかで道を見失った私は、超自然のさまざまな力がより高い目的のために介入してくることを説く新思想を遠ざけ…煮えたぎる復讐を胸に、パリ警視庁宛ての告訴状を準備する」。

スウェーデンに帰国すると「私を狂人あつかいする新たな発明が待ちうけていた。ホテルに到着するやいなや、忍び足で歩く靴音、家具を動かす音…陰謀だな、と私は考える。悪魔の仕業か…食卓で２度もナイフが手から滑り落ちる。やはり電気のせいだ。私はふたたびオカルト学者とその秘密について考えをめぐらせる」。彼が滞在している街は「地獄だ。だがそれは壮大な論理と神業のような巧みさとで構築された街なのだ」。

Ｘはついにスウェーデンボリの著作に出会い、読んでみると、そこには新たな解釈の材料が提供され、まっしぐらに神秘思想へと向かわせる。彼はかつて、スウェーデンボリの『天国と地獄』（1758）にあるような拷問に等しい苦悩を味わったことがあるが、それもわずか数年前ではなく遠く若いころに遡る。ここで妄想追想に転じる。「過去をふりかえると、私の幼年期はあたかも拘置所あるいは国事犯裁判所のように組織化されていた」。ある日、彼は既視感にとらわれる。「私は、他に類を見ないこの異様な光景に驚き、以前にも同じ光景を見たことに気づいた。あれはどこだっただろう？…そうだ、オルフィラ・ホテルの亜鉛洗面器の表面だ！　酸化鉄で描かれた、紛れもなく同じ光景だ！」少しあと、読んでいたスウェーデンボリの『天国と地獄』のなかに、これと同じ「自然をそのまま写したような亜鉛洗面器の光景模様」が描写されているのを見つけ、彼がどれほど驚いたかは想像に難くない。

主要個所をざっと拾ってみただけだが、これはストリンドベリの才能が驚くべき力で鮮明に蘇らせた比類なき観察である。注目すべきは、主人公が１度も幻覚を有したとは描かれていないことである。彼は数か月間、がたごと回る水車の音に似た耳鳴りがやまないと訴えたが、こうした要素幻覚は言語幻聴に進展していない。ただ１度、服毒自殺を試みようとしたまさにその時、「あらまあ、あんなことを信じちゃだめよ、馬鹿な子ね！」という女性の声が聞こえただけである。夜になると襲ってくる不安発作は、感覚性の被害妄想患者に生じる体感幻覚とは何ら関連がない。後者は日中でも起こるし、はるかに活発なものである。妄想が誤った奇妙な解釈のみに基づいていることは疑いない。主人公は、こうした解釈をいささか異常で深読みしすぎではないかと、いく度か自覚するものの、その確信はまったく揺らぐことがない。彼は一連の偶然を総括して「医者、精神科医、心理学者たち、できるものなら説明してくれ！　できないのなら科学の破綻を告白しろ！」と叫んだ。長

期（ほぼ10年）に及ぶ経過、幻覚と知的衰退の欠如、これらすべての点から見てストリンドベリは、まさに解釈妄想病の1症例であると認めざるを得ない。

II. 解釈妄想をもつ著述家の回想録

　解釈妄想病が発病し非常に活発であっても、抜きんでた知的能力と両立できることはよく知られている。ここでは、理性と妄想はあたかも両輪のごとく機能し、さらに優れた才能と狂気が協調しあうことすらある。これらの人たちが心的異常に属することは確かだが、攻撃的でなければ施療院に収容されることはない。ノーンドルフ（訳注6）をはじめいく人かの患者は、自らを擁護する世論喚起運動を起こし一定の成功を収めた。ほかにも、あの自称モンケルザン伯爵夫人のように、ルノートルは早くから彼女の波乱万丈の来歴がおかしいと気づいていたが、自分たちが名門の出であることをまんまと世間に信じこませた患者もいる。ある患者は、彼らが遺した傑作によって文学や社会分野で新たな地平を切り開き、いまでも祖国の栄光を担い続けている。第4章でその精神病を分析したジャン-ジャック・ルソーの生涯と及ぼした影響は、こうした主張を明白に裏づけるものである。以下に示す例は、ある無名の著述家の直筆原稿と出版書籍から採ったもので、ルソーとは比較にならないが、彼もまた自分の解釈を記述して独自の雰囲気を醸し出すことに成功した一人である。

　アンドレ・Cは1868年に生まれ、一冊の社会学関連書を著している。この著作（16折版、430頁）は、今から2年前に出版され、ある程度の成功を収めたが、現在はほぼ入手不可能である。内容は興味深く、構成もしっかりして、主旨は明解である。このなかで著者は、デリケートな社会学的問題を深く的確に掘りさげて検討しており、批評家から称賛の声が寄せられた。専門家ではない読者が、そこに妄想の痕跡をみつけることは不可能であるが、ジャン-ジャック・ルソーの解釈妄想病が『告白』、『対話』、『夢想』の中ににじみ出ているのと同じように、Cもこの本の1章全体を暗黙のうちに、彼を迫害する者への非難にあてている。

訳注6　国王ルイ16世の世継ぎは、獄中死したとされているが本当は生存しており、自分こそがその息子ルイ17世であると自称したプロシャの時計職人。

Cは2作目の原稿をすでに仕上げ、入院前に3作目のかなりの部分を書き終えていた。施療院の中で長大な回想録を書いたが、その抜粋をいくつか読むだけで、多様な解釈の色調を感じとることができる。

アンドレ・Cの遺伝負因は不明であるが、幼年期から難聴に苦しみ、怒りっぽくなった一因とみられる。彼は知的に活発で、早くから自尊心が高く、傷つきやすく、疑い深く、執念深い性格を示した。13歳時、ごく些細な理由から何週間もすね続けたが、彼に言わせると、母親が教科書を買ってくれなかったのは金がないせいではなく、自分より可愛がられている兄の先を越して大学入学資格試験に合格するのではないかと懸念したからだという。15歳から16歳にかけて、母親は彼の勉強を遅らせるために邪魔し続けた。16歳時、兄弟の一人がふざけて彼を叩くと、冗談を悪意にとって数日間ホテルに閉じこもったことがあるが、これ以降、解釈傾向が強まった。彼は、自分を親から見放された、家族のいじめられっ子だと決めてかかる。母親から疎まれ、兄弟たちからもたえず悪意を仕掛けられるので、まるで地獄に暮らしているようだ。彼は「悪しき母親たちの欺瞞に比べられるものは何ひとつない。彼女は子どもを虐待しているくせに、人前ではちやほやして見せるからだ」と言う。20歳時、アルジェリアのオランに好条件の就職先を紹介されたのは、母親が「いつも自分に刃向かう目ざわりな息子」を追い払おうとしているのだと確信した。25歳時、母親から追いたてられたと誤解してパリに赴く。パリで美術関係の雑用に従事し、著作の準備に没頭した。その間に、彼は母親を財産後見の件で告訴した。

解釈が徐々に体系化されたのは、1901年、33歳ころである。アンドレ・Cは、兄弟の一人が自分を挑発し罠にはめようとしている張本人だと気づいた。彼の精神病は、25年以上かけて形成され、7年前から活発化したが、今のところ知的能力はまったく衰退していない。感覚障害は認められず、解釈の対象は周囲の態度と仕草、もしくは難聴のせいで曲解された発言にほぼ限定される。多くの人物誤認があるので、彼にはさまざまな人物の〈ソジー〉が存在することが推測できる。闘争的なところはなく、警察署や検察事務所に訴状を送りつけたことはあるが、加害者になったことは一度もない。

彼は著書と回想録のなかで、妄想体系の形成を自分からこう説明している。「家庭内の子どもの様子を、部外者が知ることはほぼ不可能である。わが子が聞きわけのない子という悪評を広めるのは、親にとっては容易なことであ

る。こうなるとその子は、なぜか分からないまま多くの者から避けられるようになる。彼の歩く地面には地雷が仕掛けられている、すなわちいたるところにあらかじめ中傷がばらまかれていることを理解するのはずっと後になってからだ。これらの中傷は、親がひとりの子をいわば「精神的に」監禁するために意図的にでっちあげたもので、親はその子を虐待しているが実際に監禁している訳ではない…兄弟たちは、自分可愛さから人前ではよい子ぶって互いに褒めあうが、実際は互いに前々から恨みを抱いている。成長すると、親の寵愛を受けた子たちは両親と結託し、無視あるいは虐待された子と反目するようになるのだ…」。

「兄フェルナンは百万長者なのに、15年も前から、私が難聴の困難を乗り越えてこつこつ築き上げた成果を、探偵事務所を使ってしばしば取り上げてきた。7年以上前からは、私に好条件の縁談を、同じ手口で何度もぶち壊した。彼はまた、召使いや門番を引きこみ、御用達の私立探偵事務所に金を払って、私と隣人との関係を険悪化させた。最近では、適齢期の娘がいる家主と私とのあいだに波風をたてようとした。この家主は、田舎にいる私たちの親戚女性の一人と懇意にしているので、彼女を通してことの成り行きが親戚中に広まるのを怖れたのだ。兄は、私の著作を刊行しようとしている出版社に出向き、原稿を没にさせようとした。今のところ私は無名の著述家に過ぎないが、いつの日か経歴が公表されることは夢ではないだろう。そのとき著者の私は、自分とっての幼少期や家族がどのようなものであったかを調べあげ、きっと著述することになるだろう。そうなると、兄が私を大成させたくないのは当然である。だから彼は、扇動者の一団に、私をレストランからレストランへつけ回わさせたのだ…」。

「兄フェルナンは、自分のしていることを私に見破られたと知ると、より悪質になり絶滅戦をしかけてきた。だから、入院する少し前に送られてきた数百フランの金も、兄の善意を証拠だてることにはならない。彼が私になした悪行に比べれば、あまりに僅かな償いにすぎず、そもそもこの金を送ってきた理由は、医師たちをうまく騙すためなのだ。兄弟間の憎悪はあまりにもおぞましく、それを隠すのが普通で、大っぴらに吹聴する者はいない。しかも攻撃する側は、実に巧妙な形で偽善の極みを示すのである。すなわち『もっとも犯罪的な行為にも、なにがしか誠実な色あいを添え、**自分が悪行を働いた相手を、さもいたわっているかのごとく見せかける**』（セネカ）のであ

る…」。

「しばらくすると、私はまたもや攻撃に曝された。相手は、かつて私あての手紙を盗み読んだ隣人に雇われた別の探偵事務所、原稿を預けたＲ出版の責任者の一人、そして私が作家として名をなすのを歯ぎしりして見ていた人たちである。多くの連中が探偵事務所を雇って仕掛けてくるが、そんなことで驚く私ではない。１か所でも事務所が割れれば、どこもみな同じ手口なのだから。そもそも私はしがない作家に過ぎないのに、一般人に比べると敵は圧倒的に多いのだ」。

「私立探偵は、職業上の共通性と昔からのいかがわしいつき合いから、地区を管轄する警察署の下級署員とつるんでおり、実際に私は彼らが一緒にいるところを見たことがある。私に付きまとっている見張り役と挑発役の探偵は、勝手なことを警察署員たちに吹き込んでいるにちがいない」。

「私立探偵たちがいかに本物の警官を騙しこんだのか例を示そう。私の縁談を妨害するために、誰かが私と建物の同居人との仲を引き裂こうとしたことを述べたが、当時、私が帰宅して建物に近づくと、私立探偵たちが合図して住人に似た若者を外に誘導するのが見えた。それは服も背丈も顔も本物そっくりのソジーだった。ソジーたちは、精一杯の軽蔑を込めて私を無視した。私立探偵は正式の警官に、聞き間違えではなくこう言ったのだ。『ご覧ください！この若者たちはみな建物の住人です。これで彼らがあいつのことなど構ってはいないことはお分かりですな！』これを聞いて警官は立ち去った。住むのを堪えられなくさせる陰謀だと私が言い張るのは、狂気の沙汰だと納得したからだ。少なくとも、あの若者たちにはこの男にそれほどかまけている様子はないと信じたのだ」。

「次は私を見張る警官が間違えた例である。鍵を掛けておいたのに誰かが部屋に侵入したと私がいうと、彼は大声で笑った。ところが、それほど難しいことではない。探偵が聞きこみを続けているうちに私が鍵を買った店を探り当て、錠前師あるいは店員に金を握らせて必要な情報を手に入れたに違いない。ただそれだけのことなのだが、この警官は警官というにはあまりにも世間知らずであるし、さもなければ悪意がある。その一方、隣室には警官が住人の名目で少しずつ配置されており、メイドと門番は買収されていた。百万長者ならこんなことはわけなくできる。こうしたことを容認できない誠実な人たちは、ほかにもっとよい住居をあてがわれて退去させられた。こうし

て私立探偵が私の部屋にやってきて、好き勝手をはじめたのだ」。

　こうした敵の目論見をしっかり描いてから、アンドレ・Cは対応を詳細に記している。ここでは簡潔を旨としつつ、全体をまとめて要約するのではなく、彼の直筆原稿の断片を原文のまま抜粋することにする。

　「私はフィラ夫人宅の又借り人としてサン・ジャック街に住んでいた。彼女との関係は非常に良好だったが…1901年2月、状況が劇的に変化する。フィラ夫人とすれ違った私は、4年来してきたように恭しく挨拶したが、彼女は挨拶を返さず、侮辱的で横柄な態度に出た。数日後ふたたびすれ違ったときも、彼女は私に気がついていながら、完全に知らん顔を決めこむ。私は奇妙に思ったが、数日前、母からの2通の手紙が遅れて手もとに届いたことをふと思いだした。封筒の口がほとんど糊づけされておらず、いつもの封書と様子が違うが、そのときは、それ以上の詮索はしなかった。数日後、建物の全住人がフィラ夫人と同じ感情を抱いていることに気づいた。一体どうしたのだろう？　4年も住んだ今になってこんな変化が生じるには、よほど重大な理由があるはずだ。私の暮らし振りは、人さまから後ろ指を指されるところはなかった。ふと閃いた。開封されたあの手紙には何が書かれていたのだったろうか？　読み直し、前に受けとった手紙と較べてみると、語調が完全に違っていた。以前の手紙は乱暴で品がなく、誰かが読めば私に同情してくれる類のものだったのに、今度の手紙は優しい語調で書かれ、宗教に救いを求めている。つまり母は手紙のなかで、悪い息子から虐待されている犠牲者の立場をとっていたのである。これで住人たちの態度に説明がついた。私は、どら息子、偽善者とみなされていたのだ」。

　「しかし、盗み読みされる直前のタイミングで手紙の調子が変わったのはなぜだろう？　ほどなく私は、母と兄フェルナンが開封されることを前もって知っていたのではないか、との疑念を抱いた。この直後にロベール（もう1人の兄弟）と会う機会があったが、手紙の件を話すと、彼は**普段は見せない神経質なそぶりを示した**…同じ頃、私は私立探偵が動きだしたことを察知した。当初は彼らがなにを要求しているのか理解できなかったので、何が何だかわからなかった。レストラン、カフェ、公共図書館で、私はそれまでのようには応対してもらえなくなった。レストランやカフェで清潔なものは一つも出されず、給仕の態度も無礼になった。大きな図書館でも同じ目にあわされ、通りを歩いていると、人がさりげない顔でこちらに唾を吐く。部屋の

天窓は、私の不在中に、ちょっと風が吹いただけで壊れる具合に取りつけられた。この後も1年間サン・ジャック街に滞在したが、ついに私は転居するほうが身のためだと判断した」。

「私はベルトレ街に移った…初めの頃はとても愛想のよかった隣の婦人が、突然ある日から、毎晩私の部屋の入り口にバケツの水をぶちまけるようになった。すると床の傾斜のせいで、部屋中が水浸しとなった。思うにこれは住まいを不快な場所にして、私にたえず家を転々とさせるために考えつかれたことなのだ…」。

「このとき驚いたことに、あらゆる挑発行為がぴたりとやんだ。すると、私に道を訊ねてくる者たちがひっきりなしにまといつき、難聴の具合を確かめようとする。こんなことはこれまでにないので、何が起きているのかすぐには理解できなかった。経験を重ねた後、私は次のように判断した。挑発行為が突然やんだのは、かつての攻撃は特定の家族によるものであると私に信じこませ、私がその家族に反感を抱くように仕向けたのだ。難聴の具合を調べる振りをしていた探偵たちは、特定の家族がこうして傷つけようとしていることを私に気づかせる使命を帯びていたのだ。だがこれは完全に思い違いだった。のちに知ったすべてに照らして、いま私はこう確信できる。私に向けて探偵を放ったのは、隠れた第三の人物で、もっとも可能性が高いのは、兄フェルナンだ…私に好意的な家族は探偵事務所を使って、私の消息を訊ね、居場所が分かったら私を励まそうとしたのだが、兄フェルナンとフィラ家の者たち、あるいはライバル関係（婚姻の観点から）にある家族は、私に危害を加えるために探偵事務所を用いていたことは確かである」。

「ブロカ街へ転居、1903年11月末。この部屋をみつけるまでに、界隈の門番（以前よりだいぶ人数が増えている）のいく人かは、私が借屋を下見することを快く思っていないような印象を受けた。私がその界隈の住民と顔見知りになり、評判が広がり始めたころだったから、同じ界隈で私が別の部屋をみつけるのを誰かが妨害しようとしたのであろう。それは被害妄想だと言われるに違いない。だが転居早々、私が家宅侵入に遭ったことを考慮してから判断してもらいたい。引っ越して3、4日後、帰宅すると戸口で門番が『原状確認のために建築家があなたの部屋に入りましたからね』と言うのだ。無遠慮に啞然としてその場に一瞬立ちつくし、私は何が起きているのかよく考えようと部屋に上がった。そのとき私が思いついたのは、大家は慣例も法律

もほとんど知らないな、ということだった。だが2、3年経ってもういちど
よく考えて次の結論にいたった。あれをやらせたのは大家ではない。私を大
家と喧嘩させ、誤解を生じさせようとした仕業だったのだ。その後同じ目的
でなされたすべてが、この考えを裏づけている」。

「隣室の住人たちは、それぞれが妻を装った女と暮らしていたが、その女
がときどき新顔に替わる。友達と称する若くて美しいご婦人がやってきて、
頻繁に、頻繁すぎるほど私のドアをノックする。同じころ、無遠慮な連中が
私の様子を覗けるようドアに穴が開けられた。まだ鍵をこじ開ける方法を手
に入れていなかったのだ。若い美人の訪問客の数はますます増えた。同じ建
物に住んでいるワイン商を営む女性の言ったあの一言からも、これらが意図
的であることが理解できる。彼女から『ここがお気に召して？』と尋ねられ
たのは、女性たちの訪問が最高潮に達したときだったから、彼女は私の『は
い』という答えに驚いた。この小柄な婦人は、大家のシュベラン夫人にまつ
わる悪い評判を私に吹きこもうとした。このころから、ドフェール家（4号
室）の娘やシュベラン家の娘と頻繁に会うようになったのだが、彼女たちの
態度には、良家の子女らしい慎みと、果敢に男をそそのかす女性特有の大胆
なところが入り交じっていた…長女のC嬢は建物の入口で私との出会いに
胸を膨らませていたが、誰かがそれを私に気づかせまいと邪魔していた。私
にふさわしいきちんとした若い娘が、すれ違いざま媚びを売るのは、私を混
乱させるために仕組まれたものなのだ」。

（ここで著書の印刷を8か月も遅延させたR書店の担当者の「悪だくみ」が、
延々とこと細かに描写される）。

「1905年10月末、パリ滞在中の兄ロベールが、夜一緒にレストランで食
事しないかと誘ってきた。私は断ったが、これは結果から見ると正解だった。
2日後、外出した私は、背の高い青年と端正な老人に出会った。老人は左腕
を右手で叩き、目つきと態度でこれ見よがしに青年の注意を私に向けさせた。
とたんに青年は、嫌悪のあまりむかつくほど大袈裟な身振りをし、さも不快
そうに、むっとした横柄な表情でこちらを睨んだ。それは私の甥、当時19
歳のフェルナンの息子だと思う。以前に私が聞き知っている甥の人相に似て
いたからだ。甥は未成年者なので、私は連れの老人に、若者の無礼な行為の
責任はあんたに取ってもらうからな、と目で知らせた。老人はこれを十分す
ぎるほど理解したので、別の折に出会った際には、また片腕を手で叩き、一

緒にいた家族の一人（背が低い茶髪の青年）に私が誰であるか教えた。この青年は3か月のあいだ、自称私の甥とつるんでこの種のくだらない挑発を繰り返した。ある晩とうとう、この2人を両脇に従えた兄フェルナンに出くわした。このときは、私が気づかなかっただけかも知れないが、3人とも挑発することなく通り過ぎた。互いに挨拶を交わさなかったのはもちろんである。挙句の果てに自称甥は、今度は単独で、私を「病人」呼ばわりして侮辱するに及んだ。1906年1月のことである。私は彼を完全に無視した。すると突然、一人また一人と、連中の姿がぴたりと消え、甥は私を避けて遠回りするようになった。甥は私の顔を直視できず、私が近づいて殴るのを警戒して、足下をただ見つめるだけだ。いったい何が起きたのだ？おそらく著述家という私の新しい職業が、兄フェルナンに畏敬の念を抱かせたのであろう…」。

「**1906年8月16日ないし17日以降、大攻撃**がサン・ミッシェル大通りのレストラン、デュヴァルにいたときに開始された。ほかの店はすでに居心地が悪く、私にはそこしか息をつけるところがなかったのだ。この日までデュヴァルは、女性支配人も、給仕する女性たちも、出される料理も、すべて完璧で私には天国だった。ちょうどそのころ給仕の若い娘が解雇されたが、私に少し気があるのではと疑われ信用できそうもない娘だった。女性支配人が下品な言葉で唐突に私を侮辱した。私が支払いに行ったとき、彼女は給仕女の方を向いて、さも軽蔑したようにわざわざ私のズボンの裾を指さした。確かに裾は少し擦り切れていた。いつもはこのうえなく礼儀正しく、愛想のよい彼女が、まったくの別人となっていた。態度もいつになく侮辱的で、目は悪意に満ち、口先を横柄にひん曲げている。私は驚いたもののつとめて平静を装い、長いこと彼女を見つめたが**様子は変わらなかった**。その後数日のあいだ、支配人は会計係と一緒にげらげら笑いながら、下品な声で私のズボンの裾をじろじろ見始めた。とっさに私は、この女が誰かから金を握らされて役を演じているのだと直観した。ほかの店と同じように、誰かが私をこのレストランから追いだし、私がやがてこの界隈から逃げだすことを願っているのだ」。

「これも8月末のことだが、私は天井のひび割れのいくつかが大きくなりつつあることに気づいた。室内の挙動を覗かれることを懸念して、私は誰にも内緒で割れ目に沿って紙を貼りつけた。すると翌朝早々に5階の女中が、この11か月間信じられないほど執拗に続けてきた挑発行為をやり始めた。

彼女は、私に口説かれていたく感激し、色よい返事をしたいのは山々なのに心が千々に乱れ、さあ何とお答えしてよいやらとの風情を装った。これも金で仕組まれた策略なのだが、天井の割れ目を塞いだ直後だっただけに、はからずも私の想像の正しさを立証することになった」。

「8月末、門番の罠。朝8時少し前に外出先から戻った私は、建物の両開きの扉の一方が閉まっていることに気づいた。夏には異例のことだ。扉を入ると、門番部屋のカーテンが窓のうえまで巻上げられている。なかで寝ていた門番の若い女房が、太股も露わに毛布を撥ねのけ、私が玄関を横切っているのに身を隠そうともせず、裸に近い格好でベッドから下りてきた。すると奥から怖ろしい形相をした旦那が、片手を振りあげ、私目がけて飛びだしてくる。かたわらには、女中2人が証人よろしく立っていた。私は、何が起きたのかすぐには理解できぬまま通り過ぎたが、直後に考えたことはその後も変わることがない。旦那は、私が若い女房の裸見たさに門番部屋の窓ガラスに鼻を押しつけることを期待し、私を訴える材料を摑もうとしていたのだ。間違いない。だから彼は、こちらから何も文句を言わないのに、3か月ものあいだ姿をくらましたのだ」。

「同じころクリュニー街のカフェでは、お湯で薄めて煎じ薬を混ぜたひどいコーヒーが私に出されるようになったが、何を言っても聞き入れてもらえない。私は、この陰謀の報酬を支払いにきた女を確かにこの目で見た。ある出来事、私が難聴にもかかわらず耳にした出来事は、この件に関して疑う余地がない。だがそれは話しだしたらきりのない長い長い話なのだ」。

「**男性軍の挑発**が、かなり長い中断の後に再開されたのはこのときである。最初はたいしたものではなかった。建物に入ってきた若い男が階段で私と擦れ違い、大仰に挨拶して愛想よくこちらを見る。だがこれは、翌日の無礼な振る舞いを一層際立たせるためだった。次の日ふたたびこの男と擦れ違った私は、こちらから挨拶した。すると彼はいかがわしい目つきでこちらをじっと見つめ、同じ態度を全身で示した。同じことは何回もある。ほどなく私は、挑発が男女別に日を違え交互に繰り返されていることに気づいた。男の無礼な振る舞いが、流し目を送ってくる女をより魅力的にし、私を恋の虜にしようとしたに違いない」。

「彼らとて無駄に金を使っているわけではない。それは間近に迫った私の結婚を妨害するためなのだ。1906年9月半ば、私は3階に住む未亡人から

秘かにいい寄られた。そこで敵は、私に悪評をたてる喫緊の必要性に迫られていた。以後あらゆる企てが、手を替え品を替え、幾何学的に数を増して私に襲いかかるようになった」（ここでCは、結婚話にまつわるある司祭の裏切りについて語っている）。

「1906年10月、私の部屋を取り囲むように残っていた空室に、新たに若い男たちが入居した。彼らが私を観察する様子はいかにも異様だ。右の隣室に職人がやってきてしばらくの間いたが、二人ともおどおどした不可解な目つきで私を観察した。冬になると私の部屋で毎晩8時から10時ころまで**換気扇**が回るようになった。もしかしてあの職人が設置したのだろうか？　そのうち分かるだろう」。

「この建物にいるほぼ全員の女中が私を挑発し付きまとう。10月8日、5階の女中が再び姿を現し、その後1年間私に信じられないような厚かましいことを仕掛けてきた。私が階段の下で服にブラシを掛けているときに彼女が通りかかる。少し脇に寄ると、彼女は着ている服やスカートを高く捲りあげ、私に後ずさりする余裕も与えず顔に覆いかぶせてくる。ときには靴を脱ぎ捨て、逃げる私を下の階まで追いかけてから、あら冗談よ、とでもいうように高笑いしながら素早い足取りで上の階に戻って行く。裏階段の薄明かりのなかで私を待ち受けていることもある。そこは夕空の下のように、女がいちばん魅力的に見える場所だ。彼女は片足を浮かせて体をゆらゆらさせ、なまめかしいしなを作って私に頬を寄せてくる。あるときは、そのものずばりの卑猥なパントマイムになる。それは満たされたい女がかいま見せる軽蔑、願いが叶えられず、いい寄っても相手の男が応じてくれないわけを勘ぐっている女がほのめかす軽蔑である。夜、彼女は私の目の高さに立ち、服を少し持ちあげて脚を見せる。3月のある日、私への仕返しに、すべての台所の蛇口を開けっぱなしにし、私から水を奪う。男と結託し、雇い主の窓辺の通りで、私に付けまわされた等々の噂をこみいった手を使って広めようとする。この女はドフェール家の女中で、ほかでもなく私を攻撃する重大な任務を与えられていたのだ。1907年の前半に、私はこの家族と婚約する可能性が高かったからである」。

「1906年11月。突然レストラン・デュヴァルの状況が急速に悪化する。ある挑発者が送りこまれたのだ。私が席を立つと、その男は主人面をして『俺がお前を長いこと我慢できるとでも思っているのか！　とっとと失せ

ろ！』とわめきながら、威嚇するように手を振り回して追いかけてくる。私は男に飛びかかり、殴りはしないものの、もとの席に押し戻す。男は少しも冷静さを失わず、私を挑発しようとわずかに抵抗するふりをする。この態度を見て、私はすぐに彼の狙いを察知し、『お前は私立警察の探偵だ！ 雇われた挑発人だ！』と怒鳴った。男は返す言葉もなく、真っ青になって椅子に崩れ落ち、頭を皿に触れんばかりに近づける。顔を見られたくないのだ」。

「この時から女主人は容赦ない闘いを仕掛けてきたが、最終的には自分の立場を失ったことを悟る。すると探偵事務所が、それぞれの顧客に私への賠償を名乗り出るように求めた。裁判所に証拠として提出するわけではなく、私の疑念を完全に払拭するためである。彼らは名乗り出ようとしない者を、口頭でそれとなく私に教えてくれる。それは、1）フィラ氏、2）R書店の責任者1名、3）兄フェルナン、だった」。

「1907年の1年間、私あての書簡が盗まれ、わざと遅配され開封される。私が結婚を申し込む寸前の、あるいはそう推測されていた若い娘たちに、先回りして**架空の婚約者**が紹介される。これは私からの求婚を本命の娘に拒絶させ、できれば家族との関係も悪くさせる意図なのだ。目的を達成すると彼らはたちまち姿をくらます」。

「一味から金を受け取っていた例の挑発者に話を戻そう。彼はその後レストラン・デュヴァルに二度と姿を現すことはなかったが、1か月後には6人の手下を引き連れてやってきて、隣の数人と結託し私を部屋に2時間あまりも閉じ込めた。私はたまたま逃れることができたが、この罠は実に巧妙で、隣人は自分たちのソジーを家具のなかに身代わりに紛れ込ませて姿をくらましてしまった。以来この挑発者に出会うことはなかったが、デパートのボン・マルシェで一度服の採寸をしてくれた裁断師によく似ていた。確かめに出向いたところ、私は売り場の店員からなじみの応対をされることなく、かえって極度に警戒されて追い払われた。この記憶、この振る舞いからみて、私の仮説は、まだ確実とは断定できないが、ある程度は成り立つのではなかろうか。これ以降、私はレストラン・デュヴァルで、より多くの探偵に取り囲まれているのである」。

「1907年1、2月、**男性軍**の挑発行為はとりわけゲイ・リュサック通りを舞台に繰り広げられた。6人ほどが列を組み、『おい』とか『やあ』とか呼びかわしながら、これみよがしに帽子をとって挨拶し、ありとあらゆるふり

をしながら通り過ぎる。当時まだ、私がドフェール家の若者全員をよく知らないのをよいことに、彼らのソジーとばったり出会うように仕組んで私を動揺させようと考えついたのだ。私に当の家族への反感を抱かせることが目的だったが、逆に家族の方はたいそう好意的で、てっきり私の意中を見抜いたと思い込み、娘の一人を積極的にけしかけていたところだった。これはまったくの見込み違いで、家族は最後まで気づかなかったが、これさえなければ1907年春、私は確実にドフェール家の一員におさまっていたことだろう」。

「フィラは4月半ば、私が報復から殴りかかると思ったらしく、あらかじめ証人を準備して自ら機会を設けた。彼はまずメディシス通りを歩き、横には若い娘、数歩遅れて婦人が付き添い、後から私立探偵と本物の巡査（229番）が私をじっと観察している。すれ違いざまにフィラは強く瞬きした。彼はこの後も同じことを繰り返すだろうし、彼の妻もそれを真似るだろう。彼女は結婚話が現実味を帯びるたびに、私につっけんどんになり罵られることにもなるのだ」。

「1907年6月、2度にわたる新たな不意打ち。6月1日、男が暖炉の煙突掃除にやってきた。偽の掃除人は、横柄な態度で私に喧嘩を売ろうとする。彼らがいる間に、隣人が一人やってきて戸口から私に悪態をつく。隣人の髪も髭も染められており、これは凶兆だと気づいた。私は部屋の中で取り囲まれ危機的状況にあったので、何もわからないふりを装う。あとで知ったのだが、煙突掃除は私の部屋にしか入っていないので、私が不審を抱く前に、たやすく不意打ちを喰らわせる魂胆だったのだ。大家の女は、自分が多少とも加担したことを気にして、私が訪問しても会おうとせず、身代わりのソジーに相手をさせ、隣の部屋からこっそり盗み聞きしている」。

「これまでとは異なる新たな不意打ち。偽の女性証人たちが建物に侵入し、事前に私の様子を確かめてから待機場所に移動する。一人は5階の台所、もう一人は隣人の寝室。私が外から戻り階段の4階と5階の中間まで上ると、5階の女中はドアを少し開けて合図を送る。これに合わせて、一人の男が靴音を大きく響かせながら（偽の証人を呼ぶためだ）、階段を駆け下りてくる。その後ろから、2階の女中が『泥棒！』と叫びながら半裸姿で追ってくる。最初の叫び声を聞いて、私は道を塞ぐために階段の手すりを摑みながら体を壁際に寄せる。男がぶつかるほど接近したとき、誰なのかが分かった。先ほどの合図といい、証人の訪問といい、登場人物たちがそろって私に示した態

度が気にかかる。叫び声は本物とは思えないのでやり過ごす。私が男に飛び
かかることを期待されていたのだ。そんなことをしたら、私の方が泥棒よば
わりされたことだろう。この陰謀が現実に仕組まれたことは、次のことから
裏付けられる。この事件の証人役をつとめた女の一人に違う服を着せ、私の
目の前を歩かせて、私が彼女の正体を見破るかどうか確かめさせたのである。
事件の首謀者はひどく不安げな様子で、泥棒だと叫んだ女中はぷっつり姿を
消し、門番は落着きを失った。合図を送った厚顔無恥な 5 階の女中までおど
おどとびくついて、私と会わざるをえない時は、頭と顔をすっぽりスカーフ
で覆い隠すのだ」。

「このころから部屋の上の床を乱暴に叩くことが常習化した。それが理由
もなく 1 日中続くのである。私が大家の女性と交際しかけると、いかなる形
であろうと、たちまち彼女へ反感を抱かせようとする。同じことは以後も繰
り返されることになる」。

「ドフェール夫人が私からの手紙を受け取った翌日、上背のある精悍な男
が裏階段で夫人の女中と一緒にいるのが目に留まった。女中は封書を手にし
ていたが、私からは宛先が見えないようにしていた。手紙は私が通りかかる
とそっと差しだされた。私が手をのばしてそれを取るよう仕向けたのだ（私
は夫人からの返事を待っていた）。そうすれば横にいる屈強な若者が私に一発
くらわせる口実になるからだ…」。

「9 月、貸されずに空室のままとなっている隣の部屋を誰かが開けた。す
るとかすかな明かりが漏れでて、なかにいる一人ないし複数の人物の奇妙な
仕草が影となって廊下の壁に映しだされた。それは好奇心をそそる光景だっ
た。不思議な直感がひらめき、もし部屋の前で私が銃弾に倒れたとしても、
それは私が侵入しようとしたからだとか、単なる暴発だとかいって、誰も罪
に問われないことだろう、と思った。こうした茶番は 2 度も演じられた。2
回目の時、私は部屋から誰が出てくるかを見極めようと、ドアをわざと開け
っ放しにしておいた。中にいた人物は一人だけだったが、私がドアを閉める
のを延々と待っていた。だがとうとう、私の部屋を振りかえりもせずにそそ
くさと退散した。さまざまに推測をめぐらせるのは自由であるし、私の想像
するほど悲劇的なものでなければそれにこしたことはない。とはいえ、あの
屈強な男がただの暇つぶしにやってきたとはとうてい考えられない。これま
でなされてきたこと、私のワインに仕掛けられたことなどをすべて突き合わ

せると、敵は罪にさえ問われなければ最悪の手段を用いることに躊躇しないだろう」。

「1907 年 11 月、私はドフェール家が和解を望んでいることを察知した。気づくと夕闇時に同家のソジーが次々と私のそばに送りこまれ、先方の意向を誤解させようと、私をあえて邪険に扱う。次女のシュベランが、裏階段に面したガラス窓越しに、さりげなく私にいい寄る。するとこれを妨害する陰謀が企てられた。階段で私のあとをつける者がいる。一人の男あるいは数人の女たちが、間隔を数段空けて私の前後を行ったり来たりする。目的のガラス窓に私と同時に到着することで、若い二人の逢瀬を妨害しようとしているのだ。さすがに人前でいちゃつくわけにはゆかないだろう。これを回避しようと、私は適当なところであと戻りし、人をやり過ごしてからガラス窓の前を通る。だがこれも見破られてしまい、今度は人がひっきりなしに通るようになり、たとえ一人をかわせたとしても、人目をはばかるガラス窓の前には必ず別の誰かがいる。私たちは遠くから相手を観察し合い、私のほうは彼らを避けるために、彼らのほうは窓のところで私に追いつくために、たがいに歩数を数える。どうもよくわからない。そもそもこんな仕事を見かえりなしにできるものだろうか？　それともただふざけているだけなのだろうか？きわめて愚劣で、敵にとっても無益な別の陰謀が企てられる。私がある背丈、顔だちの若い女性を見そめると、背丈も顔だちも正反対の尻軽女が私に言い寄ってくる。私を惑乱させる企てだが、こんなことで二の足を踏む私ではなく、かえって見そめた女性の人間性を深く知り、誠実であることが理解できた。話は簡単で、私に好意を抱いているとのふれこみであてがわれた尻軽女の背丈、顔だちと正反対の娘を探せばよいのだ。そうすれば、私の知っている若い女性のなかで、誰がいちばん親身になってくれるのかがわかる。このゲームには、例の女中たちもいそいそと参加した」。

「さらに陰謀に関して気づいた点がある。私がどこにいようと、振りかえると必ず一人あるいは二人の女がいたこと。彼女たちは、若い娘が例えば教会の通路をわざわざ遠回りして私のそば通ろうとするのを妨害する役目を果たしていたのだ」。

「私の第 2 作（まだ草稿の段階だが）を検討していた各出版社には、ブラックリストに載せてボイコットさせる陰謀が存在したことも確かである。そもそも自宅で誰かが嫌がる私の写真を撮ったために、こうしたすべての陰謀が

広がったのだ」。

「挑発行為が本当にあったかどうかを確かめたいなら、いくつかの探偵事務所に依頼して、同じ状況に置かれた別人を相手に、いちばん簡単な陰謀、例えば付髭などで変装したソジーを使って私に裏階段でしたようなことをやらせてみればよい。私の話がでっちあげでないことがよくわかるだろう。私に対して行われた陰謀はやり口があまりにも巧妙なので、プロの専門家の手によるものと想定せざるをえない。私は彼らの戦術をノートにまとめた」。

「**不意打ち**。上の階に住むろくでもない住人たちが、まず挑発要員をいく人か呼び寄せた。彼らはソジーで、本物に似せて付髭をたくわえている。ソジーたちは召使いや門番と共謀し、自宅に帰宅するかのようにあたりをうろついて、あらゆる手（尻をまる見えにして上着をたくし上げるなど）をつかって私を侮辱した」。

「6月2日の晩、それは逮捕される前夜10時のことである。私が隣人との待ち合わせ場所にいると突然電気が消え、遠くにいた男が以前の連中と同じ仕草で近寄ると私を蹴飛ばした。私はこれに対抗して彼に水差しの水をぶちまけたが、それ以上のことは断じてしていない。すると翌日、警察に呼びだされた。水差しを振りあげ砕け散るほど激しく隣人の頭に叩きつけた容疑で、私は警察医務院に連行された（1908年）」。

アンドレ・Cは癲狂院に移されたが、人から受けた質問をいちいち解釈し、医師、看護師、他の入院患者を妄想のなかに取りこむようになる。すなわち、彼のいる病棟は、かなり前からある医師が人を不法に入院拘束するために運営しており、この医師による恣意的入院はつとに有名で、探偵事務所にも知れわたっている、とのことである。

「医者は金で買収されて兄弟たちの肩をもち、先方を利することしか考えない。これが不法拘束にほかならないことを自覚している様子で、間隔を置いて3度ほど次のように質問してきた。『あなたの兄弟が、新聞にあなたに関する囲み記事を書かせたことはありませんか？　小説を読んで、あなた自身のことがほのめかされていると考えたことはありませんか？　新聞に花嫁募集広告を載せたことはありませんか？』私は、そんなことを考えたことは一度もないと答えた。事実そうだったが、思いつきでこの3点をついてきたとは考えられない。こうした質問をでまかせにするはずがない。このことから、それが実際になされたことを証明できる。兄弟たちは償いを申しでる前

に、私がこうした事実を知っているかどうか探ろうとしていたのだ」。

「発覚を怖れた医師団はパニックに陥った。その結果、病院の最高経営陣に名を連ねる家族のご夫人連中から私に、いわば前金が支払われることになった。一大スキャンダルに発展しかねないこの事件に、結婚話を持ち出して幕引きをはかったのである」。

「嫌がらせと権謀術数のうずまく一大システムが組織された。これは私に、生きることを堪え難くして譲歩を迫り、入院を画策した者たちと直ちに交渉に入るよう促す手段なのだ。私が何か書きものをしようとすると、きまっていく人かの患者がしつこく付きまとい、色々と詮索してくるので我慢を強いられる。そのうちの一人は限度を超えていた。彼はスパイをはたらき、医者が自分の口からはなかなか訊けない質問を、代わって私にしてくるので下心は見え透いていた。別の患者は家族と共謀して、パリにいる私の敵の諜報役を務めていたことは確かである。もう一人は、はじめ自分で直接仕掛けてきたもののうまくいかないので、看護師たちを焚きつけてたえず挑発行為を働かせた。こうした挑発行為の目的は、私を屈服させるだけでなく、私に誰かを殴らせて狂人に仕立てあげるところにもあった。実際、法の観点から見て監視人たちの立場は危うくなりつつあったので、退院させない理由を正当化するために、私に暴力を振るわせる必要があったのだ」。

「例の医者と私の兄弟二人による巧妙な嫌がらせの例を挙げておこう。あるとき私にまったく不要な服が新調された。ところが寸法は小さすぎた。この嫌がらせは、いかにも恩きせがましく行われたのだから、紛れもないペテンだった。医者は私に日曜のミサに参列する外出許可を与えたのだが、この日を境に土曜の夕食スープに下剤が入れられ、翌日のミサの時刻になると必ず不自然な便意に襲われることになった（1907年パリでは便秘にさせる物質がワインに混ぜられた。1908年にはもっと悪質な発熱を促す物質だった。それは私に熱を出させ、ころあいを見て逮捕に踏み切るという周到に準備された計画だった）。看護主任は私の頼んだものを、理由もなくなかなかもってこない。それは紙だったり、インクだったり、あるいはペンだったりするのだが、それがなくては回想録を書くことはできない。それにもってきたペン先は使いものにならないものばかりだった。ようやくペンと紙を手に入れても、看護師と入院患者のあいだで、誰が私の執筆を邪魔できるかという競争を始める始末だ。これは明らかに意図的なもので、私を標的として執念深く続けられて

いる敵対キャンペーンが、現実に存在するのである」。

「医者が自称アメリカ人のある男を呼び寄せた。男は立派な制服姿で写っている大判の写真（それはソジーの写真以外のなにものでもない）を見せて架空の地位をひけらかしたが、ただそれだけのことだった。この偽アメリカ人ははじめ私の信頼を得ようとしたが、これに失敗すると、しつこく無遠慮で挑発的な人間に変身した。私がこの男を私立警察のまわし者であると訴えたところ、ついに男は降参し狼狽した挙句、たまたま私が体調不良に陥った隙にこっそり姿を消した。入れ替わりに別のまわし者、誹謗中傷のプロがやってきて、私の知らないところでありとあるゆるひどい話をでっちあげた。ある偽入院患者は病棟内の権威を掌握し、医者からの指示で私を不快にさせる方法を、それを考えつく能力のない看護師たちに吹き込んでいる。彼とつるんだもう一人の患者は紛れもない私立警察のまわし者で、まわりをしつこく炊きつけ、騒々しく狂気を装っている。また別の患者は、私が引き出しにしまっておいたものの間に、あらかじめ自分の所持品をこっそり忍ばせておき、後からそれを看護師に示して私を泥棒呼ばわりする、等々である。これら最近のできごとに先行して、私を憤慨させる一連の小さな悪巧みが仕掛けられた（誰かが隙間風を通るように細工し、2棟ある病棟ごとに温度が違うのは陰謀である）。だがどうしても私の性格を変えることができないので、しだいに手口はより悪質になった。こうしてものごとが一貫しエスカレートしてゆくのは、あらかじめ計画がきちんと練られていたことを示している。単に気の向くまま、狂気のなせるわざであるなら、このように進むはずはない」。

「あれこれと仔細に述べたのは、今さら愚痴をこぼすためではなく、私のえた結論を認めてほしいからである。ここで実行あるいは試みられた極めて明白で不正な陰謀（数え切れない挑発、嫌がらせ）は、こうした手段を私に用いる敵が存在していることを証明するものである。彼らがそれをここでやったという事実から、以前にも同じことをしていたのだと、ますます容易かつ確かに認めることができる。もしそうではなく、私が正当な理由で入院させられたというなら、なぜ彼らはここでも始める必要があるのだろう？　今さらなんの意味もないではないか。最近の（ここでの）陰謀は、入院前のものに仕上げを施す以外レゾン・デートルがない。だからこれらは、以前のものが確かに存在したことを裏付けるものなのだ（**原注1**）」。

ル・ノルマン・デ・ヴァランヌの記載した女性患者ルーイによる回想録を

310 | 補遺　文学作品に見られる解釈妄想病

読むと、こうした〈理性狂の患者〉が、あまりに知的潑剌で、正確に記述する一方、都合の悪いことは巧妙に黙秘し通すので、行政官や司法官が騙されてしまうことがわかる。患者たちは、もっぱら解釈から構築した奇妙な特権妄想を正当化することもある。この回想録は、妄想体系の核心に触れる大部分が削除されてはいるものの、妄想の特性と内容の豊かさを垣間見ることができる。それは皇后ユージェニー宛ての手紙、巻末に収められた書簡集の抜粋に、とりわけよく表れている。不倫の落し子とおぼしきエルズィリーはミラノで生まれた。35 歳ころ、彼女は家族をはじめ多くの人々の態度に疑問を抱き、戸籍や洗礼証明書の記載事項を丹念に調べあげ、これをもとに自分の不可解な出自にまつわる子どものすり替え物語を空想したのである。彼女はアンリ 5 世（訳注 7）の妹、つまりベリー侯爵夫人の娘を自称し、この姫君と自分が瓜ふたつであることに誰もが驚いていたという。彼女の確信によると、自分はチュイルリー宮殿から誘拐され、ル・アーヴル港から船でロシアに連れてゆかれ、サンクト・ペテルブルグの警察長官の手に委ねられ、さらに実子として育てることを誓約したシャルル・ルーイ氏に引きとられた。また彼女は、ある謎の人物に率いられて世界の一大変革を準備している比類ない団体に奉仕すべく、天命を授かっていると思い込んでいる。誰かが彼女を厄介払いするために「現代のバスティーユ」に幽閉し、嘘の上塗りをして知らない親の子どもだと言いふらしている。2 度の短い退院期間を除くと、7 か所の異なる施療院に通算 14 年間入院したが、病院を管轄するオルレアン病院委員会の理事長はじめ全委員が介入して自由の身に戻された。彼女は不法拘束を理由に、国から 1 万 2 千フランの賠償金ならびに 3 千 6 百フランの年金を獲得することに成功した（最初の入院時、1838 年の法律に定められた規定がきちんと順守されていなかったのである）。

原注 1　以下は C. の回想録を、一時世間の注目を集めたある女性患者の回想録と比較したものである。エルズィリー・ルーイ：ある狂人女性の回想。E ル・ノルマン・デ・ヴァランヌ著、12 折版、450 頁、パリ、1883 年。
訳注 7　1820-1883、ブルボン家最後の王位継承者。

| 311

解 説

濱田秀伯

本書は Sérieux P, Capgras *J-M*J: Les folies raisonnantes: le délire d'inter-prétation, Félix Alcan, Paris, 1909 の全訳である。

1. 人と業績

Paul Sérieux はフランス北東部ロレーヌ地方出身の父とイギリス人の母のもとに 1864 年パリで生まれた。1886 年セーヌ県のアンテルヌ（内勤研修医）になり Magnan *J-JV* に師事し 1888 年、性倒錯に関する学位論文をまとめた。その後国外に派遣され、帰国後にドイツ、イタリア、スイスのアルコール中毒や精神病質について報告している。ヴィル・ジュイフ、ヴィル・エヴラールの精神科病院の医長を勤め、1908 年メゾン・ブランシュ病院にてんかん部門を立ち上げ、サン・タンヌ病院で定年を迎えた。1900 年頃から Kraepelin E の業績をフランスに紹介し、17〜18 世紀の精神医学史に関心が高く、フランス革命前の封印状を読み解いた精神病施設の研究がある。さらに J-J Rousseau、Strindberg の病跡研究があり、これらの成果は本書に結実している。趣味は登山で、1947 年に没するまでアルプスの高い山々を踏破したらしい。

Jean-Marie Josef Capgras は、1873 年フランス南西部のヴェルダン・シュール・ガロンヌに生まれた。トゥールーズで医学全般を学び、精神医学を志し 1858 年セーヌ県の精神科アンテルヌになった。パリで Magnan *J-JV* と Joffroy A に師事し、兄弟子に Sérieux P がいた。1902 年に初老期精神病に関する学位論文を提出し、メゾン・ブランシュ病院の医長、オルレアンの陸軍精神センターを経てサン・タンヌ病院に勤務した。彼の名を一躍高めたのは 1923 年にソジーの錯覚と題して発表された人物誤認の論文で、後にカプグラ症候群と呼ばれるようになった[3]。1931 年には医学心理学会の会長を務めた。1950 年に死去。

2. 19 世紀後半のフランスとドイツ精神医学

病気の経過を重視した Falret J-P と変質理論を提唱した Morel B-A を継承、

312 | 解説

統合し、19世紀後半のフランス精神医学を代表する疾患分類を築いたのは Magnan J-JV である。それは次に示すように、疾患をまず素質 predisposition の有無で二分し、さらに変質 dégénérescence の有無で二分する二分法的分類になっている。

A. 遺伝素質のあるものにおきる精神病

1. 変質のないもの（単純、要素精神病）
   a. マニー、メランコリー
   b. 体系・進行的経過をとる慢性妄想病 délire chronique a évolution systématique et progressive
   c. 間欠狂
2. 変質を伴うもの（変質状態）
   a. 定常、基本的精神状態（白痴、痴愚、軽愚、精神不均衡者 déséquilibrés）
   b. 挿話症候群（疑惑癖、不潔恐怖症）
   c. 理性的マニー、加害的被害者 persécuté-persécuteur（好訴妄想病 délire des processifs）
   d. 妄想状態
      i) 突発妄想 délires d'emblées
      ii) 変質者の体系化妄想

B. 正常者におきる偶発精神病

1. 神経症性デリール（てんかん、ヒステリー）
2. 器質認知症（進行麻痺、動脈硬化、脳梗塞、脳腫瘍）
3. 中毒（アルコール、コカイン、急性デリール、自家中毒）

彼によると、変質のない妄想状態は進行性で、潜伏期、被害期、誇大観念期、認知症期の4病期を規則的に経過する体系・進行的経過をとる慢性妄想病（後に短くマニャンの慢性妄想病と呼ばれる）となる。一方、変質のある場合は妄想が単一で固定（体系化妄想）するか、あるいは規則性を欠き、急性に発症して突然に治癒する突発妄想あるいは急性錯乱 bouffée délirante になる。すなわち Magnan J-JV によると、変質の有無で病像はまったく異なる形をとり、両者に移行はない。

一方、1871年普仏戦争に勝利したドイツは、帝国を建設し大学教育に力をそそぎ世界をリードしはじめる。1880年代におけるドイツの精神医学講座は神経精神科学 Neuropsychiatrie の名称を掲げておよそ20を数え、ロマン主義精神医学に代わって Griesinger W を継承する身体派精神科医が、各都市にある大学間を自由に往来し、精神病の分類と脳病理を中心とする研究をしていた。わが国の大学医学部の多くが精神神経科あるいは神経精神科と称するのは、これをまねたものである。

von Krafft-Ebing R*FJ* は、精神病を器質性と機能性に分け、さらに後者を変質の有無で分け、慢性偏執狂をパラノイアと呼んだ。Kahlbaum K*L* は大学に籍をおいた期間が短く、生涯の大半を私立精神科病院の院長としてすごした。Falret J-P にならって臨床観察をもとに、1874年、メランコリー、マニー、昏迷（弛緩症）、錯乱、認知症を順に経過し独特な筋緊張をしめす脳病を緊張病の名で提唱した。弟子の Hecker E は1871年、思春期に発病しメランコリー、マニー、錯乱を経過して精神衰退になる破瓜病を記載した。

こうしたなかに登場する Kraepelin E は古典精神医学を完成させるとともに、精神医学を自然科学のなかに位置づけようとした。彼は病気に固有の原因、症状、転帰をもつ疾患単位の理念をいだき、パラノイアを縮小しつつ状態像の展開と終末像を根拠に分類をうちたてようとした。その考えは早発痴呆の名が登場する教科書4版（1893）から現れ、先天・後天性にわけた5版（1896）で明瞭になり、以下に示すように早発痴呆、躁うつ病、パラノイアが並ぶ6版（1899）で頂点に達する。

1. 感染性精神病
2. 疲弊性精神病
3. 中毒
4. 甲状腺性精神病
5. 早発痴呆
6. 麻痺痴呆
7. 脳疾患による精神病
8. 退行期の精神病
9. 躁うつ病
10. 偏執狂（パラノイア）

314 | 解説

11. 全般性神経症
12. 精神病質状態（変質精神病）
13. 精神発達障害

　5版のパラノイアは「分別が完全に保たれながら、持続的に揺るぎない妄想体系が、きわめてゆっくりと形成されてゆくもの」とされ、解釈性の結合型と幻覚性の空想型が区別されている。後者は Magnan *J-JV* の慢性妄想病に一致する。6版のパラノイアからは空想型がはずされて早発痴呆に移行し、結合型のみになった。幻覚はないというパラノイア概念はここで固まり、特有な形として好訴妄想が強調されている。

3. 20世紀初頭のフランス精神医学

　20世紀初頭の10年間は、フランス精神医学史のなかでもとりわけ重要である。今日に残る独自の慢性妄想病群の大半が記載され、古典精神医学が完成をみたのがこの時期に相当するからである。ここで中心的な役割を果たしたのは、内科・神経病医 Charcot J-M から直接間接に影響を受けた Ballet G、Cotard J、Arnaud FL、Chaslin P、Séglas *LJE*、Falret J ら一群の精神科医たちで、サルペトリエール学派と呼ばれる。本書の著者二人もこのなかに含まれる。彼らの特徴は、Magnan *J-JV* を評価しながら変質理論に批判的であること、ドイツ精神医学とくに Kraepelin E に関心のあること、の2点に要約できる。

　Kraepelin E がフランスに紹介されたのは1887年頃からである。早発痴呆概念のまとまった形での導入は1899年 Christian J によるものが最初で、教科書4版に基づいて破瓜病の周辺が述べられている。1900年 Séglas *LJE* は6版をとりあげ、空想型パラノイアの位置づけと早発痴呆の拡大を批判した。同じ1900年 Sérieux P も6版を紹介し、1902年には早発痴呆のモノグラフを著した[7]。彼は Kraepelin E の空想型パラノイアすなわち Magnan *J-JV* の慢性妄想病は臨床像と経過が妄想痴呆とは異なるので、早発痴呆の範囲を狭くとる Séglas *LJE* に同調した。

　一方、1903年 Deny G と Roy P は早発痴呆のモノグラフを書いているが、彼らは空想型パラノイアと妄想痴呆に本質的な差を認めず、Kraepelin E の6版の分類を支持した。Pascal C、Rogues de Fursac らも同じ意見を述べて

おり、当初はフランス側の立場もさまざまであったらしい。しかしフランス精神医学は、しだいに Kraepelin E の早発痴呆を受け容れながら、その範囲を5版に相当する範囲に限定し、自国の疾患分類との整合性をとりながら、人格のくずれの少ない妄想領域すなわちパラノイアの部分に独自の慢性妄想病群を展開させる。

4. フランスの慢性妄想病群

a. 解釈妄想病 délire d'interprétation

Sérieux P と Capgras *J-MJ* が本書にまとめた解釈妄想病 délire d'interprétation とは、Kraepelin E の結合型パラノイアに相当するもので、次の特徴がある。

1) 多様な妄想解釈を形成し
2) 幻覚を欠く、あったとしても重要ではなく
3) 知的明晰と精神活動性が保たれ
4) 解釈が進行拡散性に発展してゆき
5) 不治ではあるが認知症に至らない

原因として、妄想を生じやすい特有な病的体質（パラノイア体質 constitution paranoiaque）が想定されており、この肥大が事実をゆがめ、誤った解釈を積み重ねて妄想を発生させる。すなわち妄想病を、素地となる病的な体質と、解釈という形成メカニズムの2点から把握しようとする体質的機械論であり、変質理論から離れてきている。

b. 復権妄想病 délire de revendication

二人は解釈妄想病との鑑別に重要な妄想病として、ドイツの好訴妄想、フランスの加害的被害者に相当する、以下のような特徴をもつ復権妄想病 délire de revendication を挙げている。

1) 解釈が少なく
2) 執拗な固定観念にとらわれ
3) 慢性の躁的興奮状態にあり
4) 乱暴な行動、衝動行為を起こしやすく
5) 発作と寛解を繰り返す

解釈妄想病と復権妄想病は、同じパラノイア体質を基盤に発病するので、

316 | 解説

両者に移行があるとされている。人間一人のなかに存在するロゴスの病理と
パトスの病理とも言いうるだろう。

c. 空想妄想病 délire d'imagination

解釈妄想病のなかに、豊富な空想を述べる虚言妄想 délire defabulation と
いう類型が記載されている。これを 1910 年 Dupré, *FP-LE* らが空想妄想病
の名で独立させたもので、その特徴は以下のようである[4]。

1) ミトマニー mythomanie という嘘をつきやすい病的体質の上に
2) 外的事実ではなく内界の創造的空想というメカニズムによって形成さ
   れ
3) 多くは血統、発明などの誇大的主題をとり
4) 1つに整理統合されて体系化するのではなく、物語や記憶錯誤の要素
   が次々にくわわり際限なく発展し
5) 認知症にならない

d. 慢性幻覚精神病 psychose hallucinatoire chronique

1911 年 Ballet *GLS* が Magnan *J-JV* の慢性妄想病を発展させたもので、以
下の特徴をもつ[1][2]。

1) パラノイア体質の上に
2) 体感異常、不安ではじまり
3) 幻聴と被害妄想が前景にたつが、誇大妄想は必発ではなく
4) 経過は多様で、4つの病期を規則的に経過することも不規則なことも
   あり
5) 長期予後は不良で、知的荒廃ないし症状の常同化に至る

5. パラノイアの発展

こうしたフランスからの批判を受け、Kraepelin E は教科書 8 版（1909-
1915）で好訴妄想をパラノイアからはずし、心因性疾患に移した。結果とし
てパラノイアは入院患者の 1% 以下に縮小され、解釈妄想病に一致すること
になった。

さらに内因性認知症化のなかに、早発痴呆と並ぶ形でパラフレニー Pars-
phrenie が新設された。パラフレニーは早発痴呆に比べて、感情や意志の障

害が軽く、思考障害が前景を占め、人格のくずれが少ない。一方パラノイア
に比べて、発病時期を明らかにすることができ、情動反応が強く、緩徐に進
行する。体系、誇大、作話、空想の4つの類型が区別されている。

　1911年チューリッヒのBleuler Eは、疾患単位としての早発痴呆に代わる
症候群としての統合失調症を提唱した。統合失調症概念はドイツ語圏に広く
急速に浸透したので、パラノイア、パラフレニーの境界はしだいに曖昧にな
っていった。

　パラフレニーは当初から独立疾患とみなすことに疑問があった。1921年
Mayer WはKraepelin E自身がパラフレニーと診断した78例の転帰調査を
行い、50例は経過中に病像が変化し、32例は統合失調症になったとする報
告をまとめた6)。以後のドイツではパラフレニーは消滅し、統合失調症を細
分化するKleist-Leonhardの分類のなかに残るにすぎなくなった。1955年イ
ギリスのRoth Mは、Kraepelin Eのパラフレニーに病像が類似した老年期
の妄想症を遅発パラフレニー late paraphrenia の名で提唱している。

　一方フランスでは、統合失調症を他国のように拡大せず、慢性妄想病群を
維持し続けた。Kraepelin Eの体系型パラフレニーは慢性幻覚精神病、空想
型パラフレニーは作話型に一部を含めて空想妄想病とみなした。そして後者
をフランスにおいてパラフレニー paraphrénie と呼ぶことになった。

　フランスとドイツの学問的交流は1913年第一次大戦の勃発により終わり
を告げた。以後の両国は互いに議論しあうことなく自国の疾患分類を守り、
それは第二次大戦終了後とくに1980年のDSM-IIIに象徴されるようなアメ
リカ主導で精神医学が世界的に均一グローバル化するまで続いた。

　2つの大戦間の1920年代にGatian de Clérambault *GHAELM*は、熱情精
神病 psychoses passionnelles を提唱した5)。熱情精神病は病的な熱情（愛情、
怒りなど）の上に、唯一つの優格観念から発して、解釈妄想病のような網状
ではなく扇形 en secteur に進展する非幻覚性の妄想症であり、有名人から
愛されていると確信する恋愛妄想 érotomanie を中核に嫉妬妄想、復権妄想、
心気妄想（心気的加害者）が含まれ、いずれも強固な信念に支えられ、闘争
的で興奮しやすい。

　フランスのパラノイアは、解釈妄想病、復権妄想病、熱情精神病の3つを
指すことが多く、これらは互いに移行し重なりあう領域をもっている。

6. まとめ

　私は、フランス留学の初期にルーブル美術館を初めて訪れたときの印象を
はっきりと憶えている。広い館内を行けども行けども、壁面は膨大な未知の
画家たちの作品で埋め尽くされ、目的の絵に到達することもできなかった。
ヨーロッパの伝統に圧倒され、心細くなるとともに、その伝統は今は忘れら
れた彼らの仕事の上に成立していることを知った。

　本書はフランスにおけるパラノイア論の白眉である。これを読むと、20
世紀初頭にぶつかり合ったドイツ学派とフランス学派の二大潮流さらにヨー
ロッパ精神医学の全貌を、当時の熱気とともに概観することができる。その
飛沫こそ解釈妄想病、復権妄想病などの慢性妄想病群である。今日、その大
半は忘れ去られているが、意味するところは少しも失われていない。

文　献

1) Ballet *GLS:* La psychose hallucinatoire chronique. Encéphale 6 T2: 401-411, 1911 (三
村　將・濱田秀伯訳：精神医学 28: 1185-1191、1986)
2) Ballet *GLS:* La psychose hallucinatoire chronique et la désagrégation de la
personnalité. Encéphale 8 T1: 501-508, 1913 (三村　將・濱田秀伯訳：精神医学 28:
1405-1414、1986)
3) Capgras *J-M*J, Reboul-Lachaux J: L 'illusion des «Sosies» dans un délire systématisé
chronique. Bull Soci Clin Méd Ment 11: 6-16, 1923 (大原貢訳、精神医学 20: 759-770、
1978)
4) Dupré *FP-L*E: Pathologie de l'imagination et de l'émotivite. Payot, Paris, 1925
5) Gatian de Clérambault *GHAELM* (木村敏夫・時澤哲也他訳)：熱情精神病. 金剛
出版、1984
6) Mayer W: Über paraphrene Psychosen. Z Gesamte Neurol Psychiatr 71: 187-206, 1921
7) Sérieux P: La Démence Précoce. Coueslant, Cahors, 1902

用語対照表

A

aboulie	無為	47
accès de dépression	抑うつ発作	120
accès de folie	狂気発作	121
accès délirant	妄想発作	60, 139, 257
accès hallucinatoire	幻覚発作	209
accès maniaque	躁発作	120
accès mélancolique	メランコリー発作	37, 118
affaiblissement mental	心的衰退	92, 183, 248, 263
affaiblissement psychique	精神衰退	117, 223, 251, 261
affaiblissement intellectuel	知的衰退	3, 22, 39, 69, 77, 113, 116, 117, 122, 124, 132, 147, 176, 188, 204, 221, 225, 227, 231, 266
agitation	焦燥	151
aliénation mental	心神狂	132, 144, 233, 259
aliéné	心神狂患者、狂人	5, 39, 43, 82, 84, 87, 90, 113, 139, 141, 160, 205, 233, 256, 290
aliéniste	心神狂医	106, 192, 262
aperception	統覚	184, 192
arrangeur	編集者型	234
asile	施療院	69, 82, 85, 86, 113, 117, 140, 142, 235, 239, 267, 274, 277, 290
asile-colonie	集団治療施設	273
asile de sûreté	警察付属施療院	274, 277
association	連合	183, 184
association d'idées	連想	4, 6, 191, 192
attente anxieuse	予期不安	185
attention hypertrophiée	注意肥大	186
attention élective	選択注意	192
attention expectante	期待注意	48, 192
attention volontaire	随意注意	192
auto-accusation	自責	143
auto-critique	病識	40, 47, 118, 184, 197, 198, 200, 201, 263
automatisme	自動症	229
autophilie	うぬぼれ	123, 196, 197
autopsychose circonscrite	限局性内界精神病	260

320 ｜ 用語対照表

B

Beobachtungswahn	注察妄想	249
Bezuiehungswahn	関係妄想	248, 249
boiterie du cerveau	脳の跛行	271
bouffée délirante interprétative	解釈性急性錯乱	143
bouffée délirante polymorphe	多形性急性錯乱	120
bouffée onirique	一過性夢幻錯乱	120

C

capacité civile	民事行為能力	277
cause morale	モラル要因	199
cause psychique	心因	200
catatonie	緊張病	47, 224, 267
cénesthésie	体感、セネステジー	103, 115, 227, 263, 268
centre sensoriel	感覚中枢	204, 229, 263
choc émotionnel	情動ショック	199, 200
coefficient émotionnel	情動係数	197, 200
colonie de Dun	ダン集団治療施設	38, 82, 137, 180
colonie familiale	家族的集団治療施設	116, 273
combinatorische Verfolgunswahn	結合型被害妄想	249
complexe idéo-affectif	観念・感情コンプレクス	187, 201
conception délirante	妄想、妄想内容	22, 270
conception imaginaire	想像	4
conflits sociaux	社会的軋轢	201
confusion	錯乱	3, 224, 266
confusion dans les idées	思考の錯乱、減裂	40, 222
confusion hallucinatoire	幻覚錯乱	121, 122
confusion mentale	精神錯乱	218
constellation	集合化	187
constitution mentale	心的体質	40, 268
constitution paranoïaque	パラノイア体質	195, 199, 251
constitution psychopathique	精神病質性体質	117
conviction délirante	妄想確信	23
cour d'appel	控訴院	277
crise	クリーゼ	59, 74, 123
crainte	心配	186
cristallisation	結晶（作用）	114, 189, 201

D

débile	軽愚	47, 70, 85, 107, 130, 242, 266
débilité mentale	心的遅滞	260, 261, 267
déchéance mentale	心的荒廃	2234
déficit psychique	心的欠陥	222, 265, 266
dégénéré	変質者	110, 120, 210, 215, 221, 240, 241, 242, 259
dégénéré supérieur	優秀変質者	144
dégénérescence	変質	5, 98, 195, 246, 253, 255
dégénérescence mentale	心的変質	3, 7, 64, 196, 269, 277
délire aigue	急性デリール	3
délire alcoolique	アルコール性デリール	92, 124, 263
délire altruiste	利他妄想	214
délire ambitieux	特権妄想	115, 310
délire allopsychique	外界意識妄想	248
délire autopsychique	内界意識妄想	248
délire somatopsychique	身体意識妄想	248
délire chronique	慢性妄想病	110, 227, 239, 241, 252, 262, 268, 270
délire d'attente	未来優位の妄想	221
délire d'auto-accusation	自責妄想（病）	107, 268
délire de combinaisons	結合妄想	86
délire de confabulation	作話妄想	131
délire d'emblée	突発妄想	221, 267
délire de fabulation	虚言妄想	131
délire de jalousie	嫉妬妄想	3, 92, 223, 266
délire de persécution à forme raisonnante	理性型被害妄想病	130, 177, 242, 255
délire de persécution systematisé	体系化被害妄想病	241
délire de possession corporelle	身体的被影響妄想	229
délire de préjudice	侵害妄想	217, 222
délire de préjudice présénile	初老期侵害妄想	265
délire de revendication	復権妄想病	7, 202, 205, 217, 250, 255, 258, 262, 269, 270
délire de revendication égocentrique	自己中心型復権妄想病	206, 210
délire de revendication altruiste	利他型復権妄想病	206, 210
délire des grandeurs	誇大妄想（病）	3, 24, 84, 115, 256
délire de signification personnelle	自分に結びつける妄想	248
délire de suppositions	憶測妄想	66, 80, 138
délire des persécutions	被害妄想（病）	3, 39, 64, 77, 115, 236, 239, 268
délire d'extrospection	外観妄想	27

délire d'humilité	自己卑下妄想	185
délires d'inférence	推理妄想	251
délire d'interprétation	解釈妄想病	3, 5, 217, 243, 250, 269, 270
délire d'interprétaiton atténué	軽症解釈妄想病	143
délire d'interprétation physiologique	生理的解釈妄想病	189
délire d'intérrogation	疑問妄想	66, 138
délire d'observation	注察妄想	188
délire égocentrique	自己中心妄想	214
délire érotique	恋愛妄想	3, 95
délire général	全般デリール	233
délire hypocondriaque	心気妄想	3, 106
délire intellectuel chronique	慢性知的妄想病	110
délire interprétatif symptomatique	症候性解釈妄想病	218
délire mélancolique	メランコリー性デリール	220, 221
délire mixte	混合妄想	70
délire mystique	神秘妄想	3, 100
délire obsidional	包囲妄想	190
délire onirique	夢幻デリール	124
délire paranoïde	パラノイド妄想	270
délire paranoïque à idée prévalente	優格観念に基づくパラノイア性妄想病	206, 259
délire partiel	部分デリール	5, 41, 234, 236
délire polymorphe	多形妄想	221
délire raisonnant de persécution	理性型被害妄想病	130, 177, 242, 255
délire rétrospectif	妄想追想	35, 36, 38, 74, 111, 114, 136, 156, 203, 216, 222, 292
délire secondaire	二次性デリール	3
délire sensoriel	感覚デリール	120
délire systématisé	体系化妄想病	3, 183, 239, 242, 243, 252, 253, 259, 268, 269, 270
délire systématisé hallucinatoire	幻覚性体系化妄想病	184, 254
délire systématisé originel	生来性体系化妄想病	244, 247
délire systématisé perceptif	知覚性体系化妄想病	239
délire systématisé primitif	一次性体系化妄想病	251
démence paranoïde	パラノイド認知症	225, 250, 252, 265, 266
démence précoce	早発痴呆	3, 42, 47, 188, 222, 223, 257, 265, 266
démonomanie	デモノマニー	100
dépression constitutionnelle	体質性うつ病	219
Dépôt	留置所	16, 209
désagrégation	（人格）解体	117, 263

déséquilibré	精神不均衡者	7, 126, 130, 200, 209
désorientation	失見当	116
diffusion	拡散性	194
dissimulation	（妄想、疾患の）隠蔽	23, 24, 90, 205, 222, 231, 272, 273, 274, 276
douleur morale	心痛	39, 221
doute	疑惑、猜疑	139, 186
doute délirant	妄想疑惑	23, 138

E

écho de la pensée	考想反響	121, 229
égocentrique	自己中心的	5, 187, 195, 196, 198
éméitisé	砕身術	228
émotivité	感情の動かされやすさ	150
entité morbide	病的単位	5
épilepsie paranoïde	パラノイドてんかん	218
épisode délirant aigu	急性妄想エピソード	35
épisode hallucinatoire	幻覚エピソード	48, 120, 144
épisode interprétatif	解釈エピソード	218
épisode paroxystique	発作性エピソード	109
épisode sensoriel	感覚エピソード	121
erreur de personnalité	人物のとり違え、すり替え	18, 37
erreur délirante	妄想錯誤	114
espèce clinique	臨床種	7, 243, 257, 265, 266
espèce morbide	病種	235, 269
état mental	心的状態	40, 42
état passionnel	熱情状態	5, 209, 257
exaltation	発揚	84, 90, 206, 208, 210, 211, 259
excitation catatonique	緊張病性興奮	224
excitation maniaque	躁的興奮	120

F

fanatique	過信者	206, 207, 215, 257, 260
fantaisie	空想	48, 149
fausse reconnassance	（人物）誤認	37, 38, 64, 116, 294
fixité	定着性	194
folie	狂気、狂	12, 15, 35, 144, 214, 259, 260

folie à deux	二人狂	145, 162, 177, 181
folie cmmuniquée	伝達狂	181
folie convaincante	説得力をもつ狂気	177
folie des grandeurs	誇大狂	257
folie des obsessions	強迫狂	260
folie des persécutés-persécuteurs	加害的被害狂	7, 254, 257, 267
folie d'ostentation	顕示狂	47
folies héréditaires	遺伝狂	237, 260
folie intermittente	間欠狂	3, 188, 220
folie lucide	明晰狂	92, 237, 259
folie morale	モラル狂	210
folie périodique	周期狂	220, 221, 257
folie processive	訴訟狂	259
folie quérulante	好訴狂	183, 202, 249, 259, 260, 261, 262, 266
folie raisonnante	理性狂	5, 7, 41, 237, 245, 246, 257, 310
folie religieuse	宗教狂	101, 257
folie simultanée	同時狂	181
folie systématique	体系狂	243, 249, 252
forme fruste	不全型	131, 144, 271
fureur des voyages	放浪癖	150

G

graphomanie	書癖	45, 72, 76, 88
gylades de strychnine	ストリキニン・ジラード	228

H

hallucination	幻覚	4, 48, 77, 102, 124, 147, 176
hallucination auditive, hallucinations de l'ouïe	幻聴	48, 64, 102, 263
hallucinations auditives verbales	言語幻聴	227
hallucination cénesthésique	体感幻覚	106, 177, 228
hallucinations de l'odorat	幻嗅	51, 95
hallucination hypnagogique	入眠時幻覚	49
hallucination onirique	夢幻幻覚	103
hallucination psychique	精神幻覚	49
hallucination psycho-motrices verbale	言語性精神運動幻覚	49, 92, 102, 227
hallucination visuelle	幻視	102, 223
hébéphrénie	破瓜病	203, 224, 265, 267

héboïdo-paranoïde	ヘボイド・パラノイド	267
hyperesthésie affective	感情の過敏性	144, 190, 215
hyperesthésie du moi	自我の過敏	197
hyperesthésie psychique	精神的な過敏性	199
hypertrophie du moi	自我の肥大	40, 187, 196, 198, 201
hypocondrie	心気症	52, 106, 150
hypocondrie délirante	妄想性心気症	107
hystérie	ヒステリー	219, 224

I

idée accessoire	付随観念	86
idée ambitieuse	特権念慮	75, 85
idée d'auto-accusation	自責念慮	23
idées de culpabilité	罪業念慮	139
idée de grandeur	誇大念慮	22
idée de grossesse	妊娠念慮	97
idée d'énormitité	巨大念慮	107
idée d'immortalité	不死念慮	107
idée de jalousie	嫉妬念慮	22
idée délirante	妄想観念、妄想	4, 70
idée de négation	否定念慮	23, 107, 222, 228
idée de persecution	被害念慮	22, 78, 280
idée de possession	憑依念慮	23, 107, 228
idée de préjudice	侵害念慮	77, 78, 229
idées de richesses	富裕念慮	85
idée de transformation corporelle	身体変形念慮	107, 222
idée directrice	主導観念	86, 113, 187, 199, 215, 258, 272
idée érotique	恋愛念慮	23
idée fixe	固定観念	6, 40, 110, 120, 187, 195, 205, 206, 210, 212, 215, 259, 260, 261, 269
idée hypocondriaque	心気念慮	23, 107, 222
idée mystique	神秘念慮	23, 280
idée prédominante	優勢観念	114
idée prévalente	優格観念	5, 40, 92, 187, 191, 199, 201, 210, 215, 248, 258, 260, 262, 269
idée obsédante	強迫観念	7, 120, 206, 210, 211, 258, 259, 262
idiosyncraisies d'intérêt	特異的な関心体質	191
illuminé	神がかり	101

illusion	錯覚	4, 48, 233, 241
illusion de l'ouïe	錯聴	64
illusion d'odorat	錯嗅	103
illusion mentale	心的錯覚	4, 235
impulsion	衝動	15, 47, 83, 210, 224
inbécilité	痴愚、間抜け	28
incohérence	散乱、滅裂	224
incoherence de la pensée	思考の滅裂	266
incorrigibilité	訂正不能性	195
Infirmerie du dépôt	警察医務院	307
Infirmerie speciale	警察特別医務院	64
interne	内勤研修医	16, 17, 18, 19, 21, 91
interprétation délirante	妄想解釈	4, 24, 110, 113, 240, 241, 242, 243, 256
interprétations endogènes	内界に起因する解釈	31
interprétations exogènes	外界に起因する解釈	25
interprétation rétrospective	追想解釈	133
interrogation	自問自答	107
introspection mentale	心的内省	34, 244
introspecion somatique	身体的内省	31, 244

J

jue des combles	謎探しゲーム	219

L

langage symbolique	象徴言語	27
léthargie complète	完全嗜眠法	15
lucidité	知的明晰	5, 39, 205, 222, 225, 273
lypémanie	リペマニー	233

M

magnétisme	磁気催眠	68, 98, 100
maison de santé、maison d'aliénés	癲狂院	13, 14, 17, 30, 33, 45, 61, 83, 122, 307
maladie mentale	心的疾患	117, 204, 264, 272, 273
maladie universelle	単一精神病	267
manie	マニー	47
manie raisonnante	理性マニー	120, 212

manie soupçonneuse	疑惑マニー	111, 153
maniérisme	衒奇	47
médecin-inspecteur	監察医	13
méfiance	不信感、猜疑心	47, 77, 110, 115, 151, 185, 186, 197, 199, 269
mégalomanie	メガロマニー	85, 86, 217, 228, 238, 241, 256
mélancolie	メランコリー、うつ病	139, 188, 233, 236
mélancolie présénile	初老期メランコリー	222
mentalité	心性	3
monoïdéisme	単一観念症	206
monomanie	モノマニー	102, 198, 233, 235, 252, 260, 280, 281
monomanie ambitieuse	特権モノマニー	236
monomanie intellectuelle	知的モノマニー	233, 236
monomanie sensoriele	感覚モノマニー	236
monomanie lucide	明晰モノマニー	237
mythomanie	ミトマニー	132, 150, 194, 219

N

négativisme	拒絶	224
neurasthénie	神経衰弱	35, 52, 219, 224
néologisme	言語新作	42, 224, 230, 231
nevrosité	神経過敏	280

O

obnubilation intellectuelle	知的昏蒙	218
obsession des réclamtions	請求強迫	259
orgueil	思い上がり、高慢	47, 71, 115, 151, 197, 205, 255, 256, 269
originäre Verrücktheit	生来性偏執狂	246

P

panophobie	汎恐怖	176
paralogique	錯論理、論理錯誤	86, 194, 197, 204, 279
paralysie générale	進行麻痺	218
paranoïa、Paranoia	パラノイア	3, 7, 41, 183, 201, 246, 253, 260, 261, 262

paranoïa abortive	頓挫パラノイア	222
paranoïa aigüe	急性パラノイア	202, 222, 246, 267
paranoïa chronique simple	慢性単純パラノイア	248
paranoïa combinatoria	結合パラノイア	247, 249, 252
paranoïa hallucinatoire	幻覚パラノイア	249
paranoïa héboïde	ヘボイド・パラノイア	267
paranoïa inventoria	発明パラノイア	247
paranoïa légitime	正統パラノイア	245
paranoïa originaire	生来性パラノイア	203, 226, 247, 251, 265
paranoïa persecutoria	加害パラノイア	247
paranoïa primitive	一次性パラノイア	246
paranoïa querulans	好訴パラノイア	247, 251
paranoïa secondaire	二次性パラノイア	246
paranoïa simple	単純パラノイア	247, 267
paraphrénie	パラフレニー	251
paresthésie	錯感覚	106
paroxysme hallucinatoire	一過性の幻覚	176
paroxysme d'affolement	一過性の恐怖	150
paroxysme interprétatif	一過性の解釈	118, 119
passion	情念、熱情	7, 189, 190, 193, 200, 212, 215, 233, 276
période d'élaboration	準備期	175
période d'état	最盛期	111, 156
période d'incubation	潜伏期	110
période terminale	終末期	116
perplexité pessimiste	悲観的な困惑	185
persécuté héréditaire	遺伝性被害者	238, 255
persécuté migrateur	漂泊の被害者	80, 152
persécuté-persécuteur	加害的被害者	83, 144, 238, 241, 246, 253, 255, 257, 258, 259, 268, 269
persécuté-possédé	憑依的被害者	227
persécuté raisonnant	理性型被害者	238, 258
persécuteur familial	家族型加害者	126, 259, 275
persécuteur raisonnant	理性型加害者	256, 257, 259
persécutrice amoureuse	恋愛型加害者	72
personnalité anormale	異常人格	111
personnalité psychopatique	精神病質人格	187, 214
phase méditative	瞑想段階	111
phrénasthénie	フレナステニー	266

polymorphisme	多形性	3, 71, 224, 264, 266
possédé du démon	悪霊憑き	101
processif	好訴者	215, 259
prophète	預言者	206
prédisposition	素因	5, 70, 195, 199, 216
pseudo-démence	仮性認知症	117
pseudo-stéréotypie	仮性常同	117
psychasthénie	精神衰弱	35, 150, 219
psychose	精神病	109, 205, 213
psychose à base d'interprétation	解釈に基づく精神病	244, 248
psychose acquise	後天性精神病	3, 244, 265
psychose combiné	結合精神病	124
psychose constitutionnelle	体質性精神病	3, 205, 265
psychose d'involution	退行期精神病	222
psychose hallucinatoire aiguë	急性幻覚精神病	121
psychose symptomatique	症候性精神病	181
psychose systématisée chronique à base d'interprétation délirante	妄想解釈に基づく慢性体系化精神病	244
psychose systématisée hallucinatoire	幻覚性体系化精神病	227, 264
psychose maniaque-dépressive	躁うつ病	196, 222
psychose résiduelle	残遺精神病	265

Q

| Querulantenwahnsinn | 好訴ワーンジン | 183, 259 |

R

raisonnement	推論	4, 131, 192, 204, 234, 251, 257
réaction émotionnelle	情動反応	120
réformateur	社会改革者	206, 215, 280
rémission	寛解	118, 272
représentation mentale	心的表象	49, 205, 262, 267
responsabilité	責任能力	276
ressentiment	ルサンチマン	276
réticence	黙秘、意図的に口をつぐむ	88, 89, 118, 310
rêve éveillé	白日夢	103
Revue des Revues	専門誌時評	280

S

sensation interne	内部感覚	31, 235
sensibilité générale	全般感受	51, 129, 227, 256, 268
sentiment d'incomplétude	不全感	263
simulation	詐病	276
société médico-psychologique	医学・心理学会	239
stéréotypie	常同	47, 193, 224, 231
stéréotypie verbale	言語常同	42
stupeur catatonique	緊張病性昏迷	224
suggestivilité	被暗示性	224
suggestion	暗示	23, 25, 68, 78, 79, 132, 146
symptôme négatif	陰性症状	39
symptôme positif	陽性症状	22
stigmate phisique	身体スティグマ	196
stigmate mental	心的スティグマ	197
subconscience	下意識	199

T

tare héréditaire	遺伝負因	196
tendence	性向、傾向	259
thème délirante	妄想主題	40, 70
théomanie	テオマニー	100
tic	チック	47
timidité	内向性	190
trouble affective、trouble d'affectivité	感情障害	184
trouble sensoriel	感覚障害	4, 7, 33, 39, 48, 102, 115, 149, 176, 205, 225, 263
traumatisme	心的外傷	200
traitement moral	モラル療法	199, 271, 273
travail physique	作業療法	272

V

variété persecutrice	加害型	144
variété précoce	早発型	126
variété resignée	諦念型	71, 149, 175, 257, 271, 273
variété tardive	遅発型	130

verbigération	語唱 42, 224
vie affective	感情生活 39
voix intérieure	内声 49
Verrücktheit	偏執狂 249
vesania	ヴェザニア 40, 46, 115, 116, 117, 132, 219, 224, 230, 231, 276

W

| Wahnsinn | ワーンジン 246 |

人名索引

A

Albès	アルベ	37, 245
d'Alembert	ダランベール	152, 157, 159, 165
AlexandreIII	アレクサンドル3世	85
Alphonse	アルフォンス	139
AlphonseXIII	アルフォンソ13世	104, 136
Anglade	アングラード	181, 245
Arnaud F*L*	アルノー（1858-1927）	121, 123, 198, 217, 244, 245, 258
Amadei	アマデイ	251

B

Baillarger J*GF*	バイヤルジェ（1809-90）	231, 235
Ball B	バル（1833-1893）	84, 85, 106, 197, 277
Ballet *GLS*	バレ（1853-1916）	107, 126, 242, 245, 259
Barbé*AL*	バルベ（1877-1959）	23, 245
Benon	ブノン	245
Bernhardt Sarah	サラ・ベルナール	144
duc de Berry	ベリー公	211
duchesse de Berry	ベリー侯爵夫人	310
Berze	ベルツェ	184, 249
Biron	ビロン	34
Bismark	ビスマルク	72
Blanche*AE*	ブランシュ（1820-1893）	275
Bleuler E	ブロイラー（1857-1939）	36, 117, 186, 187, 188, 190, 191, 195, 196, 200, 250, 265
Bombarda M*A*	ボンバルダ（1851-1910）	92, 205
Bonhoeffer K	ボンヘファー（1868-1948）	262
grand-duc Boris	ボリス大公	85
de Boufflers	ド・ブフレール	166
Brédif	ブレディフ	151
Bresler	ブレスラー	183
Brissaud E	ブリソー（1853-1909）	277
Brochard	ブロシャール	197, 201

Brosius　　　　　　　　　ブロジウス　　203

C

Camus P	カミュ	26, 97, 198, 205, 245, 267, 268
Capgras*JM*J	カプグラ（1873-1950）	97, 244, 245, 268
Carnot	カルノ	147
Castren	カストレン	280
comte de Chambord	シャンボール伯爵	85
Charpentier R	シャルパンティエ	245, 277
de Chenonceaux	ド・シュノンソー	158
Choiseul	ショワズーユ	152, 165, 166, 168
Sir Clouston T	クラウストン（1840-1914）	203, 252
prince de Conti	コンティ公	161
Conway	コンウェイ	160
Corancez	コランセ	149
Cotard J	コタール（1840-1889）	184, 192
Courbon P	クルボン（1879-1958）	245
Courjon	クルジョン	245
Cramer	クラマー	188, 190, 249
Cullerre	キュレール	206, 240

D

Dagonet H	ダゴネ（1823-1902）	116, 192
Damaye	ダメー	37, 245
Daufer	ドフェール	304
Delasiauve *LJF*	ドゥラシオーヴ（1804-1893）	235, 239, 256
Delbrück	デルブリュック	277
Deleyre	ドレール	154
Deny G	ドゥニ	26, 97, 198, 205, 218, 245, 267, 268
Dericq	デリック	124
Dercum F*X*	ダーカム（1856-1931）	253, 266, 267
Dide M	ディド（1873-1944）	244
Diderot	ディドロ	151, 154, 160, 165, 175
Don Carlos	ドン・カルロス	104
Doumer	ドゥメール	135
Dreyfus	ドレフュス	20, 27, 61
Dromard	ドロマール	47

Ducasse	デュカス	183
Duclos	デュクロ	151
Ducosté	デュコステ	218
Dufour	デュフール	245
Dugas	デュガ	190
Dumas G	デュマ（1866-1946）	221, 225
Dupré*FPLE*	デュプレ（1862-1921）	132, 188, 198, 206, 245, 259, 265, 268, 269
Durocher	デュロシェール	244
Duprat	デュプラ	245

E

duc d'Enghien	アンギャン公爵	85
d'Epinay	デピネ	153, 154
Esquirol*JED*	エスキロール（1772-1840）	67, 189, 191, 198, 233, 234
imperatrice Eugénie	皇后ユージェニー	310

F

Falret J-P	ファルレ・ペール（1794-1870）	4, 184, 189, 195, 231, 235, 236, 255, 264
Falret J*PJ*	ファルレ・フィス（1824-1902）	177, 237, 238, 242, 255, 256, 257, 258, 259, 267
Féré*CS*	フェレ（1852-1907）	192
Ferry J	フェリー	207, 208
Forel A*H*	フォレル（1848-1931）	212, 214, 259, 277
Foville A*L*	フォヴィル（1799-1878）	115, 238
Francotte	フランコット	49
Frapié	フラピエ	42
Friedmann	フリードマン	143, 249

G

Garnier P*E*	ガルニエ（1848-1905）	16, 180, 219, 228
Gatian de Clérambault G*HAELM*	クレランボー（1872-1934）	27, 64, 81, 88
Gouffé	グーフェ	141
Gierlich	ジエルリック	187

del Greco	デル・グレコ	195
Grévy J	グレヴィ	73
Griesinger W	グリージンガー（1817-1868）	183, 184, 192
Grimaldi	グリマルディ	185
Grimm	グリム	151, 154, 165
Guiard	ギアール	27, 81, 88
Guislain J	ギズラン（1797-1860）	184

H

Hansonn	アンソン	280
Harberstadt	アルベルスタット	143, 245
Hartenberg	ハルテンベルグ	190
Heilbronner	ヘイルブロナー	249, 261, 262, 266
HenriV	アンリ5世	310
Hitzig JE	ヒツッヒ（1838-1907）	183, 260, 261
d'Holbach	ドルバック	152, 153, 154
Humbert	ユンベール	27
Hume D	ヒューム	150, 152, 156, 157, 158, 159, 160, 166, 167
Hyder-Ali	ハイダル・アリ	148

I

Imbert	アンベール	92
d'Ivernois	ディヴェルノワ	157

J

Jacquin	ジャカン	181, 245
Jeanne d'Arc	ジャンヌ・ダルク	101
Joffroy A	ジョフロワ（1844-1908）	27, 28, 83, 92, 94, 98, 223, 243, 245, 259, 275
James W	ジェイムズ（1842-1910）	191, 194
Janet P*MF*	ジャネ（1859-1947）	219, 263
Jolly	ジョリ	186, 262
Juquelier	ジュクリエ	245

K

Kéraval	ケラヴァル	243
Lord Kitchener	キッチナー卿	51, 91
Köppen	ケペン	249, 261
Kornfeld	コーンフェルド	277
Korsakoff SS	コルサコフ (1854-1900)	252
von Krafft-Ebing RFJ	クラフト-エビング (1840-1902)	86, 93, 96, 183, 247, 259
Kraepelin E	クレペリン (1856-1926)	36, 89, 110, 116, 117, 183, 186, 200, 202, 203, 210, 224, 225, 229, 245, 249, 250, 252, 255, 261, 262, 264, 265, 266, 267, 269
	呉秀三 (1866-1932)	203

L

Lachaux	ラショ	205
Lagriffe	ラグリフ	124, 245
Lanson	ランソン	149
Lasègue EC	ラゼーグ (1816-1883)	39, 177, 236, 237, 264, 268
Legrand du Saulle H	ルグラン・デュ・ソル (1830-1886)	43, 230, 276, 278
Legrain PM	ルグレン (1860-1939)	31, 240
Lamartine	ラマルティーヌ	211
Leborgne	ルボルニュ	245
Lemattre J	ルマットル	149
Lemaître	ルメートル	171, 173
Le Normant des Varannes	ル・ノルマン・デ・ヴァランヌ	309, 310
Lenôtre	ルノートル	293
Léopold	レオポルド	138
Leppmann	レップマン	260
Leroy R	ルロワ	92, 144, 212, 243, 257, 259
Leuret F	ルーレ (1797-1851)	189, 191, 234, 239
Le Vasseur	ルヴァスール	157, 158, 159
Lévi	レヴィ	107
Levi Bianchini	レヴィ・ビアンキーニ	218, 266
Linas	リナス	238
Linke	リンケ	185, 186, 249

Locke	ロッケ	191
Loiseau G	ロワゾー	280
Lomer	ロマー	249
de Luxembourg	ド・リュクサンブール	173
Lwoff	ルウォフ	145

M

MacDonald	マクドナルド　253, 266	
Magnan *JJ*V	マニャン（1835-1916）　80, 85, 106, 110, 124, 207, 213, 221, 227, 239, 241, 242, 252, 253, 255, 258, 262, 263, 264, 267, 268, 269, 277	
Mahaim	マーハイム　202	
Mairet	メレ　92	
Malesherbes	マルゼルブ　155	
Malthus TR	マルサス（1766-1834）　43	
Manoury	マヌリ　161	
Marandon de Montyel E*JB*	マランドン・ド・モンティエル（1851-1908）　35, 79	
Marcé L*V*	マルセ（1828-1864）　236	
Marchand	マルシャン　245	
Margulies	マルグリーズ　186, 249	
Marguerite Marie	マルグリット・マリー　101	
Marillier	マリリエ　263	
Marmontel	マルモンテル　151, 154	
Masselon	マスロン　223, 225	
de Mattos J	マトス　252	
Maury	モーリー　280	
Meeus	メーウス　245	
Mendel EE	メンデル（1839-1907）　247, 250	
Meschede	メスチェッド　259	
Metchnikoff	メチニコフ　190	
Meynert T	マイネルト（1833-1892）　189, 248	
Mitchell	ミッチェル　158	
Mignard	ミニャール　245	
Mignot R	ミニョ　82	
de Mirabaeau	ド・ミラボー　161　160	
Möbius P*J*	メビウス（1853-1907）　144	
comtesse de Montcairzain	モンケルザン伯爵夫人　293	

338 | 人名索引

Montmollin	モンモラン	156
Moreira J	モレイラ	196, 197, 202, 252
Morel B-A	モレル (1809-73)	211, 237
Moreau de Tours	モロー・ド・トゥール (1804-84)	102
Morselli E	モルセリ (1852-1929)	251
Motet	モテ	275
Moultou	ムルトゥ	155, 164

N

Näcke P	ネッケ (1851-1913)	192
NapoléonIII	ナポレオン3世	137
Naundorff	ノーンドルフ	86, 293
Neisser Cl	ナイサー	131, 184, 195, 200, 248, 260
Lord Newnham	ニューンハム	159
Nicolas	ニコライ	138

P

Pactet	パクテ	25, 245
Paran	パラン	92
Paulhan	ポーラン	193, 199
Peixoto A	ペイショート	196, 197, 202, 252
Percy-Smith	パーシー・スミス	186
Péteren	ペトラン	130, 252
du Peyrou	ペールー	161
Pick A	ピック (1851-1924)	186
Pilcz	ピルツ	203
Pinel P	ピネル (1745-1826)	199, 233
Pottier	ポティエ	256, 257, 267

R

Rabier	ラビエ	189
Raymond F	レイモン (1844-1910)	219
Réja M	レジャ	283
Régis*BJ*E	レジス (1855-1918)	4, 8, 24, 85, 92, 103, 117, 130, 150, 160, 173, 177, 181, 192, 195, 200, 206, 211, 213, 242, 245, 259, 268

Rémond	レモン　124, 245
Renaudin	ルノーダン　236
Ribot T.A	リボ（1839-1916）　190, 192, 194
Ritti F.A.A	リッティ（1884-1920）　223, 256
Rogues de Fursac M.H.J.P.E	ログ・ド・フュルサック（1872-1942）　46, 110, 245
Roosevelt	ルーズベルト　138
Rosenfeld	ローゼンフェルド　222, 249
Rothschild	ロスチャイルド　135
Roubinovitch	ルビノヴィッチ　197
Rousseau J-J	ジャン-ジャック・ルソー（1712-1778）　117, 149, 279, 293
Rouy H	ルーイ　309, 310
Roy	ロア　223

S

de Saint-Germain C	ド・サン・ジェルマン　164, 170
Salgo	サルゴ　249, 261
Sandberg	サンドベルグ　185, 249
Sander	サンダー　203, 246
Sandon	サンドン　212, 255
Schneider	シュナイダー　249, 265, 266
Schüle H	シューレ（1840-1916）　183, 184, 213, 247, 260, 267
Séglas L.J.E	セグラ（1856-1939）　23, 107, 108, 121, 197, 206, 221, 225, 227, 241, 242, 245, 268, 277
Serbsky	セルブスキー　252
Sérieux P	セリュー（1864-1947）　82, 240, 244, 268
Servan	セルヴァン　162
Snell	スネル　246
Siefert	シーフェルト　260, 262
Siemerling	ジーメルリング　261
Sommer	ゾンマー　265
Soury J	スリー　157, 189
Specht	スペヒト　185, 192, 249
Stendhal	スタンダール（1783-1842）　189
Strindberg A	ストリンドベリ（1849-1912）　279
van Swieten	ファン・スウィーテン　11

T

Tanzi E	タンジ（1856-1934）　23, 26, 41, 48, 114, 117, 138, 190, 196, 201, 251, 267, 272
Teulat	トーラ　255
Thérèse	テレーズ　162, 164
Thevenin	テヴナン　163
Thomsen	トムゼン　259
Tiling	ティリング　185, 186, 249, 260
Tonnini	トンニーニ　251
Toulouse E*G*	トゥルーズ（1865-1947）　245
Trélat U	トレラ（1795-1879）　87, 92, 237
Trénel	トレネル　145, 245
Tronchin	トロンシャン　153, 155, 158
Truelle	トリュエル　245
Tuke	テューク　199

V

Vallon	ヴァロン　70, 83, 276
Vaschide N	ヴァシド（1874-1907）　31, 34, 244
Verger	ヴェルジェ　255
Vigouroux	ヴィグルー　183, 245
Villers	ヴィレール　92
Voltaire	ヴォルテール　152, 155, 159, 160, 163, 175
Vulpas	ヴュルパ　31, 34, 197, 244, 245

W

Walpole	ウォルポール　157
Weber	ウェーバー　261
Wernicke C	ウェルニッケ（1848-1905）　187, 190, 214, 248, 260, 261, 265
Werner	ヴェルネール　92, 248
Westphal *KOF*	ウェストファル（1833-1890）　190, 260
Weygandt W	ヴェイガント（1870-1939）　184, 196, 202
Wilmanns K	ウィルマンス（1873-1945）　260

Z

Ziehen GT ツィーヘン (1862-1950) 26, 117, 132, 196, 214, 248, 250, 269, 277

著者略歴

Paul Sérieux ポール・セリュー（1864-1947）
フランスの精神科医。サルペトリエール学派の一人でサン・タンヌ病院のマニャンのもとで学んだ。クレペリンの早発痴呆をフランスに紹介し、マニャンの分類体系との整合性を探りながら、パラノイアの領域にフランス独自の理性狂を確立した。

Josef Capgras ジョゼフ・カプグラ（1873-1950）
フランスの精神科医。サルペトリエール学派の一人。サン・タンヌ病院ではセリューの弟子にあたり、ともにフランスにおけるパラノイア概念を確立した。1923 年に発表した人物誤認はカプグラ症候群と呼ばれる。

訳者略歴

濱田秀伯（はまだ・ひでみち）
東京都出身。1972 年慶応義塾大学医学部卒業。医学博士。1979～83 年パリ大学サン・タンヌ病院へフランス政府給費留学。慶応義塾大学医学部精神神経科専任講師、准教授、客員教授、群馬病院長を経て六番町メンタルクリニック精神療法センター長。日本精神医学史学会理事長。
[**著書**]『精神症候学』［第 2 版］（弘文堂、2009）、『精神病理学 臨床講義』［第 2 版］（弘文堂、2017）、『精神医学エッセンス』［第 2 版］（弘文堂、2011）、『著作選集ラクリモーサ』（弘文堂、2015）ほか。
[**訳書**] ランテリ・ロラ『幻覚』（西村書店、1999）、ジョルジェ『狂気論』（弘文堂、2014）ほか。

千葉　洋（ちば・ひろし）
山形県出身。1976 年明治大学仏文科卒業。1981 年フランス、パリ政治学院国際関係学科卒業。在日フランス大使館極東担当財務部事務官、フランス系銀行グループ日本現地法人役員等を経て、フランス語翻訳者。東京日仏学院で堀茂樹に翻訳を学ぶ。

理性狂
──解釈妄想病と復権妄想病

2018（平成30）年12月30日　初版1刷発行

訳　者　濱田　秀伯

発行者　鯉渕　友南

発行所　株式
　　　　会社　弘文堂　　　101-0062 東京都千代田区神田駿河台1の7
　　　　　　　　　　　　　TEL 03(3294)4801　振 替 00120-6-53909
　　　　　　　　　　　　　http://www.koubundou.co.jp

装　丁　水木喜美男

印　刷　三　陽　社

製　本　井上製本所

© 2018 Hidemichi Hamada. Printed in Japan

[JCOPY]〈(社)出版者著作権管理機構　委託出版物〉

本書の無断複写は著作権法上での例外を除き禁じられています。複写される場合は、
そのつど事前に、(社)出版者著作権管理機構（電話 03-5244-5088、FAX 03-5244-
5089、e-mail : info@jcopy.or.jp）の許諾を得てください。

また本書を代行業者等の第三者に依頼してスキャンやデジタル化することは、たとえ
個人や家庭内での利用であっても一切認められておりません。

ISBN 978-4-335-65180-9